LUMINAIRE

光启

U0333616

守望思想　逐光启航

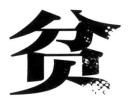

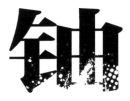

Metal of Dishonor : Depleted Uranium

*How the Pentagon Radiates Soldiers
and Civilians with DU Weapons*

国际行动中心贫铀教育项目组 **编**

贾珺 **译**

上海人民出版社
LUMINAIRE BOOKS
光启书局

本书得到

"中央高校基本科研业务费专项资金"资助（项目号SKZZY2013018）及
"中央社会主义学院统一战线高端智库课题"资助（项目号ZK20180132）

谨以此书献给贫铀武器的受害者，

同时也督促我们自己，

为避免再次使用此类武器而斗争。

美国政府文件承认

"如果贫铀进入人体，它具有产生重大健康后果的潜在可能。贫铀在人体内的危险性既是化学性的，又是放射性的。"

"人员在被贫铀弹击毁的车辆内部或者附近时，会受到显著的体内照射。"

——《美国陆军使用贫铀的健康与环境后果》，
陆军环境政策研究所（AEPI），1995 年 6 月。

"高剂量的短期效应是致死，而低剂量的长期效应则与癌症有关。"

"士兵在战场上受贫铀气溶胶照射，会显著地增加潜在的辐射和毒性作用。"

——《动能穿甲弹长期战略研究》报告附录 D，1990 年 7 月。
该报告完成半年之后，沙漠风暴行动开始。

"吸入不可溶的氧化物长期留在肺中，会因其放射性而带来潜在的癌症危害。食入贫铀尘埃同样有放射性和毒性危害。"

——《沙漠风暴行动：陆军尚未做好处理贫铀污染的足够准备》，
美国审计总署（GAO/NSIAD-93-90），1993 年 1 月，第 17—18 页。

美国政府告诉我们

"委员会认为，当前海湾战争老兵报告所提健康后果，不大可能是海湾战争期间贫铀照射引起的。"

——《海湾老兵疾病总统顾问委员会最终报告》，1996 年 12 月。

目 录

中文版序

一、《贫铀》与我的十年

1999 年 5 月 8 日凌晨，我被噩梦惊醒。在梦境中，窗外突然出现耀眼的白光，大地也在剧烈地震动，我呼喊同学们按照"三防"措施的要领紧靠墙根、屋角或趴在床下……醒来的我发呆片刻后哑然失笑——当时我是北京师范大学的一年级本科生，正在某军训基地受训。然而仅仅几个小时之后，在军训基地的所有人都收到了中国驻南联盟大使馆凌晨被炸的消息。震惊和气愤之余，我脑海中又有些形而上的奇怪想法在蔓延。

2001 年，我在梅雪芹老师的指导下完成了一篇学年论文，题目是《从历史的视角看现代高技术战争的生态环境灾难》，后来发表在《北京师范大学学报》（人文社会科学版）2002 年第 1 期，随后又被《新华文摘》2002 年第 5 期全文转载。正是从那时起，我开始了军事环境史的学习和研究，而海湾战争和科索沃战争这两场现代高技术战争，也是我首先关注的研究对象。2004 年，在搜集硕士论文资料时，我发现"海湾战争综合征"和"巴尔干综合征"的病因在当时悬而未决，因而只能浅尝辄止。尽管这一问题时至今日也仍无定论，但在诸多可能的致病因素中，贫铀武器及其遗留物受到高度关注。

《贫铀》一书，是我在2010年撰写博士后报告的过程中偶然发现的。"国际行动中心"的网站首页有购买链接，我按要求输入相关信息后，很快就收到了回复，中心的工作人员表示欢迎关注贫铀武器问题。在得知我从事相关研究之后，对方决定给我寄来整套的"贫铀教育项目材料包"，里面除了一些宣传彩页和《贫铀》修订版之外，还有一张名为《毒尘》（Poison Dust）的DVD碟片，收录了对一些当事人的采访录像。在仔细阅读了部分章节后，我有了翻译这本书的想法。该书的主编之一，也是中心的实际负责人萨拉·弗朗德斯慷慨地赠送了该书的简体中文版权，并且"期待阿拉伯语、意大利语、日语和韩语版之外的新译本面世"。

正如编者在初版序中所言，这本书是"大杂烩似的论集"，不仅作者们来自多个国家、行业和领域，内容也涉及美国核工业、核武器、贫铀武器、少数族裔和老兵权益等诸多方面，因而翻译的难度往往并不在语言本身。加之我在世界近代史教研室工作，现当代史问题逐渐远离了我的教研重心。于是翻译工作断断续续，译稿初成已是三年之后，其后又经过了修改和扩展研究。在此期间，我曾在北京师范大学继续教育学院为美国中学教师代表团授课，所讲内容引起不少教师的质疑，甚至有人怀疑我的身份，不是来自大学而是来自政府部门；也曾受解放军某研究所的邀请，作为没有军籍的文科青年教师与身着戎装的工程师们展开交流。

2019年，我受国家留学基金委员会的资助，到英国布里斯托大学访学一年。在教室给本科生讲述海湾战争的种种细节时，我看到一双双瞪大了的眼睛；在巴斯市中心与流浪的英国海湾战争退伍老兵席地而坐畅谈时，我看到同样瞪大的眼睛。或许前者是因为对贫铀武器闻所未闻，后者则诧异于我这样的外国人竟知晓如此之多吧。然而我在后者的眼中还看到一样东西，那就是闪动着的泪花。夕阳西下之时，老兵挥着破旧的线手套对我说"Cheers! Bro!"。当时我并不知道"cheers"除了"干杯"的意思之外，还被用于表示"感谢"和"再见"，于是说了句"OK"便转身去公交车站附近的便利店买啤酒。等我再回到原地时，老兵连同他的毛毯和小碗已经不知去向。在那一刻，我似乎置身于《阿甘正传》里的场景，只不过空中没有随风飘动的羽毛，手里也没有味道各异的巧克力，只有两罐拉格啤酒，脑海中回响着没有来得及说的"Good luck! Bro!"，那本似乎已经被我淡忘了的《贫铀》也重新清晰起来。

回国后，在继续修改和出版《贫铀》的过程中，我更为深刻地理解了本书编者的核心观点，即"贫铀武器不仅对其攻击目标是有害的，而且也对这些武器的操作者和当前及未来的地球环境带来威胁"。

二、"国际行动中心"的组织属性

"国际行动中心"的总部位于纽约，同时在亚特兰大、底特律、洛杉矶、费城、圣迭戈和西雅图等15个城市设有分部。工作人员均为志愿者，诸多成员尽管年龄、性别、种族及教育背景或有不同，但都持有左派政治理念，认同共产主义，并努力维护社会正义。"国际行动中心"的主要任务是"号召民众对外抗议和抵制美国的军国主义、战争和贪婪，对内抗议和抵制种族主义与压迫"。[①]由此不难看出，这一组织本身是抗议团体，在对外事务上积极反战，在对内事务上努力维护民权，具备反战组织和民权组织的双重属性。

（一）由卸任司法部长建立的反战组织

"国际行动中心"是拉姆齐·克拉克（1927—2021）于1992年建立的。克拉克是位资深律师，1961年被肯尼迪总统任命为助理司法部长，1967年被约翰逊总统任命为美国第66任司法部长。当时，美国身处越战泥潭，国内反战运动高涨，而克拉克是二战后在政府获得职位最高的美国左翼，支持反战一方。

在司法部任职期间，克拉克起草并推动1965年投票法和1968年民权法的出台。如他后来所说，越战时期担任司法部长的经历，以及目睹当时政府镇压民权运动的经历，对其人生道路都产生了重要的影响。"我有幸在肯尼迪和约翰逊政府的司法部工作了八年，那是60年代，民权运动正在兴起。当我离任后，我想我有义务和机会在海外人权事务上有所建树，我一直在从事这方面的工作。"[②]

---

① http://www.iacenter.org/about/，访问日期2020.3.21。

② https://www.chinanews.com/news/2005/2005-04-15/26/563338.shtml，《美国前司法部长称萨达姆被妖魔化　难获公正审判》，中国新闻网，访问日期2020.3.21。

1976 年，克拉克竞选参议员失败后离开政坛。1986 年美国轰炸利比亚后，克拉克与利比亚领导人卡扎菲见面，并指责美国对其他国家的经济制裁不人道。1991 年海湾战争结束后，克拉克设立了一个特别法庭，审判老布什、鲍威尔等美国军政领导人。除在 1992 年创办"国际行动中心"外，他还替许多争议性人物提供法律辩护，如南联盟前总统米洛舍维奇和伊拉克前总统萨达姆，由此被美国的右翼称作"美国的叛徒"。

作为前司法部长建立的反战组织，"国际行动中心"不仅反对美国的对外战争，也反对战争讹诈、金元控制、制裁封锁等各种形式的干涉。总之，其关注点是基于公平和正义的国际秩序，有违公平和正义的军事行为与非军事行为，都是不道德的，需加抵制和反对。

（二）与左翼政党联系密切的民权组织

近十年主持"国际行动中心"实际工作的萨拉·弗朗德斯，是工人世界党（the Workers World Party）的书记之一，而"国际行动中心"的核心成员也大多来自工人世界党。

工人世界党成立于 1959 年，其在官方主页的自我定位是"革命的马列主义政党，致力于在美国和世界组织与开展社会主义革命。在美国各地设有分支机构，从反种族主义、反战和反帝国主义到争取移民、劳工权利，每一次斗争中都发展成为激进的组织者"。[1]

---

① 有关工人世界党的内容均来自 https://workersworld-party.org/about，访问日期 2020.3.21。

在 20 世纪 60 年代早期，该党的"反战和反法西斯主义青年军"同新纳粹、三 K 党和其他种族主义者对抗。作为黑豹党最大的支持者之一，该党组织了无数次游行，支持他们武装起来对抗南方的种族主义者和警察。该党还支持"青年贵族"、波多黎各人民的反殖民解放斗争和美洲印第安人运动。该党认为，捍卫被压迫人民的自决权，是削弱资本主义统治、加强阶级团结的关键。

在 20 世纪 70 年代初，该党成立了联合劳工行动中心，为工人的权利进行斗争并赢得了许多胜利。其口号是："如果你没有工会，那就争取一个！""如果你有一个，那就争取让它战斗！"该党在 80 年代组织了"工作是一种权利！"运动，在全密歇根州组织工人，要求汽车厂不要关闭，而是在工人的控制下重新开工。该党在 1981 年 5 月组织了第一次全国范围的反对里根主义游行，然后在底特律举行了一次名为"全国人民代表大会"的大型全国性集会。

该党自 70 年代起就致力于将女同性恋、男同性恋、双性恋和变性人从各种形式的父权观点和根植于阶级社会的态度中解放出来，以及争取生育公平等妇女解放运动。

不过从近些年的一些主张来看，该党的无政府主义特点日益突出：如倡导解除警察和其他国家暴力机构的武装；作为减缓气候变化和停止进一步损害环境的斗争的必要步骤，呼吁结束华尔街、军队和企业的统治；呼吁关闭五角大楼，用军事预算来改善工人阶级的生活，特别是被压迫人民的生活等等。

作为与左翼政党联系密切的民权组织，"国际行动中心"的国内议题包括"老兵""移民与难民""残疾人""女性""工

会""阶级斗争""原住民""种族主义与压迫""气候与环境"和
"非异性恋者"等，基本涵盖了民权运动的主要领域。同时，"老
兵""残疾人""女性""种族主义与压迫""气候与环境"等，又
与反战、反干涉的国外议题相关。因此，其活动内容将美军中的
女权问题、少数族裔士兵问题、残疾老兵保障问题等按议题分
割，通常可以极大触动社会舆论的关注点甚至是痛点。从国内民
权角度进行的反战议题，对普通民众而言，往往比国际关系领域
的诸多抽象原则更具感染力和说服力。

　　由此可见，"国际行动中心"和工人世界党互为表里，其紧
密联系是双方事业得以稳定发展的保证。特别是对于"国际行动
中心"这样的抗议团体来说，工人世界党的价值观、斗争传统，
以及斗争方式都是与之相适应的。由此，"国际行动中心"的执
行领导和核心成员来自工人世界党也并非偶然。

三、"国际行动中心"的活动形式

　　"国际行动中心"的活动形式主要有如下三种：

（一）出版反战书籍

　　克拉克和弗朗德斯独著、合著或编写了大量反战书籍，视
角涉及战争的诸多方面：如论集《贫铀》（包括相关纪录片《毒
尘》），关注五角大楼使用放射性物质污染世界的问题；《隐藏的
议程：美国和北约接管南斯拉夫》（*Hidden Agenda: U. S. / NATO*

Takeover of Yugoslavia)、《北约在巴尔干：反抗的声音》（NATO in the Balkans: Voices of Opposition）等，揭示战争背后美国大企业的利益；《哥伦比亚战争——美国制造》（War in Colombia: Made in U. S. A），抨击美国对拉美的干涉和控制。

　　克拉克第一本引起国内舆论争议的书是《此次的战火——美国在海湾的战争罪》。[①]1991 年 2 月，这位美国前司法部长走访了伊拉克的很多地方，收集美国违反战争罪的证据，记录了他在穿越饱受战争蹂躏的伊拉克时所目睹的恐怖事件，描述了美国政府违反国际法的 19 个不同方面，包括屠杀投降的伊拉克士兵等。尽管五角大楼和多国部队都声称他们尽力避免了平民的伤亡，但是克拉克认为，美国领导的轰炸是针对伊拉克平民的蓄意行动，目的是剥夺他们的食物、水、医疗用品和必要的资金来阻止他们经济的复苏。在克拉克看来，美国的宪法被严重违反，占士兵总数六成的有色人种被骗到战场，其他大部分则是贫穷的白人；美国战机在巴格达的一个防空洞杀死了 1 500 名平民，而美国媒体却一起试图说服公众相信美军"极度不道德"的战争行为是正当的。由于书中并未提及萨达姆·侯赛因的所作所为，因而引起了诸多批评的声音，其结论和罪名认定也存在夸张和偏激之嫌。

　　2003 年伊拉克战争后，克拉克对《此次的战火》进行了修订，根据在二十多个国家进行的研究和目击者的描述，驳斥了媒体和政府散布的关于美国进攻伊拉克的错误信息。对沙漠风暴行动期间和之后饱受战争蹂躏的伊拉克的描述，说明了战争罪行

---

① Ramsey Clark, The Fire This Time: U. S. War Crimes in the Gulf, New York: International Action Center, 1992(1st), 2005(3rd).

和违反国际法对伊拉克人民的影响；最新的资料调查了这些人是如何在十多年后仍然受到影响的。书中另一项增加的内容是分析小布什政府如何利用9·11事件为发动对伊拉克的新战争提供借口。

相比之下，2010年克拉克与人合著的另一本反战书籍更具影响——《镜中的施虐者》。[①]书中收录了伊拉克异议人士海法·赞加纳、社会学教授托马斯·埃利希·赖弗和克拉克的三篇文章，讲述了酷刑在身体和心理上的阴暗，以及受害者和施虐者身上留下的深刻印记，指出社会有必要让施虐者承担责任。

该书针对的是美国入侵伊拉克、美国公众看到臭名昭著的阿布格莱布监狱照片之前，中央情报局向白宫提出的问题：根据宪法，将审讯和酷刑分开的界线是什么？这条界线可以移动吗？白宫律师以法律文件形式做出回答，后来被称为"酷刑备忘录"并成为美国实施酷刑的理由。

三位作者概述并控诉了小布什政府在9·11事件后对《日内瓦公约》的蓄意违反，文字不仅措辞激烈，而且充满反讽意味。特别是曾在萨达姆·侯赛因统治下当过政治犯的桑加纳，指出"萨达姆政权与美国政府不同，它并没有声称要促进人权和民主"，辛辣地抨击了美国的虚伪。而克拉克则指出，那些看着自己的领导人实施酷刑而并不感到不安的美国人，"本身就是对美国自由和人类尊严的威胁"，他反对美国打着"国家安全"旗号的暴力和虚伪。

---

① Ramsey Clark, Thomas Ehrlich Reifer, Haifa Zangana, *The Torturer in the Mirror*, New York: Seven Stories Press, 2010.

　　弗朗德斯以政治评论家的身份从 20 世纪 60 年代开始致力于反战活动，著有大量反战文章和书籍，其中独著有《波斯尼亚的悲剧——美国政府和五角大楼的隐秘角色》《没有胜利的战争——五角大楼的阿克琉斯之踵》等。①

　　《没有胜利的战争——五角大楼的阿克琉斯之踵》是弗朗德斯的自选集，所收录的文章大多与 2012 年前后的重大政治事态有关。该书认为，五角大楼的弱点在于资本主义制度的矛盾，正是这种矛盾造就了美国军事机器这一庞然大物。文章讨论的话题从伊拉克和阿富汗，再到利比亚和叙利亚，以及维基解密正在发挥的作用等等。弗朗德斯指出，五角大楼在过去一个世纪的军事斗争中无力取胜，需要思考为什么新的可怕的美国武器引发了更多有组织的抵抗，而不是恐惧和屈服，并警告说，美国正停止对其他地区发展的援助，帝国主义为了恢复过去的地位，可以不惜一切代价。就此，弗朗德斯提出了一些可能的解决方案。

　　2010 年以来，弗朗德斯实际负责"国际行动中心"的工作，在反战反干涉议题的选择和推动上发挥了重要的作用。在此期间，一批学者和社会活动家也积极参加"国际行动中心"的反战舆论构建，参与《贫铀》写作的人士就来自多个领域。

　　不难看出，"国际行动中心"的舆论阵地上活跃着自然科学和社会科学学者、律师、医生、环保主义者、社会活动家、少数族裔的代表，以及退伍老兵等，在经历和观点上具有较为广泛的

---

① Sara Flounders, *Bosnia Tragedy: The Unknown Role of the U. S. Government & Pentagon*, New York: World View Forum, 1995; Sara Flounders, *War Without Victory: The Pentagon's Achilles Heel*, New York: World View Forum, 2012.

覆盖性和代表性，而且精英与草根、学术与宣传较好地整合在了一起，有助于避免曲高和寡或片面冲动，对提升宣传效果有着积极意义。

（二）开展集会游行

开展集会和游行，是"国际行动中心"的重要活动内容。从主题来看，可以分为对外和对内两大类——对外反战争反干涉，对内倡民权反迫害；从规模来看，可以分为全国性和地方性两大类；从途径来看，可以分为线上和线下两大类；从原因来看，可以分为纪念性事件和应时性事件。

（三）加强组织合作

"国际行动中心"帮助成立了一系列反战进步组织，如 2001 年 6 月帮助建立了朝鲜国际战犯法庭（the Korea International War Crimes Tribunal），后在首尔、平壤、纽约设立支部；2001 年 9·11 事件后创立了"现在就行动——停止战争和种族主义"（Act Now to Stop War and End Racism，即 ANSWER）组织；2005 年帮助建立了"现在撤军联盟"（The Troops Out Now Coalition，即 TONC）；2010 年 7 月帮助创立了"美国全国反战联盟"（The United National Antiwar Coalition）等等。除了这些组织外，"国际行动中心"还与 American Iranian Friendship Committee, Peoples Video Network, Asia-Pacific Action 等世界各地的反战团体建立了良好关系，联合举办各种反战活动。2020 年，"国际行动中心"还与"中美团结网络"（China-U. S. Solidarity Network）合作编写了《呼吸机上的资本主

义——新冠病毒对中美的影响》,[①]明确反对疫情污名化的行径。

希望上述文字能够帮助读者对这本书有更全面的理解。最后也非常感谢光启书局将这本书列入出版计划，并且在疫情反复的困难环境下顺利地完成出版。

北京师范大学历史学院　贾珺

壬寅年仲秋于京师

[①] Sara Flounders, Lee Siu Hin, eds., *Capitalism on a Ventilator: The Impact of COVID-19 in China & the U. S.*, New York: World View Forum, 2020.

再版序

当国际行动中心贫铀教育项目组在筹备《贫铀》第二版时，发现我们正面对着一个更严重的新威胁：五角大楼正在向世界的另一个地区扩散贫铀武器的放射性残骸。北约国家对南斯拉夫联盟共和国（以下简称"南联盟"）进行大规模野蛮轰炸，以及即将使用的坦克杀手——A-10"疣猪"攻击机，使得这种污染不可避免。与此同时，伊拉克民众的生存状况日益恶化，因贫铀导致的环境退化也结出了苦果。

这次对巴尔干半岛的袭击，正在给半岛人民带去1991年海湾战争中伊拉克人所经受的相同灾祸。南联盟军队1999年3月27日的一份报告显示，贫铀武器的使用为这些灾祸增加了新的维度。巴尔干半岛的环境，势必会因一场持久的战争以及贫铀武器的使用而遭受更大的毁坏。贫铀弹现在已经成为标准的五角大楼问题，大部分北约国家都在使用。五角大楼的分析员将A-10攻击机视为攻击南联盟坦克和地面武装的主力军。A-10攻击机每分钟可以发射4000发30毫米口径的贫铀弹。同伊拉克军队作战时，所有A-10攻击机共发射30毫米口径贫铀弹94万发。

在为全世界人民抗议核武器和放射性武器，以及保护环境的问题上，《贫铀》第一版已经展现出不可估量的价值和作用。它激励了更多的斗争、研究和研讨会，为它们提供了政治和科学背景。它还被翻译成了多种语言：全文翻译的有两个阿拉伯文版和一个日文版，部分翻译的则有其他许多语言。正如这本书的编者所期望的那样，它团结了国际力量反对这一致命的武器。

我们在此增加了三篇文章，以便读者能够了解最新的进展。首先，第一篇是编者对一份来自南联盟的报告的总结，展示了1995年北约飞机使用炸弹、火箭弹和其他弹药时，贫铀武器是如何被用来打击波斯尼亚和黑塞哥维亚境内的塞尔维亚目标的。

第二篇是世界粮食计划署主管阿什拉夫·埃尔-巴尤米（Ashraf El-Bayoumi）于1998年在巴格达召开的一次会议上的报告，讨论了贫铀武器在海湾战争的使用。这篇报告特别集中讨论了下列贫铀使用后果的问题：伊拉克南部地区的癌症率、伊拉克海湾战争老兵的疾病，以及老兵后代的先天缺陷。[①]

第三篇是著名科学家阿萨夫·杜拉科维奇（Asaf Durakovic）博士写的一篇文章。杜拉科维奇博士曾受雇于老兵事务部（Veterans Affairs Department），为因弹片而遭到贫铀照射的老兵进行检查。这一研究发现在24名老兵中有14人受到了毒害，但是在政府宣布"丢失"了所有检查记录之后，这一研究报告便石沉大海。杜拉科维奇博士的文章简明扼要地为其论断提供了科学基础：铀在地上是安全的，但当它以各种途径进入人体后，就会非常危险。

为便于印刷，新加的文章被设置在第一版"第一部分"前，作为"特别部分"位于全书之首。另外，这三篇文章的作者简介

---

① 实际上正文中一、二顺序对调了。——译者注

附在了每篇文章之后，未列入本书"作者简介"部分。

除了介绍这三篇文章，我们还想请读者注意，这本书已经使美国和英国的老兵团体意识到，贫铀是海湾战争综合征的突出致病因素之一。这一疾病将会继续折磨近十万名参加过那场战争的老兵，这一人数尚不包含伊拉克军队的老兵。

在一场国际冲突中编写这本书，我们仍旧希望世界人民大众起来干预，以阻止五角大楼的战争机器再次向世界传播毒物。我们希望这本书能够促成这一干预。

主编：萨拉·弗朗德斯（Sara Flounders），

约翰·凯特林诺图（John Catalinotto）

1999 年 4 月

初版序

1996 年 9 月 12 日，贫铀教育项目组和其他一些社会组织在位于美国纽约的联合国教会中心（UN Church Center）举行集会，《贫铀》正是这次会议的成果。数百人使《贫铀》和整个贫铀教育项目成为可能，为证明贫铀武器的危害和辐射性做出了贡献。

这本书包含了科学论文、学术简报和有力的观点，其中一些源自 9 月 12 日会议上的演讲。这些文章的作者涵盖了科学家、医学专家、法律专家、政治分析家和社团活跃分子等不同职业身份。

在这个大杂烩似的论集里，很多文章都是第一次公开发表，提出了强有力的论据：贫铀武器不仅对其攻击目标是有害的，也对这些武器的操作者和当前及未来的地球环境带来威胁。这些文章也显示了发起运动来终结上述危害的可能性。

1997 年 2 月 27 日，五角大楼承认，有 8 天的化学品接触记录日志都"失踪"了。这些日志被存储在不同地方的光盘和硬盘上。这一非同寻常的通知引出了这些问题：还有多少其他信息也"消失"或被禁止公开了？是否存在更大的掩盖行为呢？有些至关重要的关于贫铀的信息是否也被掩盖了呢？

我们尚未找到数据来知晓有多少女人、穷人、非裔美国人、拉丁裔和其他有色人种经受着海湾战争综合征的摧残。但我们知道，青年黑人、拉丁裔以及其他面临种族主义的族群，由于在美国社会缺乏经济机会，于是以不相称的比例涌入军队。在海湾战场，黑人和拉丁裔几乎达到总兵力的一半。在海湾战争中服役的女性数量，同样是军事史上最多的。军队和政府对这些社群的福利和关爱的忽视已成惯例。对于那些可能最需要得到政府医疗福利的人，也是如此。

我们收集材料来解释铀矿开采和废料对印第安人土地的影响，核爆对南太平洋岛屿平民和美国退伍军人的影响，住在核反应堆附近的人民受到的影响，以及中东人民受到的影响，所有这些问题都需要进一步研究。此外，还要研究武器靶场和生产设施周围地区的健康和环境问题。

《贫铀》中有些文章不止涉及一个主题，我们根据其所涉及的主要问题，进行整合并分类。为方便读者，我们在附录里列出了已经出版的、重要的政府资料。我们还在附录七中列出了一些组织和资料库，方便所有受此书鼓舞而想同反贫铀斗争组织建立联系的读者。

一些格式问题。我们在每篇文章的最后，都列出了作者的引用文献，并对那些要求严格计算或者比较数字的文献，使用了不同于书中其他部分的数字符号。

我们希望《贫铀》可以发挥如下作用：一是争取对海湾战争综合征原因展开独立调查，二是推动最终禁止使用贫铀武器。

国际行动中心贫铀教育项目组

1997 年 3 月 1 日

特别部分

I. 巴格达贫铀研讨会

作为海湾战争的参与者和受害者，不同国家的癌症和海湾战争综合征患者（来自英国、美国和伊拉克）分享了他们的可怕困境和经历。

阿什拉夫·艾尔-巴尤米

1998年12月2日到3日，一些伊拉克和国际研究人员参加了巴格达研讨会，与会人员发布了11项研究成果，主题是放射性武器贫铀的使用对人类及其环境（土壤、水和动植物）的影响。大部分研究主要聚焦于伊拉克南部的癌症发病率和模式，以及先天缺陷高发病率等对下一代的健康影响。会议上，证明癌症高发与贫铀爆炸物之间关系的数据得以呈现。

作为一个专门从事物理化学和分子生物学的科学家，我对这些研究所表现出的透彻，对科学方法论的严格遵守，以及在大多数论文的演讲之后的广泛讨论，都有很深的印象。为时八年多的制裁，使他们只有最少的设备和有限的工具，能在如此不利的极端条件下进行这项研究，实在不可思议。毋庸多言的是，伊拉克科学家的研究更加困难，他们不仅与外国同行完全隔离，而且缺少最新的学术期刊信息。尽管如此，伊拉克科学家们仍能够提供有效的证据证明：海湾战争中使用的贫铀武器，与癌症和先天缺陷的高发病率（特别是在伊拉克南部地区）之间存在因果关系。

在研讨会期间，作为海湾战争的参与者和受害者，不同国家的癌症和海湾战争综合征患者（来自英国、美国和伊拉克）分享了他们的可怕困境和经历，让人为之动容。

下文是研讨会上发布的三项重要研究的摘要：

对环境的影响

M. M. 萨利赫（M. M. Saleh）和 A. J. 梅库尔（A. J. Meqwer）撰写论文，审视了贫铀对伊拉克南部六个地区环境的长期影响。他们收集和分析了动植物组织、土壤和水体样本。通过伽马能谱分析可以证实，三分之一的植物样本中存在铀 238 同位素。其中，一些野生植物样本含有的放射性元素水平三倍于自然状态的水平。

他们还测量了 1991 年到 1996 年间，被研究地区的人民，通过吸入、食用肉类和奶制品，以及外部照射等方式摄入的平均辐射剂量。婴儿和 15 岁以下儿童摄入的辐射量占全体人数受辐射量的 70%。计算显示，在被研究地区约有 84.5 万吨可食用的野生植物受到放射性物质污染，31% 的动物资源暴露在放射性污染中。

癌症的发病率

提克里特大学医学院（College of Medicine, Tekrit University）

的 M. M. 艾尔－朱布里（M. M. Al-Jebouri）、安巴尔大学科学学院
（College of Science, University of Al-Anbar）的 I. A. 艾尔－阿尼（I.
A. Al-Ani）和摩苏尔大学医学院（College of Medicine, University
of Mosul）的 S. A. 艾尔－贾马里（S. A. Al-Jumaili）合著的一篇论
文，以 1991 年海湾战争前后摩苏尔（尼尼微省首府）四家医院里
的男女患者为对象，进行了癌症发病率和不同癌症地域分布的调
查。论文记录了 1989 年 8 月到 1990 年 3 月和 1997 年 8 月到 1998
年 3 月期间的癌症病例，结果显示癌症发病率增加了五倍，肺
癌、白血病、乳腺癌、皮肤癌、淋巴癌和肝癌正在流行。研究还
发现，实体肿瘤发病更加频繁。

　　海湾战争前后，癌症在男性和女性中的分布是不同的，这
指向了一个新的因素，即战争的影响，很有可能是贫铀武器的
使用。在 1996 年，论文的作者之一（艾尔－贾马里）报告，在
南部各省，特别是共和国卫队集中的穆萨纳省（Al-Muthana）和
济卡尔省（Thee-Qar），铀的浓度有显著的增加。非常重要的
一点是，在战争之前，癌症患病率依照递减的顺序排列是：肺
癌、淋巴癌、喉癌、白血病和乳腺癌。在战争之后的 1997—1998
年，这个顺序变为：肺癌、淋巴癌、乳腺癌、喉癌、皮肤癌和
白血病。报告称这些癌症疾病的发病率在急剧上升：肺癌（5
倍）、淋巴癌（4 倍）、乳腺癌（6 倍）、喉癌（4 倍）和皮肤癌
（11 倍）。

　　一些不太普遍的癌症的发病率有更为明显的增加：子宫
癌（近 10 倍）、结肠癌（6 倍）、肾上腺样瘤（7 倍）、恶性骨髓
瘤（16 倍）、肝脏肿瘤（11 倍）、卵巢癌（16 倍）、肛门周围肿瘤

（20倍）。这些数值是通过对论文数据进行计算得到的。但是论文并未说明经历了贫铀照射的患者在其中所占的比例。

伊拉克老兵

艾尔-阿尼进行了一次流行病学临床调查，对象是曾有过贫铀照射的军事人员（全部为男性），调查结果清晰地显示出了铀的放射性和化学毒性的作用。调查所用的1425例样本，来自在伊拉克南部地区参加作战的伊拉克军事人员，研究时间为1991—1997年，年龄分布在19—50岁间。

研究结果清楚地显示了不同种类癌症形式的变化，以及淋巴癌、白血病、肺癌、骨癌、脑癌、胃肠癌和肝癌等癌症的整体增长。这种增长在1996年达到最高水平，病例的大多数——利用论文数据计算可知，从1993年到1997年平均有84%——是曾有过贫铀照射的军事人员（通过面谈方式确定）。研究报告最重要的一个发现在于：在有过贫铀弹药照射和从未有过贫铀弹药照射的癌症患者中，其癌症形式存在着区别。

有过贫铀弹药照射的癌症患者，其癌症形式是淋巴癌30%、白血病23%、肺癌15%、脑癌11%、胃肠癌5%、睾丸癌和骨癌各4%、胰腺癌3%、肝癌和唾液腺癌各2%。而未有过贫铀照射的癌症患者，其癌症形式是肺癌25%、肠胃癌20%、白血病15%、淋巴癌14%、肝癌10%、骨癌9%和脑癌7%。癌症患病率顺序由于贫铀照射而发生了巨大变化。淋巴癌、白血病、肺癌和脑癌在有过贫铀照射的癌症患者中流行，在那些未有过贫铀照射的癌症患者中，患病率顺序递减为肺癌、肠胃癌、白血病和淋巴癌。高比值比①表明了贫铀和癌症病例之间的密切关联。这在淋巴癌（比值比 5.6）、白血病（比值比 4.8）和脑癌（比值比 4.5）中特别明显，证明贫铀是这些癌症的诱发因素。此外，还有一些关联程度较小的癌症，比如肺癌、肠胃癌、骨癌和肝癌。

有过贫铀照射的军事人员家庭出现死胎、先天缺陷和继发不孕症②的比率分别是 1.9%、5.2% 和 5.7%。论文引用了美国陆军环境研究所（U. S. Army Environmental Institute）1995 年的报告，以及老兵事务部（Department of Veterans Affairs）1997 年的报告，称"贫铀有增加姐妹染色体单体互换，③进而影响染色体形成的作用"。这些是通过两组美国铀工厂工人的淋巴细胞培养证明的。

这种可能性来自贫铀具有的化学毒性和放射性，使有过贫铀照射的夫妻出现不孕、后代先天缺陷和新生儿体重过低的情况。

研究得出的结论是：因贫铀武器大量使用（据估计约有 630 吨）所产生的氧化铀尘埃和气溶胶，造成了伊拉克南部地区、科威特和沙特阿拉伯邻近地区的污染。氧化铀尘埃和气溶胶可以通过肠胃系统、伤口或受污染的弹片直接进入人体，间接的传播则是通过环境污染的方式：土壤、植物、食品、动物、地表水和地下水。

---

① odds ratio：对于发病率很低的疾病来说，比值比的值（OR 值）是相对危险度的精确估计值。OR 值等于 1，表示该因素对疾病的发生不起作用；OR 值大于 1，表示该因素是危险因素；OR 值小于 1，表示该因素是保护因素。——译者注

② Secondary infertility：以前怀过孕的育龄夫妇，在有正常性生活和未采取任何避孕措施的情况下，两年以上未能再受孕的，称为继发性不孕症。——译者注

③ Sister chromate exchange：指染色体在细胞有丝分裂间期进行自我复制，形成由一个着丝点连接着的两条完全相同的染色单体。姐妹染色体单体互换对生物的同种基因多样性有积极作用，但过程中也可能出现基因缺失、遗传病。——译者注

研讨会的建议

研讨会提出了几个提案，包括：进一步详细研究海湾战争期间与贫铀使用有关的健康问题；对医生进行培训，增加必需的设备，训练从事癌症筛查和治疗的专业技术人员；让来自有贫铀照射或者其他辐射源照射国家的科学家们展开合作研究；对所有伊拉克公民进行直接临床流行病学筛查。

阿什拉夫·艾尔-巴尤米参加了 1998 年 12 月 2 日和 3 日在巴格达召开的"贫铀使用及其对伊拉克人与环境的影响国际科学论坛"，他自筹经费在伊拉克展开独立研究，收集有关对伊制裁影响的额外信息。1997 年 3 月到 1998 年 5 月，他是世界粮食计划署观察团的负责人。作为伊拉克石油换食品计划的一部分，世界粮食计划署是联合国的下属机构，负责粮食分配和监督。

II. 1995 年贫铀在波斯尼亚的使用

在 1995 年 8 月下旬和 9 月初，北约对波斯尼亚内战中塞尔维亚人领导的塞族共和国（Republic of Srpska）进行了轰炸，该国陆军的机械师们发现一种新的弹药被用来向他们发射。他们成立了一个"专家团"检查这些弹药，以确定它们到底是什么。深入研究还表明，这种弹药由"有外国标志的飞机"投下，目标包括了罗曼尼耶山（Mount Romanija）、塞宾涅（Srbinje）、卡利诺维克（Kalinovik），以及塞族共和国的西部等。

安全研究所（Institute of Security）的 D. 里斯蒂奇（D. Ristic）、R. 本德拉齐（R. Benderac）和 Z. 韦诺维奇（Z. Vejnovic），以及贝尔格莱德"长春花"核科学研究所（Institute of Nuclear Sciences "Vinca" in Belgrade）的 M. 奥利奇（M. Orlic）和 S. 帕夫洛维奇（S. Pavlovic）进行了研究。他们使用飞利浦公司生产的 PW1480 型光谱仪进行了检查，确认这些弹药是美国生产的 30 毫米口径贫铀弹。根据这些研究结果，团队得出以下结论：

1. 有外国政府标志的飞机在空袭和轰炸哈季奇（Hadzici）自治市境内的人口密集地区时，在空袭和轰炸哈季奇境内用于维修和保养的建筑与设施时，在空袭和轰炸塞族共和国附近区域以及平民聚居区时，安装在这些飞机上的机炮使用了特殊的 30 毫米

9

口径弹药。

2. 弹芯由铀 238 制成，具备密度大、硬度高和侵彻性强等特点。

3. 在最佳条件下，上述弹药可穿透大约 57.70 毫米厚的均质钢板。

4. 弹芯具有放射性。放射性来自铀 238 和铀 235 的衰变及其衰变物。

5. 铀 238 的放射性是 3.4 毫贝克（mbq）。芯体表面发射的 α 射线总强度是 1198α 射线，发射的 β 射线总强度是 35914β 射线。

6. 这种类型的弹药由核废料制成。由于存在放射性，它可被分类为放射性武器，因此从军事和政治方面来说，将其用于战争目的是完全不合理的。

7. 使用这种弹药打击敌军人员或敌方平民，具有致命的影响。如果受伤，组织会被破坏，并且会有放射性污染问题。

8. 如果接触这些具有放射性的弹药，不到 80 小时即会出现皮肤变化（坏死和溃疡）。

9. 从人们中毒和受到辐射，以及环境遭受污染来看，使用这种类型的弹药是不人道的。

10. 根据现行南斯拉夫法规和国际标准，铀属于有毒元素的类别，被划入极高毒性放射性核素的第二组。

11. 这种类型的弹药已被大量使用，用来攻击塞族共和国内广阔地区的军事和民用目标。

12. 应提醒当地居民关注与这种弹药接触可能发生的后果，因为其家园遭受了有外国标志的飞机的空袭。

13. 一项必要的紧急任务：在受影响的地区组织收集这些弹药，并将它们存入放射性废物堆放场。

14. 使用这种弹药是不人道的，既是对人类的犯罪，也是对国际法的违背。

15. 专家团认为，应向联合国、欧洲安全与合作组织、欧洲联盟、在维也纳的国际原子能机构、世界卫生组织和其他有关的国际政治和人道主义组织提出抗议。

专家团教授

D. 里斯蒂奇博士

根据国际战争罪法庭前南斯拉夫问题海牙（荷兰）的报告，"不人道地使用这种有毒武器的后遗症，已经证实了专家的结论。塞族共和国境内的一些地方经受了轰炸，如米利奇（Milici）、弗拉塞尼察（Vlasenica）、汉比耶萨克（Han Pijesak）、索科拉茨（Sokolac）、勃莱（Pale）、沃戈斯察（Vogosca）和罗加奇察（Rogatica）等。这些地方的流产、胚胎退化、孕初期过早出血、早产、死胎等现象已出现增长。牲畜死亡案例和后代畸形案例也都在增加"。

III. 贫铀进入人体后的健康后果

目前，对贫铀在海湾战争综合征中的作用存在着争议，应由精心筹划的客观研究来解决，但这种研究仍然是缺乏的。控制贫铀照射水平，避免对环境和人类健康造成不良的后果，是道德和伦理层面的要求。

阿萨夫·杜拉科维奇

贫铀（DU）是铀浓缩过程的副产品，其铀 235 含量低至天然铀中含量的三分之一。贫铀密度高达 19 克 / 立方厘米，是优越的穿甲材料。[①] 贫铀在室温状态和水蒸气中都会发生氧化，因此有必要使用保护性的铝涂层。美国空军将贫铀与 0.75% 的钛制成合金；美国海军则使用含 2% 钼的贫铀合金；美国陆军使用的贫铀合金则是"四元"（QUAD）的——含 0.5% 的钛、0.75% 的钼、0.75% 的锆和 0.75% 的铌。

贫铀的化学和金属性质与天然铀在很大程度上是相同的，有

---

① *Code of Federal Regulations (CFR-10): Chapter 1. Nuclear Regulatory Commission (NRC)* Washington. D. C. 1990.

类似的化学危险性和放射毒性。美国核管理委员会（The United States Nuclear Regulatory Commission）将贫铀归为需要普通和特别许可要求进行管理的原材料。普通许可要求在给定的时间内仅使用和转移 15 磅贫铀，每个自然年最多 150 磅。特别许可要求出具书面文件，说明贫铀的用途，详细列举所用设备，遵守健康和安全法规，进行人员培训。[1]

贫铀同位素（铀 238=99.75%，铀 235=0.25%，铀 234=0.005%）的比活度[2]是 $3.6 \times 10^{-7}A/g$，相比之下，天然铀（铀 238=99.25%，铀 235=0.75%，铀 234=0.006%）的比活度是 $6.77 \times 10^{-7}A/g$。铀同位素在人体中的代谢行为有不同之处，这取决于它们的物理和化学性质。三种铀同位素的医学风险：铀 238（半衰期 4.5×10^{9} 年）、铀 235（半衰期 7.1×10^{8} 年）、铀 234（半衰期 2.5×10^{5} 年）低于临界水平即可自发裂变，发出 α、β 和 γ 射线。

铀化合物的生理学作用主要取决于它们的溶解度。可溶的化合物（三氧化铀，uranyl U–VI）在肾近曲小管内污染造成化学性损伤，导致血尿、蛋白尿、透明和颗粒管型尿，[3] 氮血症和肾小管坏死。略可溶的化合物（二氧化铀，uranous U–IV）被吸入时则

---

[1] Luessentrop A. J, Gallimore J. C, Sweet W. H., Struxness E. G., Robinson J.: The toxicity in Man of Hexavalent Uranium Following Intravenous Administration, *Am. J. Roentgenol. Radiate. Ther. Nucl. Med.* 79, 83, 1958.

[2] specific activity，放射源的放射性活度与其质量之比，即单位质量产品所含某种核素的放射性活度。——译者注

[3] hyaline and granular casts，管型指在肾小管内由蛋白质凝固而成的圆柱体。在正常人尿内可有少量透明及细胞颗粒管型。如管型数量增加或尿中出现它种管型时，称为管型尿。透明管型见于各种肾小球疾病；颗粒管型多见于各种肾小球疾病及肾小管的毒性损伤。——译者注

主要保留在肺中 ① 或者骨矿物相中。它们还显示出对新陈代谢的毒性作用：通过抑制碳水化合物在三磷酸腺苷-双氧铀-己糖激酶混合体（ATP-uranyl-hexokinaise complex）中的代谢，阻止磷酸盐转移到葡萄糖中，并抑制其代谢利用的第一步。

铀的同位素具有高器官特异性，加上漫长的半衰期和微粒辐射，会对靶器官造成化学和辐射损伤，如气管支气管系统（bronchoalveolar tree）②、肾脏以及骨骼，导致体细胞和遗传的改变。保留在骨骼中的铀化合物可以引起骨骼肌组织细胞和干细胞的恶性变化，留在呼吸系统（respiratory tree）中的贫铀则有可能诱发肺癌。

不过贫铀中的铀同位素发出的 α 辐射并不是重要的外部风险，一枚贫铀穿甲弹发出的 β 辐射有 2.29 兆电子伏特 ③（镁 234），在铝中的辐射范围是 0.5 厘米，在人体组织中的辐射范围是几厘米，产生 β 照射 217±20.4 毫伦／小时。④γ 射线是贫铀弹药辐射的主要类型，光子能量在 700 千电子伏特到 1 兆电子伏特之间。120 毫米口径贫铀穿甲弹表面会产生 γ 照射 26±2.7 毫伦／小时，这与天然铀的照射率大体相当。贫铀，通过皮肤、口腔或肺的门户，

---

① Chambers D. R., Markland R., Clary M. K., Bowman R. L.: *Aerosolization Characteristics of Hard Impact Testing of Deplete Uranium Penetrators, Aberdeen Proving Grounds*, U. S. Army Armament Research and Development Command, Ballistic Research Lab, publication ARBRL-TR-02435, 1982.

② Durakovic A.: Internal Contamination with Medically Significant Radionuclides, in: Conclin J. J. Walker R. I.: *Military Radiobiology*, Academic Press, 243-264, 1987.

③ 兆电子伏特（MeV）：能量单位。1 电子伏特为 1 eV，代表一个电子（所带电量为 1.6×10^{-19} 库仑）经过 1 伏特的电位差加速后所获得的动能。——译者注

④ 毫伦／小时（mR/hr）：电离辐射率单位，用于检测 α、β、γ 及 X 射线辐射。——译者注

或者通过创伤、烧伤进入有机体的内部环境后，形成的贫铀污染，既有化学危害也有辐射危害。在成年人体内，受年龄、饮食习惯和肠黏膜形态及功能完整性的影响，铀同位素的胃肠道吸收量相对较低，因而肠道是铀污染物进入人体的最小入口。贫铀通过伤口造成体内污染，已经在一些被贫铀弹片击伤的海湾战争老兵那里出现了。尽管对这些患者的有关研究信息尚不可用，但是已经有研究在使用贫铀去污染实验动物样本的模拟弹片伤口，成果也已公布。[1]贫铀弹药植入六个月后，嵌入的贫铀粒子使得铀同位素在体内显著增加，致癌基因水平也有升高，表明贫铀可能是诱导被污染的生物体发生恶性变化的关键因素。在放射剂量低至 0.13 戈瑞[2] 的情况下，贫铀的这些作用仍能促成致癌细胞表型的转化，显示了贫铀在实验动物致癌表现中的作用。[3]

贫铀也可以通过完好的皮肤吸收。皮肤暴露于可溶性铀化合物会导致严重中毒和死亡，有据可查的实验证据包括铀的三氧化物、氟化物、硝酸盐、五氯化物和重铀酸铵（ammonium diuranate）通过皮肤进入有机体的内部环境。[4]实验观察表明，可溶性铀化

[1] Miller A. C., Whittaker T., McBride S., Hogan J., Benson K., Sin H.: Biomarkers for Carcinogenesis: Oncogenic Activation by Depleted Uranium Vivo, *Pros. Amer. Assoc. for Cancer Research*, 38, 462, 1997.

[2] 戈瑞（Gy）：是用于衡量由电离辐射导致的能量吸收剂量的物理单位。1 戈瑞（1 Gy）表示每千克物质吸收了一焦耳的辐射能量。——译者注

[3] Ribera D, Labrot F., Tisnerat G., Narbonne J. F.: Uranium in the Environment: Occurrence, Transfer and Biological Effects. *Review of Environmental*. Contam. & Toxicology, 146, 53–89, 1996.

[4] Scott K. L., Axelrod D. J., Crowley J., Hammilton J. G.: Deposition and Rate of Plutonium, Uranium, and their Fission Products Inhaled as Aerosols in Rats and Man, *Archives of Pathology*, 48, 31–54, 1949.

合物重复应用比单次应用更便于形成累积剂量。

如果吸入的可溶性贫铀粒子进入体循环（systemic circulation），造成体内贫铀污染的吸入通路是细胞外液通过气管、支气管系统的最重要的途径。对放射性粒子沉积肺泡的研究已经开展了几十年，既包括动物样本，也包括人类职业污染，特别是铀和锕（actinides）。[1]

国际辐射防护委员会（International Commission on Radiation Protection, ICRP）为研究吸入性的铀污染提出了通用的参数模型。[2] 根据这个模型，大约 25% 的铀颗粒被立即呼出，50% 被转移到鼻咽处咳出或吞下，但 25% 的颗粒沉积在气管、支气管系统中，约有 10% 进入体循环，另外还有 15% 在睫状体上皮组织（ciliary epithelium）的咳痰和向上运动中上升到鼻咽。可溶性的铀成分被吸收到体循环中，不易溶的铀成分则保留在呼吸系统中。[3]

贫铀离子的可吸入性，取决于空气动力学当量直径（aerodynamic equivalent diameter）：大于 PM10 的不会被吸入，PM5 的有 25% 会被吸入，PM3.5 的有 50% 会被吸入，PM2.5 的有 75% 会被吸入，PM2 的 100% 会被吸入。在可吸入范围内的颗粒，会留在肺中，或产生局部放射性损伤，或被吸收到血液中并沉积在靶器官。肺部的潴留取决于颗粒的大小、浓度、密度和形状，以及患者的呼吸模式。

---

[1] actinides，锕系元素，原书误作 actinites。——译者注

[2] Recommendations of International Commission on Radiological Protection. *Brit, J. Radiol.* Suppl. 6, 1955.

[3] West C. M., Scott L. M.: Uranium Cases Showing Long Chest Burden Retention. *Health Phys.* 17, 781–791, 1969.

贫铀穿甲弹的大小、速度和攻击目标的材料，使其有 0.9% 到 70% 会变成空气中的贫铀颗粒。150 毫米贫铀穿甲弹的碰撞会向空气中释放贫铀 2.4 千克。在 105 毫米贫铀穿甲弹测试期间，空气中的贫铀颗粒取样有一半在可吸入范围内，能够达到无纤毛的支气管系统（nonciliated bronchial tree）。[①] 在其他研究中，空气中因撞击形成的贫铀粒子有 70% 以上都在 PM7 以下，处于可吸入范围内，PM10 以上的大颗粒以及 PM1 以下的极小颗粒都不会被吸入。

可溶性的铀化合物能够很快进入血液，随后使靶器官中毒。不溶性的贫铀颗粒则停留在肺组织中数年。一项研究报告称，不溶性的铀有 60% 在肺部停留超过 500 天，[②] 而另一项研究则称停留时间有 1470 天。[③] 最近的一份风险评估报告证实了贫铀污染的吸入通路与肺癌之间的关系，[④] 建议重新考察遗传和环境诱发癌症之间的比例关系。虽然肺是贫铀进入人体内部环境的最重要通路，但是有关人类吸入性贫铀化合物照射的比较研究是非常缺乏的。

---

① Mercer T. T.: Definitions of Respirable Activity. In: McCormick W., editor. *Aerosol Technology and Evaluation*, Academic Press, 1973.

② Ensminger D. A., Bucci S. A. *Procedures to Calculate Radiological and Toxicological Exposures from Airborne Releases of Depleted Uranium*, The Analytical Science Corporation, Publication TR-3135, Washington, D. C. 1980.

③ Sullivan M. F.: Actinide Absorption from the Gastrointestinal Tract. In: Wrenn M. E.: *Actinides in Man and animals*. University of Utah Press, Salt Lake City, Utah, pp. 232–236, 1981.

④ Crowell R. E., Giiliard F. D., Temes R. T., Harmes H. J., Neft R. E., Heaphy E.: Detection of Trosomy 7 in Non-maligrnant Individuals at Risk from Lung Cancer. *Cancer Epidemiol. Biomarkers Prev.* 5, 631–636, 1996.

　　单次吸入铀颗粒者的尿样显示了曲线中存在一快一慢两个成分，半衰期分别是 7 小时和 100 小时。通过肺进入体循环的铀，有 60% 以上留在了肾和骨骼，还有 40% 随尿液排出。铀的氧化物存留在肺中可导致肿瘤疾病，如鳞状细胞癌（squamous-cell carcinoma）。近来，对有过照射经历的人进行的流行病学研究，以及对动物样本进行的研究，都检验了贫铀的辐射毒害。

　　最近有人提出，要把贫铀照射对工业和环境的影响作为导致癌症死亡率上升的一个因素。通过采用蒙特·卡罗方法（The Monte Carlo method, MCMC）[1]，对 20 多年来记录的分析表明，俄亥俄州几个位于贫铀燃料加工设施附近的乡镇的肺癌发病率有所增加。[2] 最近的实验证据清楚地表明，在细胞培养研究中，贫铀有明显的肿瘤诱导作用。人类造骨细胞发生贫铀照射后，其肿瘤转化率增加了四倍。从这些研究可以推断，贫铀的致癌风险相当于其他生物活性致癌化合物。[3]

　　据最近报道，德国矿工的铀照射与 α 粒子染色体内改变有关，因为肿瘤抑制基因是铀的 α 粒子的标靶。[4] 对纳米比亚铀矿工人的淋巴细胞分析确定，铀照射与恶性病变的增加之间有关

[1] Monte Carlo method，蒙特·卡罗方法，即统计模拟方法，是 20 世纪 40 年代中期随着科学技术发展和电子计算机的发明，而被提出的一种以概率统计理论为指导的非常重要的数值计算方法。——译者注

[2] Xia H., Carlin B. P.,: *Spatio-Temporal models with errors in covariates: Maping Ohio lung cancer mortality*. Statistics in Medicine, 17, 2025-2043, 1998.

[3] Hsu H.: *Transformation of human osteoblast cells to the tumorigenic phenotype by depleted uranium*, Environm.Health Perspectives, 106, 8, 465-471, 1998.

[4] Muller K. M.: *P53 gene mutation analysis in tumors of patients exposed to alpha particles*, Carcinogenesis. 18, 511-516, 1997.

联。[1] 这些结果同南非铀矿中铀照射与肺癌之间关系的报告[2] 是一致的，同捷克共和国波希米亚铀矿的死亡率显著增加的报告[3] 也是一致的。

有来自加拿大的报告确认，安大略省的铀矿工人肺癌死亡率在上升。[4] 与之相一致的还有：法国地下铀矿工人肺癌死亡率过高的报告，[5] 俄罗斯有关核工业中核电站员工的癌症死亡率报告，[6] 以及大量来自美国的报告。这些报告均确认了铀照射的风险。

在分析 1991 年海湾战争中有过贫铀照射的伊拉克人口的癌症发病率和先天畸形时，这些结果被审慎地评估，[7] 在对美国、加拿大和英国的海湾战争老兵的研究中也是如此。[8] 贫铀的遗患成

[1] Zaire R., Griffin C. S., Simpson P. J., Papworth D. G., Savage J. R., Armstrong S., Hulten M. A.: *Analysis of lymphocytes from uranium workers in Namibia*, Mutation Res. 57, 1-2, 109-113, 1996.

[2] Huizdo E, f Murray J., Klempman S.: *Lung canccr in relation to exposure to silica dust, silicosis and uranium production in South Africa gold miners*, Thorax, 52, 271-275,1997.

[3] Thomadek L., Swerdlow A. J., Darby S. C., Placek V., Kunz E.: *Mortality in uranium miners in west Bohemia: a long-term cohort study*, Occupational & Environmental Medicine. 51(5): 308-15, May 1994.

[4] 20. Kusiak RA., Ritchie AC., Muller J., Springer J.: *Mortality from lung cancer in Ontario uranium miners*, British Journal of Industrial Medicine. 50(10): 920-928, 1993.

[5] Tirmarche M., Raphalen A., Chameaude J.: *Epidemiological study of French uranium miners*, Cancer Detection & Prevention. 16(3): 169-172, 1992.

[6] Baisogolov G. D., Bolotnikova M. G., Galstian I. A., Guskova A. K., Koshurnikova N. A., Lyzlov A. F., Nikipelov B. V.%Pesternikova, V. S., Shilnikova N. S.: *Malignant neoformations of the hematopoietic and lymphoid tissues in the personnel of the first plant of atomic industry*, Voprosy onkologii 37 (5) 553-559, 1991.

[7] Matthews, J.: *Radioactive bullets raise cancer fears*, Journal of the National Cancer Institute, 85 (13) : 1029-1030, 1993.

[8] Birchard K.: *Does Iraq's depleted uranium pose a health risk*, Lancet, 35, 9103, 657, 1998.

为受人关注的领域，一些问题悬而未决，比如之前人们不知道的艾尔·伊斯坎病（Al Eskan disease）[①]和海湾战争综合征。[②]最近有关海湾疾病与贫铀之间关系的研究报告称，贫铀是海湾战争诸多疾病的一个致病因素。[③]正是在波斯湾，贫铀武器在战争史上第一次被使用。[④]

美国和加拿大独立科学家进行的研究，目前已经取得了初步的研究成果，表明海湾战争老兵尿液中的铀同位素浓度在战争八年之后有所增加。铀中存在贫铀的同位素比值。[⑤]目前，贫铀在海湾战争综合征中的作用仍然存在争议，只能依靠精心筹划的客观研究来解决，但是这种研究仍然是缺乏的。控制贫铀照射水平，避免对环境和人类健康造成不良的后果，不仅是需要特别关注的、事关数以万计因病致残的退伍老兵的问题，也是道德和伦理层面的要求。

阿萨夫·杜拉科维奇：理学硕士、医学博士、兽医学博士、哲学博士，美国内科医师协会会员，放射学和临床核医学教授，

[①] 也称"沙漠风暴肺炎"（Desert Storm pneumonitis）。——译者注

[②] Jamal G. A.: *Gulf War Syndrome-A model for complexity of biological and environmental interaction with human health*, Adverse drug reactions and toxicological reviews, 17 (1): 1–17, 1998.

[③] Korenyi-Both A. L., Juncer D. J.: *Al Eskan disease: Persian Gulf Syndrome*, Military Medicine. 162(1): 1–13, 1997.

[④] Doucet.: *Desert Storm Syndrome: sick soldiers and dead children*, Medicine & War. 10(3): 183–94, 1994.

[⑤] Durakovic A., Sharma H.: *Urinary excretion of uranium isotopes in the Gulf War Veterans after inhalational exposure to depleted uranium*. Third International congress of the Croatian Society of Nuclear Medicine, Opatija, Croatia, May 1999.

25年来一直是领军世界的核与辐射医学专家。他经验丰富，曾研究过美国、加拿大，欧洲和亚洲的核灾难医学。他曾作为美国医疗队的队长，参加了在苏联中亚地区进行的美苏联合验证试验（American-Soviet Joint Nuclear Verification Experiment）。[①] 目前他在钻研铀同位素内部污染问题。他入选了马奎斯世界名人录（Marquis Who's Who）和英国剑桥国际传记中心（IBC Cambridge England）的"当代成功者"名录。

---

① 20世纪80年代末，军备控制陷入僵局，美苏开展联合验证试验以使双方能够保持沟通。1988年的美苏联合验证试验中，一国科学家对另一国核武试验进行效应测量，此次试验缓解了美国对苏联违约的担忧，也使美国在1990年批准了《美苏限制地下核试验条约》。——译者注

作者简介

格伦·艾卡雷（Glenn Alcalay）是一位来自纽约的人类学家，也是辐射受害者全国委员会（the National Committee for Radiation Victims）的成员。他有20多年的核问题研究经历，主要的研究和著作与马绍尔群岛（the Marshall Islands）的放射性污染有关。

弗兰克·亚历山大（Frank Alexander）是环保运动和反战运动的活跃分子，为本书准备照片并协助整理资料。

芭芭拉·尼米尔·阿齐兹（Barbara Nimir Aziz）是一位人类学家和擅长中东事务的记者。她走遍了中东地区，并在海湾战争前后前往伊拉克了解社会和经济发展详情。她专门研究战争和制裁对伊拉克农业的影响。阿齐兹博士有一档每周六下午在纽约帕西菲卡（Pacifica）广播网 [①] WBAI 电台播出的广播节目。

罗萨莉·贝特尔 [②]（Rosalie Bertell），国际公共健康问题研究中心（International Institute of Concern for Public Health）创始人之一，现任研究中心主席，《国际公共卫生观察》（*International Perspectives in Public Health*）主编；贝特尔博士是博帕尔国际医疗

---

① 帕西菲卡广播网由五个相互独立、非商业、听众赞助运营的美国电台组成，以进步和自由为政治方向。——译者注

② 2012年6月14日，贝特尔博士在美国宾州兰霍恩去世，享年83岁。——译者注

委员会（International Medical Commission-Bhopal）主任，研究博帕尔联合碳化物公司灾难[1]的后果；她也是切尔诺贝利国际医疗委员会（International Medical Commission-Chernobyl）的主任；她著有《电离辐射健康影响评估手册》（*Handbook for Estimating the Health Effects of Ionizing Radiation*）和具有开拓性的《不是迫在眉睫的危险：对放射性地球的预测》（*No Immediate Danger: Prognosis for a Radioactive Earth*）。

帕特·布劳迪（Pat Broudy）是国家原子老兵协会（National Association of Atomic Veterans）和国家原子幸存者协会（National Association of Atomic Survivors）的立法主任。在丈夫因在军中三次经历辐射照射而于 1977 年死于淋巴瘤之后，布劳迪帮助建立了辐射受害者的组织。自那时起，她已经 20 次在国会委员会前作证，包括最近关于海湾战争疾病和人体辐射照射的总统咨询委员会的出席。

海伦·寇蒂卡（Helen Caldicott），澳大利亚医生和反核活动家，是 20 世纪 80 年代全球冻结核武器运动（worldwide nuclear freeze movement）最有影响力的领导人之一。她创立了社会责任医生组织（Physicians for Social Responsibility）和女性核裁军行动（Women's Action for Nuclear Disarmament）。[2]寇蒂卡博士 1985 年获得了诺贝尔和平奖。她的著作有《核疯狂》（*Nuclear Madness*）、

---

[1] 1984 年 12 月 3 日凌晨，美国联合碳化物旗下位于印度中央邦博帕尔市的联合碳化物（印度）公司一家农药厂发生氰化物泄漏。由于农药厂设于贫民区附近，引发了严重的后果：造成 2.5 万人直接致死，50 余万人受伤或致残。——译者注

[2] 此外，还有国际医生防止核战联盟（International Physicians for Prevention of Nuclear War）。——译者注

《如果你爱这个星球》(*If You Love This Planet*)和《导弹嫉妒：军备竞赛与核战争》(*Missile Envy: The Arms Race and Nuclear War*)。

约翰·凯特林诺图（John Catalinotto），纽约城市大学数学讲师，1967 到 1971 年是美国军人联盟（American Servicemen's Union）在全国范围的组织者。1992 年，针对美国在海湾战争中的罪行，他帮助组建了国际战争罪法庭（International War Crimes Tribunal）。自 1982 年以来，他一直是《工人世界》(*Workers World*)周报的常务主编。

拉姆齐·克拉克（Ramsey Clark），[1]在约翰逊总统时期曾任司法部长，是国际知名的律师和人权活动家。克拉克曾帮助开展全球性的反对海湾战争运动并抵制对伊拉克的制裁。克拉克于 1992 年成立了国际行动中心，旨在建立一个应对全球危机的永久网络。他一直反对美国军事入侵越南、格林纳达、巴拿马、尼加拉瓜、利比亚和索马里。

伦纳德·A. 迪茨（Leonard A. Dietz），物理学家，1955 年至 1983 年在通用电气为原子能委员会（Atomic Energy Commission）运转的诺尔斯原子能实验室（Knolls Atomic Power Laboratory）工作。他为对铀、钚和其他元素的同位素进行高精度分析，发明了新技术。迪茨在众多科学期刊上发表了文章，是美国质谱学会（American Society for Mass Spectrometry）的发起人之一。

托德·恩赛（Tod Ensign）律师，是"公民士兵"（Citizen Soldier）这一非营利的退伍军人维权组织的主任。他写了两本关

---

① 2021 年 4 月 11 日，克拉克在美国纽约去世，享年 93 岁。——译者注

于军事的书，也为其他书撰写了一些章节，比如"美国对越南和美国退伍军人的战争罪行"就作为一章编入了雪城大学出版社（Syracuse University Press）于 1997 年出版的关于越南战争的文选。

丹·费伊（Dan Fahey），海湾战争综合征活动家，正在研究贫铀在海湾地区的使用。丹是"铸剑为犁"（Swords to Plowshares）这一退伍军人维权组织的个案经理，全国海湾战争资源中心（Board of Directors of the National Gulf War Resource Center）的董事会成员。他还参加了"军事有毒物质项目"的"贫铀公民网络"（Military Toxics Project's Depleted Uranium Citizen's Network），"退伍军人为和平"（Veterans for Peace）活动，是加利福尼亚州圣克鲁斯 5888 号"对外战争老兵驿站"（Veterans of Foreign Wars' Post 5888 in Santa Cruz, California）的负责人。

萨拉·弗朗德斯（Sara Flounders），国际行动中心协调人之一。她发起了国际行动中心的反制裁计划，1996 年出版的《孩子们正在死去》（*The Children Are Dying*），揭露并要求停止使用经济制裁作为大规模杀伤性武器。她在美国 30 座城市和 20 多个国家组织了国际战争罪法庭，听证美国在海湾的战争罪行；还组织了对美国军事入侵波斯尼亚、巴拿马和索马里的抗议活动。

勒诺拉·福尔斯特尔（Lenora Foerstel）自 1990 年以来一直是"为了共同安全的女性"（Women for Mutual Security）的北美协调员，她还是"为和平而奋斗的女性"（Women's Strike for Peace）的管委会成员。福尔斯特尔是文化史家，在研究南太平洋时与玛格丽特·米德（Margaret Mead）进行了大量的野外工作，写了许多文章，制作了电影，最近在编一本书：《创造过剩人口：军事和公司政策对土著居民的影响》(*Creating Surplus Population: The Effect of Military and Corporate Policies on Indigenous Peoples*)。

杰伊·M. 古尔德（Jay M. Gould）曾是美国环保局科学顾问委员会成员，该委员会已经研究并揭露了低水平辐射的危险。他写有《致命的欺骗：低水平辐射、高水平掩盖》(*Deadly Deceit: Low Level Radiation, High Level Cover-Up*)、《居住小区的生活质量》(*The Quality of Life in Residential Neighborhoods*)，最近在写《不远的敌人：核反应堆附近的高生活成本》(*The Enemy Within: The High Cost of Living Near Nuclear Reactors*)。

西格沃特-霍斯特·冈瑟（Siegwart-Horst Guenther），^①奥地利"国际黄十字"（Yellow Cross International）的创始人和总裁，向患病和挨饿的伊拉克人民发起过几次救援行动。他是巴格达大学传染病学和流行病学教授。1993 年，柏林一家法院对他进行了罚款，因为他试图把一枚用过的贫铀弹带入德国，违反了"原子能法"。

埃瑞克·霍斯金斯（Eric Hoskins）是在公共卫生和流行病学领域有专长的医学博士。从 1990 年起，他一直提供人道主义援助，并记录海湾危机对伊拉克儿童和妇女的影响。作为调查伊拉克战后健康和福利的哈佛研究小组的医疗协调员，霍斯金斯 1993 年向联合国儿童基金会（UNICEF）提交了报告：《儿童、战争与制裁》(*Children, War and Sanctions*)。1991 年，他被授予加拿大最负盛名的人道主义奖——莱斯特·B. 皮尔逊和平勋章（Lester B.

---

① 2015 年 1 月 16 日，冈瑟在德国去世，享年 90 岁。——译者注

Pearson Peace Medal）。

加来道雄（Michio Kaku）是著名的核物理学家、作家和评论家。自 1977 年以来，他一直是纽约城市大学研究生中心的核物理学教授。他总共写了 70 多篇文章和 9 本专著，其中包括他的最新畅销书——《多维空间》（*Hyperspace*）。他每周三晚上的帕西菲卡电台节目面向全国播出，有着广泛的听众。

苏西·T. 凯恩（Suzy T. Kane）是国际妇女和平与自由联盟（Women's International League for Peace and Freedom）的成员，曾是"明智／冻结"（SANE/Freeze）[①]纽约西切斯特东北地区的主席之一。她在本书中的文章，来自其即将出版的新书——《海湾战争秘史》（*The Hidden History of the Persian Gulf War*）。

多洛莉丝·林伯纳（Dolores Lymburner）是"军事有毒物质项目"的全国组织者，也是"贫铀公民网络"的全国协调员。"贫铀公民网络"通过展示在美国的制造企业和测试设施，第一次引起人们对贫铀的关注。自 1986 年以来，她一直是环保人士。

卡罗·H. 皮考（Carol H. Picou），美国陆军退役上士，海湾战争中在第 41 战斗支援医院（the 41st Combat Support Hospital）服役，曾驾车驶过"死亡高速公路"（Highway of Death），并在伊拉克人废弃车辆的环境中工作。她曾在有关海湾战争综合征的国会听证会作证。由于要求知道她和他人的健康究竟发生了什么，她

---

① SANE 和 Freeze 是两个反核组织的简写，分别是"明智的核政策委员会"（The Committee for a SANE Nuclear Policy）和"核武器冻结运动"（Nuclear Weapons Freeze Campaign）。1993 年，"明智／冻结"更名为"和平行动"（Peace Action）。——译者注

的军旅生涯结束了。她与他人共同创立了任务项目——"美国已然暴露的军事问题"（Mission Project-Military Issues Surfacing In Our Nation）。

曼努埃尔·皮诺（Manuel Pino），来自新墨西哥阿科马镇的环保人士，其工作自 1979 年开始围绕铀矿问题展开。目前，他是亚利桑那州斯科茨代尔社区学院（Scottsdale Community College in Arizona）的辅导员。皮诺在继续为美国境内受到核燃料循环和军事测试影响的印第安民族工作。

安娜·龙东（Anna Rondon）是新墨西哥州纳瓦霍人的一员，也是社区规划师，西南土著铀论坛（Southwest Indigenous Uranium Forum）的组织者。她在 1992 年奥地利萨尔茨堡世界铀听证会（World Uranium Hearing in Salzburg, Austria）上作证，1996 年 9 月还参加了土著反核峰会（Indigenous Anti-Nuclear Summit）。她从 16 岁起就活跃在核问题领域，具体的行动开始自 AIM 自由生存学校（AIM Freedom Survival School）。

维克多·席德尔（Victor Sidel）协助建立了社会责任医师组织。自 1993 年以来，他一直是国际医生防止核战联盟的联席总裁。他是公认的军备竞赛反对者，主张将加拿大式的单一支付系统用于美国的国民健康计划医生组织（Physicians for a National Health Program）委员会成员。他也是最近由牛津大学出版社出版的《战争和公共卫生》（*War and Public Health*）的共同主编。

爱丽丝·斯莱特（Alice Slater）是全球环境资源行动中心（Global Resource Action Center for the Environment, GRACE）的总裁。全球环境资源行动中心向核设施周边的社区提供技术支持和就业方案的经济分析，旨在将从事研究、政策和草根团体的个人和组织连接起来，以保护地球的未来。斯莱特是律师核政策委员会（Lawyers Committee on Nuclear Policy）的管委会成员，也是"消除核武器的废除 2000 网络"（Abolition 2000 Global Network to Eliminate Nuclear Weapons）的创始人。

阿林·威尔（Alyn Ware）是律师核政策委员会的执行主任，也是国际和平局（International Peace Bureau）[①] 的太平洋地区代表，家乡在新西兰的奥特亚罗瓦（Aotearoa, New Zealand）。他建立了移动和平大篷车（Mobile Peace Van），为全国范围内的学校提供和平教育服务。他曾作为联合国的研究员研究"世界联邦主义者运动组织"（World Federalist Movement），也是联合国在海湾和平小组（Gulf Peace Team）的代表。

菲利帕·温克勒（Philippa Winkler）是位研究者和活跃在美英两国的社会活动家。她是《隐藏的伤亡：海湾战争的环境、健康和政治后果》（*Hidden Casualties: The Environmental, Health and Political Consequences of the Persian Gulf War*）的项目主管。1996年 3 月，对伊制裁和贫铀问题被提交给联合国人权委员会（UN Commission on Human Rights），温克勒与专业从事人道法则的律师格伦·帕克（Karen Parker）和比阿特丽斯·博克托博士（Dr. Beatrice Boctor）在这期间发挥了主要作用。

---

① 国际和平局成立于 1891 年，是世界上最早成立的国际和平组织之一，1910 年获得诺贝尔和平奖。——译者注

第一部分

绪论和呼吁反对贫铀武器

1. 斗争：为了独立调查

我们需要一个委员会，其成员要对探寻海湾战争综合征的成因有真正的兴趣：包括受害的美国退伍老兵，独立科学家，伊拉克人以及过去的受害者——原子弹老兵和他们的家庭，那些接触过橙剂（Agent Orange）[①] 的老兵，土著矿工和社会组织。

萨拉·弗朗德斯

当我们今天在谈论影响着9万多美国退伍老兵的病症——海湾战争综合征的可能成因时，有个问题就像房间里有头大象那样显而易见。然而整个争论却是这样进行的：所有参与争论的人们都假装不知道大象的存在。

这本书所讨论的就是这头"大象"——放射性常规武器（radioactive conventional weapons）。

世界上已经诞生了新一代的武器。这种武器含有一种高密度的物质——贫铀。贫铀武器让其他一切武器变成了废铁，给美国

---

① 橙剂（Agent Orange），一种高效除草剂，得名于其储存容器的橙色条纹标志，越南战争期间为美军大量使用。——译者注

军事机器和军事承包商带来了巨大的优势。

对于五角大楼来说，在角逐无限军事霸权的各种类型的战争中，这些新式武器的副作用是无关紧要的：它们不仅消灭了所对准的目标，也毒害了掌控它们的士兵，还有战场周边数百里呼吸空气、取水饮水的居民，以及他们未出世的下一代。

贫铀是一种反应滞后的武器。我们可能要在几十年、几代人之后，随着越来越多的老兵和他们的孩子面临罕见而未知的症状——癌症、畸形和先天性疾病，才能知道它带来的真正伤害。

在美国，种族主义影响着每一个社会议题。黑人、拉丁裔和其他来自第三世界的士兵在不同程度上处在被派往前线的险境之中。在越南战争期间，这意味着更多的死伤和很久之后的战场应激综合征。根据国防部的人员统计数据（1992年9月30日），在海湾战争中，部署在海湾地区的士兵几乎一半都是黑人和拉丁裔，尽管他们在全国总人口中只占20%的比例。这意味着，受海湾战争综合征影响最大的人群，本身已经过着贫穷和受压迫的生活。

海湾战争综合征的症状——慢性疲劳、慢性头疼、关节疼痛、肠胃不适、失眠和记忆力减退——使患者保住一份工作、维系家庭稳定和获得医疗帮助变得更加困难。成千上万患重病的、堕落的、迷失的，或是无家可归的老兵，并没有被统计到海湾战争综合征的受害者之列。目前美国无家可归者中有三分之一都是老兵，昭示了海湾战争和越南战争的隐性代价。

贫铀是海湾战争综合征的唯一诱发因素吗？或者是贫铀的低水平辐射破坏了人们的免疫系统，使他们更容易受到疾病的侵袭？要回答上述任何一个问题，都要比过去已有的关注付出更多努力，并且立刻反驳总统委员会（the Presidential Commission）和国防部关于贫铀对海湾战争综合征的影响的公开声明。然而，即使是国防部的内部研究也清楚地显示出，其对贫铀的危害了解得多么清楚。我们在此大量引用这些研究来证明，政府由于太多利害关系而没有对贫铀进行客观的评价。

到底是什么影响了成千上万在几年前还处在最佳健康状态的青年男女的健康？真正想知道这一原因的人们必须团结起来发出声音，要求成立一个真诚的独立委员会调查这件事。

1991 年，当我研究拉姆齐·克拉克关于海湾战争的书——《此次的战火》时，第一次注意到了贫铀武器危险的放射性影响。他的书中预测"在未来的几年中，海湾地区的人民将不得不面对放射性毒害的影响"。

1991 年 4 月，即战争结束一个月后，英国原子能管理局（UKAEA）准备的一份秘密报告增添了我们的忧虑。这份报告被泄露给了伦敦《独立报》（Independent），并在当年的 11 月出版。这份早期报告指出了散布在战场的放射性尘埃进入食物链和水源后的潜在危害。该报告警告称，贫铀武器残留的 40 吨放射性微粒将会造成 50 多万人死亡。而现在我们发现遗留下来的放射性微粒已经超过了 300 吨。

身患癌症的伊拉克儿童

1994 年，我到伊拉克去考察海湾战争以及紧随其后的制裁的后果。我看到了许多有着明显先天性畸形的、命不久矣的婴儿，以及满病房因为患有白血病、淋巴癌和淋巴瘤样肉芽肿病而日渐消瘦的孩子们。因为制裁，伊拉克的医生甚至缺乏最基本的药物，对治疗也无能为力，只能记录这些不断增长的数字。

但伊拉克人民并不是唯一需要知道贫铀的真正危害，并看到真相公之于众的人群。海湾战争的老兵和他们的家人也近乎绝望地想要知道，在他们从海湾回来之后，他们的健康到底出了什么状况。

本书尝试去解释贫铀在武器中的使用，展现目前对低水平辐射暴露的了解程度，及其对环境和所有人类的威胁。更重要的是，这部文集为那些准备挑战历史的人们提供了材料——长久以来，政府都在掩盖军事毒物的事实，并且否认、抵赖。

五角大楼和整个科学界用了两代人的努力去研究放射性危害，然而与此同时，国会也花了一万亿美金建造起世界上最大的核武库。

成千上万的研究和成百上千的书籍解释了放射性的危害。为了反对核武器对地球未来的潜在威胁，全世界千千万万的人民上街游行并组织起来。

数十亿美元已被投入联邦基金，用于清理核废料场所。现在我们知道，能源部环境修复部门（Environmental Restoration Branch of the Department of Energy）已经用这笔钱将核废料运往世界其他国家，在武器生产中实现再循环。

经过 50 年的核武器制造，美国国防部现有的核废料储备超过 10 亿磅。作为清理行动的一部分，贫铀被免费提供给武器弹药制造商。在明知危险的情况下，军工复合体（military-industrial complex）径自设计、测试和制造出了以核废料为原料、具有辐射性的新一代武器。

《贫铀》揭露了骗局

《贫铀》的作者们揭露了低水平辐射存在着危害的现实，也证明了即使是"贫"铀武器也具有辐射性和巨大的毒性。他们追溯了有史以来政府对放射性危害的各种谎言和掩饰，以及拒绝对主要受这些危险物质伤害的老兵和土著人口进行赔偿的政策。这些都昭示了五角大楼决定使用贫铀武器的动机，兵工厂制造贫铀武器的动力，以及二者携手掩盖真相的热情。

海伦·寇蒂卡、加来道雄、伦纳德·A.迪茨、罗萨莉·贝特尔和杰伊·M.古尔德用科学方法论述了低水平辐射的危害，并悉心整理了早在海湾战争之前，军方就已掌握的有关贫铀长期影响的各种知识。

迪茨用精确的细节解释了铀金属在命中目标之后如何快速燃烧，产生能够传播数十英里、被人吸入或摄取后会留存在重要器官中的气溶胶。寇蒂卡正确地将海湾战争定义为核战争，这实在是个必要而且大胆的突破。

加来道雄写道："我们的军队被五角大楼当作了试验豚鼠，数以千计的军人不得不徒步穿过几乎不可见的二氧化铀云雾，却没有意识到微小的粒子正在涌入他们的肺中。"

古尔德将癌症、自身免疫性疾病等病例的增加，同因生活于核武设施、核试验场以及核反应堆附近而受到低水平辐射伤害联系了起来。贝特尔列出了多年来已经明确指出危害的主要科学研究成果。

那些在美国先前的战争准备中受到伤害的人们的经历，即便是粗略一瞥，也有助于揭示在怎样的标准处置程序下，对这些不幸的错误进行了掩饰、阻碍和虚假的补偿承诺。

帕特·布劳迪的丈夫，是在西南部或太平洋核试验中被有意暴露于核辐射的、80多万美国老兵中的一员。她的文章揭露了国防部罪恶的掩饰行为。

来自西南土著铀论坛的纳瓦霍活动家——安娜·龙东，和来自阿科马镇的曼努埃尔·皮诺一起解释了土著民族由于铀矿开采和试验遭受的痛苦经历。

虽然有国会听证会、媒体报道和特殊立法，但也仅有455名原子老兵和50名土著矿工的遗孀收到了补偿金。而且还有2.3万名美国人——大多是犯人、穷人或者残障人士——从1945年起便在不知情或未同意的情况下被直接注入含有高放射性的物质，最终仅有17户家庭获得了补偿。

与此类似，我们还要加上成千上万的马绍尔群岛居民（Marshall Islanders）。他们被故意当作试验豚鼠，在群岛被67颗原子弹、氢弹轰炸后，被迁回了这个落满放射性微尘、"世界上污染最严重的地区"。格伦·艾卡雷在他的文章里描述了这一惨剧。

在这一整部犯罪史中，每一条信息都不得不通过个人的努力来使其暴露或被窥探出来。政府从不愿意提供任何相关信息，用印有"高度机密"的标签将其掩藏起来。

在有关海湾战争综合征和贫铀的研究中，我们如何期待有些东西可以有异于政府一方的研究呢？

多洛莉丝·林伯纳披露了一份美国陆军环境政策研究所的

报告，这份已经被泄露的报告认为，"如果贫铀进入人体，它具有产生重大健康后果的潜在可能。贫铀在人体内的危险性既是化学性的，又是放射性的"。军方则立即否认了报告的存在。

丹·费伊以详细而全面的文件解释了贫铀武器的密度、速度和冲击力如何极大地增加了美国坦克的杀伤范围。他也表明军方的参谋人员对贫铀的危险性相当了解。

前陆军护士卡罗·皮考曾在战争前线进行志愿服务，她讲述了在路过数千辆仍在燃烧的伊拉克车辆时的恐惧。在这些"死亡高速公路"上的车辆中，有许多都是被贫铀弹摧毁的。然后她描述了由于在当地接触过毒物，自己和连队其他战友们的健康出现了灾难性恶化的情况。同时她也讲了政府的种种阻挠和如何拒不承担责任。

在海湾战争中，伊拉克的伤亡人数是巨大的。超过 10 万名伊拉克士兵死亡，8.5 万名被俘。据 1992 年 1 月绿色和平组织（Greenpeace）的一份调查估计，在 30 万伊拉克伤兵中已死去 9 万。

形成鲜明对比的是，美军只有 147 名士兵战死，且其中超过一半死于友军火力的误杀。低伤亡是这些新型高技术武器的卖点。美国部队看上去已经无敌了。但那是一个谎言。得了慢性病的 9 万名军人填补了真正的伤亡数字。1991 年初，曾有英国、法国、沙特阿拉伯、埃及、澳大利亚、加拿大和其他国家数以万计的军人在海湾地区服役，也都出现了病患。

正如约翰·凯特林诺图所解释的，对于军方参谋人员和从军火中赢利的各大公司来说，147 作为阵亡数字是非常重要的。较低的伤亡数字可能意味着在未来的冲突中，国内阻力会更少。

如果实际的伤亡数字成为争论的话题，如果长期患病、后代基因性畸形以及环境破坏成为议题，那么新的军事冒险将无疑会面对不断增长的阻力。

所有的政府听证会、委员会和报告，在诸如关注所有军事人员健康、保护我们的战士和寻找原因等问题上你方唱罢我登场，都想把对方比下去。而真实的伤亡数字揭露了将军们和军火公司把普通的老兵当成了什么——牺牲品（an expendable item）。贫铀受害者需要自己组织起来，以独立于那些手操权柄、肆意掩盖真相的人们。

这项任务并不简单。勒诺拉·福尔斯特尔①考察了媒体与军事工业之间的联系。五角大楼通过媒体池（press pools）和故意安排的电视事件（staged events）精心地编排新闻。甚至在战争结束后，这些媒体还在继续掩盖贫铀的危险以及它在海湾战争综合征中的作用。

高强度的战争

1991 年对伊拉克为期 43 天的战争，是军事史上强度最高的一次武装冲突，目的在于控制世界上石油储量最丰富的地区。以美国为首的多国部队，向海湾地区倾泻了史无前例的火力、金钱以及技术，其中包括了 70 亿吨军用物资。他们用隐形轰炸机、人造卫星和巡航导弹在电子化战场进行作战。

尽管所有的宣传都在攻击所谓"伊拉克拥有大规模杀伤性

---

① 原书此处误为 Lenore Foerstel，应为"作者简介"以及第九章的作者 Lenora Foerstel。——译者注

武器"，但大多数分析家认为，在伊拉克的武器库里并没有一件武器能够摧毁美国轰炸机、航空母舰，乃至于一辆坦克。拉姆齐·克拉克、埃瑞克·霍斯金斯、西格沃特-霍斯特·冈瑟、巴巴拉·阿齐兹以及苏西·T. 凯恩讨论了这场战争的影响。在这场战争中，一个拥有新式大规模杀伤性武器的国家攻击了一个没有抵抗能力的国家。我们也出版了一份有关多国部队放射性武器的影响的报告，这份报告是伊拉克驻联合国代表向位于维也纳的联合国人权中心（United Nations Center for Human Rights）提交的。

海湾战争表明，那些已实现核垄断的国家在所谓的常规战争中也占有支配地位。此外，它也证明将核武器视为有明晰界限的看法已经过时。如今，含有放射性材料的武器被定义为常规武器，并被部署在世界各地的美军中，也被部署在波斯尼亚、索马里和海地等地的北约军队中。这种武器正泛滥于世界军火市场。在全世界的武器交易量中，美国企业提供了四分之三。"沙漠风暴"（Desert Storm）行动则是美国出售贫铀武器的绝好广告。

麦田

芭芭拉·尼米尔·阿齐兹博士描绘了这场战争对一处麦田、一群小鸡和孩子们的影响。制裁使战争造成灾难的信息失去了传播到世界的可能。西格沃特-霍斯特·冈瑟博士英勇地从伊拉克带了一颗用过的贫铀子弹到德国，恰于此地，他以运输放射性材料为由被拘捕。那对于北约在欧洲境内储存、实验以及运输的以吨计的贫铀武器又该如何？已在波斯尼亚境内使用过的具有放射性的北约弹药和地雷又该怎样？

对于海湾战争综合征，五角大楼先是进行了一系列笨拙的否认和掩饰，最终部分地承认其存在，但它忽略了任何有关放射性武器的说法。这个遗漏绝非偶然。除非有强力的抗争要求其道出实情，否则五角大楼从不会主动承认他们的行动给人类带来的后果。

一些科学家已经提出了贫铀武器的替代品，声称或许可用毒性更小的钨或钨合金等其他重金属材料制成快速、坚硬的火箭弹，只是所需成本更大。难道军事承包商就没有想到这点吗？难道这仅仅是在激烈竞争中的疏忽和失误吗？

军事工业建立在暴利之上。他们怎么可能会抗拒一种能够免费使用的——无论多么危险——原材料呢？国防部和主要军事承包商控制了其大部分供应。如今，美国最大的公司都是这样——它们的生存依赖于军事订单。这个问题已经深入到了美国经济的心脏。

五角大楼和军工企业非常明显地把对他们自己的战士、环境以及数百万平民的毒害视为一个可以接受的代价。正如我们从之前的老兵那里得到的经验一样，这一直以来就是事实。

洛克希德马丁公司、波音公司（现在已经与麦道公司合并）、通用电气公司、雷神公司，以及美国电报电话公司已有几十年制造武器的历史，其武器威胁着数以百万计的人的健康。一种超级武器，不仅原料低廉，还会引起新一轮的武器需求，让这些公司如何去拒绝呢？

军事订单是联邦预算需求不断增长的一个源头。他们的消耗以数十亿美元计，是以削减每一个社会项目——从就业计划到教育、医保、婴儿免疫、住房资助、重建基础设施、修复环境等项目——为代价的。民众的需求从来就不是被考虑的一部分。

武器是美国工业出口获利最大的商品。这些军工企业是真正的传播死亡的商人。

美国军事机器的规模，超过了其所有潜在竞争者的总和——而且没有缩小的趋势。克林顿总统已经承诺增加40%的资金用于新式武器的研发。国会也已经投票通过扩建"星球大战"计划（Strategic Defense Initiative，或者Star Wars）提案。核武器试验已经被禁止在天空、海底或地下进行，但是却无法阻止其在五角大楼的尖端实验室中继续进行。

此类威胁全球数百万人健康和生计的军事法案，既得到了授权，又美其名曰为国家安全。我们能够向这种军事行为发起挑战吗？

今天，五角大楼不再担心军事武器本身。他们只担心一件事情：人民运动——知情的、行动起来的和愤怒的。大规模的抗议活动，曾叫停了核试验，终结了橙剂使用，帮助结束了越南战争。

对于那些与公司利润紧密联系的将军来说，像早期的战争那样直接送数以万计的年轻人经历机枪的弹雨，已经变得不大可能。但是有必要让人知道，贫铀是一种会导致两败俱伤的效应滞后的弹药。

要想改变已经发生的事情，一定程度上需要改变大众看待问题的方式。他们知情吗？他们能够找到干预的途径吗？一些胸怀大志的个人和小团体能够奠定基础，继而推动斗争。

我们希望这本书能够提供证据来证明：一项独立的调查是非常迫切的需要。

需要一项独立调查

由于参与这些有毒武器的研发，我们很难相信国防部和主要的军事承包商能够诚实地调研海湾战争综合征的可能原因。

托德·恩赛表示，总统顾问委员会（the Presidential Advisory Commission）的结论——"当前海湾战争老兵报告的健康后果，不大可能是海湾战争期间贫铀照射的结果"——掩饰了真相。这个委员会应该是独立且一流的小组，成员包括科学家，以及其他在做出结论时能超越私人利益的人士。可是现实并非如此。

一项诚实的、光明正大的、全面详尽的调查迫在眉睫。调查委员会的成员，必须是那些对探寻海湾战争综合征的成因有着真正兴趣的人。这项调查还必须包括遭受海湾战争综合征摧残的退伍老兵，因为他们有去寻找原因的最难以抗拒的动机。

一个独立的委员会还应该包括在过去的战争或者核试验中患上神秘疾病并且（这些疾病）被政府掩盖的退伍老兵。"原子老兵"和他们的家庭，遭受橙剂毒害的退伍老兵，都将有助于弄清真相是怎么回事。土地受到污染毒害的土著居民组织应成为调查的一部分。那些在铀矿、武器生产基地和试验场周围的社区组织也可以提出他们的高见。

由于黑人士兵和拉丁裔士兵在战场上占有很大比例，并且因此患上不同程度的海湾战争综合征，所以来自这些社群的人们也必须在委员会中有其代表。

与核工业和军队无关的科学家，连同内科医生、流行病学家、遗传学家以及从事核武器，特别是贫铀武器生产工作的工会成员，都应该被请来参与调查。

若想从完整的维度去了解海湾战争综合征，那么让伊拉克人民的真正遭遇重见天日是很有必要的。医疗队伍必须能够进驻伊拉克，并且伊拉克的医生也应有能力证明他们所面对的健康灾难。

这样的调查，可以为一场禁止贫铀的国际运动提供巨大的推动力。

如果地方组织者能够获得相关信息，草根运动可以迸发出巨大的创造性活力。不管贫铀武器有多危险，军方都不会自行停止他们的生产。在过去，禁止使用致命材料的每一次进步，都来自觉醒的、有组织的人民让军方使用这些武器变得不可行。

在国际层面禁止贫铀

世界上明白辐射危险巨大的众多团体，必须开始组织起来并且要求禁止使用贫铀，防护乃至清除所有的放射性废料。这里包括了一项草拟的禁令，起草者是美国前司法部长和著名人权活动家拉姆齐·克拉克。

这项草拟的禁令可以在许多方面应用。它可供国际论坛使用，也可在国际法中进行测试。通过维克多·席德尔、菲利帕·温克勒和阿林·威尔的文章，我们也获得了其他团体的经验。这些团体，或致力于反对核武器带来的威胁，或展示了如何运用国际法同特定的武器作斗争。

　　大多数技术在人们不经意间发展、变化，并迅速蔓延，旧方法一夜之间就会过时。它们在我们尚未意识到时，就已经重塑了我们的生活。想法也如技术一样。

　　曾经的奴隶、伟大的废奴运动组织者弗雷德里克·道格拉斯（Frederick Douglass）指出："没有斗争，强权就不会退让。"人权运动的每一次进步，在最开始的时候，都看起来像一个不可能完成的任务。不管这些斗争是为了反对奴隶制，为了民权，为了工人的权利而成立工会，为了妇女的选举权，为了八小时工作制，为了抵抗偏执地反对女同性恋和男同性恋的人，还是为了反对核战争和核试验——在最开始的时候，所有的法律、文化和传统似乎都在捍卫旧有的方式。但是当面对新的思想和大胆的挑战时，即便是根深蒂固的权力也可能失去其无可争议的地位。

　　信息就是力量。当信息被发动时，它会发生变化并且变成摧枯拉朽的力量。信息在这种情况下便有了爆炸性的潜力，有能带来巨变的潜能。信息正是我们用来反对五角大楼的秘密武器。

2. 禁止贫铀武器

从任何人道主义标准来看，允许制造、存储和使用贫铀弹药是可以接受的吗？不是！现在就立即停止！

拉姆齐·克拉克

1990年12月4日，联合国大会（the General Assembly of the United Nations）在距离这里只有几百码的地方举行。鉴于如果美国决心攻打伊拉克，伊拉克是无力阻止这种攻击的，因此会议提出不应该攻击任何核反应堆——一种具有固有危险的设施。这项决议的投票表决结果是144比1，只有美国投票反对。

这项决议原本是没有必要的——1977年颁布的《日内瓦公约第一附加议定书》（*Protocol 1 Additional to the Geneva Conventions*）规定，这样的攻击已经构成战争罪。议定书的第56条禁止采取那些将会明显地给生命带来灾难的攻击，"这种攻击可能引起危险力量的释放，从而在平民居民中造成严重的损失"。这一条款保护具有危险力量的工程和装置避免袭击，这种袭击可能危害成千上万在附近的、在远处和我们并不知道在什么方向的居民。

贫 铀

　　1991 年 1 月 23 日，对伊拉克第一周的进攻结束后，科林·鲍威尔将军（General Colin Powell）当着所有国际媒体的面宣布："两个运转的伊拉克反应堆……都消失了。他们被打败了。他们完了。"（《纽约时报》，1991 年 1 月 24 日，p. A11）他骄傲地说着这件事，并且没有任何联合国成员国、美国国会议员、国家领导人或媒体，说一些哪怕是喃喃自语的话以表示抗议。

　　一周之后的 1991 年 1 月 30 日，在这个房间里的许多人都目睹施瓦茨科普夫将军（General Schwarzkopf）在全球电视直播中骄傲地宣布："盟军"（其实是美军）已经打击了伊拉克 18 个主要化学设施，10 个主要生物设施和 3 个核设施。被袭击的核设施很显然比实际存在的数量多了一个。禁止将"含有危险力量的工程和装置……作为攻击的对象，即使他们的目标是军事目标"的《日内瓦公约》并没有被提到。（《纽约时报》，1991 年 1 月 31 日，p. A1）

　　没有人询问这样的犯罪性攻击对伊拉克人民的影响。没有人询问五角大楼如何可以毫无顾忌地违抗大会决议，违反由本世纪两场最大的世界战争的可怕经历铸就的《日内瓦公约》。

　　这些高级军官骄傲的自夸说明了军国主义的一个中心问题：没有对法律或者生命的尊重，没有对暴力的限制，没有对犯罪的问责，只有对强大的暴力的赞颂。更糟糕的是，美国民众在普遍喝彩。破坏上述设施，听上去就像是不错的一日劳作，但很少有人关心这对人性意味着什么，至少是对"他们的"人性。

　　在对伊拉克动武之后，这个世界逐渐了解到有一种新的武器被用来攻击伊拉克，可能还有一些我们仍没有了解。那些研究对伊作战的人们看到了它的一些证据，因为这种新式武器似乎能够穿透实心钢板、摧毁坦克和装甲车。

随着我们开始越来越多地从军方那里听到它，也了解到这是一件多么神奇的武器。陆军称之为"银弹"，它在正义事业中总是能命中目标。

通过大量调查和努力，我们出版了关于海湾战争的书——《此次的战火》，我们从当时所有可靠的资料算出美国陆军发射的贫铀弹在五千到六千枚之间。这是从所有的资料整理而成的，包括了五角大楼对直接问题的回复。这个数字是我们经过了详尽检索之后，在1992年付印时能够核实的。陆军目前承认，当时在伊拉克至少发射了1.4万枚贫铀弹。

我们为研究《此次的战火》所做的努力，让我们相信在超过11万架次的对伊空袭中，大约有5万枚贫铀导弹和火箭弹从美国飞机上发射出去。美国飞机在这个国家投下超过8.8万吨炸弹，相当于摧毁了广岛的原子弹的七个半。我们当时相信并且报道称大约有5万贫铀导弹和火箭弹被发射，直到现在我们才知道可能有90万发贫铀弹药发射到了伊拉克。

五角大楼似乎并不关心使用贫铀武器的后果，即便是对自己的士兵们也是如此，当然更不会关心居住在伊拉克南部或者其他地区的人们。在这样的开火方式下，贫铀武器在那些地方密集地存在着。五角大楼不关心下一代，也不关心贫铀武器释放物的广泛传播会对这个星球上生命的存活意味着什么。五角大楼有一件新武器，不仅打算部署和使用它，而且还将它卖给其他国家的政府，毫不顾忌使用它的后果。五角大楼会一直在全世界部署甚至出售贫铀火箭弹。贫铀武器的部署、使用和出售将会被掩盖；五角大楼会撒谎否认使用和出售这种极度危险的物质。而这是对法律的藐视。

　　五角大楼的科学家和承包商在实验室里努力寻找更为有效的，也就是杀人更快的方法。我们必须制止它，否则它将阻止我们。如果我们没有意愿去这样做，有可能它成了正义而我们要承担后果。因为我们对代理人的行为负有责任，不管你喜不喜欢，他们是我们的代理人。

　　橙剂的事情经过了多少年才被发现？要经历多久的斗争才会发现贫铀武器的真实后果？有多少士兵将会因为贫铀武器及其残片的照射而死去？"海湾战争综合征"的原因是什么？

　　如果你想看到专业人员的遭遇，看看那些在伊拉克的医生们吧。阅读有关日本医生使用所有的资源、设备、药物和治疗方法去帮助广岛和长崎原子弹袭击的幸存者是非常好的。诺贝尔奖得主大江健三郎的书《广岛札记》讲述了治疗那些受害者的医生们的故事，他们是多么有勇气的专业人员，一些人奉献了他们的整个事业和生命，更多有勇气的日本人要忍受爆炸产生的生不如死的创伤。但是伊拉克的医生们什么也没有，除了他们的智慧和训练，他们没有药物，没有医疗用品，没有卫生设备，甚至没有止痛药。在空袭和制裁的综合影响下，没有什么能帮到伊拉克每月成千上万垂死的人们。

　　在伊拉克的南部，除了在空袭期间看到的恐怖景象，医师还看到了因营养不良而造成的罕见疾病,例如夸希奥科病（Kwashiorkor）[①]、

[①]　因食物摄入严重缺乏蛋白质引起的一种综合征，可出现生理和智力发育迟缓、肌肉萎缩和震颤、脂肪肝等。——译者注

消瘦症（Marasmus）[①] 等。很快成千上万的人们因此而死亡。不洁净的水、腐坏的食物、脱水、不可控制的可预防疾病，每年都会杀死成千上万的人。

当 1993 年我们回到伊拉克时，医生们告诉我们，他们突然看到一些以前未曾见过、非常难以理解的事情。他们诊断出更多的人患有白血病（Leukemia），特别是儿童。白血病、肿瘤、癌症和先天缺陷的病患数都在增加，与他们以前见过或者听过的所有事情都不同。

当我们 1994 年去伊拉克时，伊拉克卫生部（the Ministry of Health）开始高度关注白血病、肿瘤、癌症、先天缺陷和其他问题急速增加的原因。他们不明白肿瘤来自哪里：什么造成了这些悲剧——致命的、在不正常的范围内史无前例地增加的悲剧。他们仅仅知道新病例的数字扑向他们。他们依旧不知道这种情况何时会停止，也不知道这样的病例会传播多远。但他们坚信，留在他们土壤、地下水和空气中的数吨贫铀，是最主要的、可能也是唯一导致这场人类悲剧的原因。

伊拉克这个国家因制裁损失了一百万人。这是违反人性的罪行。制裁是像中子弹那样的大规模杀伤性武器。制裁杀害生命、保留财产，然而贫铀武器更加可怕。我们了解饥饿和疾病，也知道当我们没有食物和药物去应对饥饿和疾病时，会发生什么。我们知道食物和药物可以防止饥饿、治愈疾病。但是我们真的不知道五角大楼所作所为——也就是使用贫铀——的全部后果。我们

[①] 因蛋白质和能量摄入都严重不足引起的儿童营养性疾病。——译者注

仅仅知道没有什么可以阻止五角大楼做它想做的事情，这些贫铀武器可以杀人，引起癌症、突变，并且会以现在一半以上的力量在未来 25 万年里发挥作用。

如果美国军队明天（1996 年 9 月 13 日）想要轰炸伊拉克，像它从 1991 年 9 月以来所做的那样，它就会这样做。如果它选择使用贫铀弹，我们什么时候才会知道？

这个政府藐视世界舆论。考虑一下对古巴的封锁。联合国大会去年投反对票来谴责美国封锁古巴。这次的差距是：107 票同意谴责，2 票反对谴责（美国和以色列）。华盛顿方面一点也不关心。即使整个国家都饱受饥饿，每个在古巴或者伊拉克活着的人遭受痛苦，美国政府也会打算持续这项政策。

这是斗争的一个重要时刻：阻止使用贫铀武器，停止进行惩罚全体人民的制裁。对那些想要阻止肆无忌惮的暴力的人们来说，贫铀武器是一个挑战的象征。对那些想要结束贫困、饥饿、疾病和控制贫穷国家的人来说，制裁也是一个挑战的象征。

如果我们可以理解在美国制止贫铀武器和制裁是一种绝对的需要，可以想象的是，我们将面对挑战、制止所有利用科技危及生命的行为，甚至是那些最严酷的死神——作为控制手段的军国主义和强制贫困。

从任何人道主义标准来看，我们能接受一种使用贫铀的武器被生产、存储和使用，或者是一个孩子在制裁下丧生吗？

不！我们现在必须让二者停止，现在就结束它们。废除贫铀武器，宣布制裁是犯法行为，永远地禁止它们。将制造和使用贫铀武器列为战争罪，将制裁列为危害人性的犯罪。起诉那些违反法律的人，而这仅仅是挑战的开始。

科技本该有能力将人们从欲望中解脱出来。相反地，它使人类处在空前的苦难和死亡下。科技既被用来制造大规模杀伤性武器，又用以执行制裁、增加死亡，孤立了全人类。如果我们不遏制科技残害人命的影响，那些同样的科技，那些解放者，将会残害我们。武器技术不是我们应当寻求的解放。问题在于，谁是技术的掌握者——是人民还是富豪统治集团？

我们需要你的帮助。我们必须接受挑战，不懈斗争。我们现在就要禁用贫铀武器，现在就要停止制裁、军国主义和核武器，遏制会从穷人的痛苦中搜刮财富的财阀集团。

整理自 1996 年 9 月 12 日在纽约联合国教会中心发表的演讲

3. 一种新式核战争

即便是在我最疯狂的梦中，我也从来没有想过美国竟然会引爆核炮弹，用放射性同位素毒害自己的士兵和周围的平民。

海伦·寇蒂卡

迄今为止，美国已进行过两次核战争。第一次是 1945 年打击日本，第二次是 1991 年打击科威特和伊拉克。

在第一次核战争中，美国投放了能够进行核裂变的钚原子弹和铀原子弹。第二次核战争中则使用了贫铀武器，但是该武器和核裂变并没有关系。

美国已经使用贫铀很多年了，它是在为核反应堆和核武器生产浓缩燃料的过程中产生的一种副产品，被用以制成炮弹、子弹和坦克的防护装甲。这种剩余的铀，主要由铀的同位素铀 238 构成，之所以被称为"贫化的"，是因为其中可裂变的核同位素铀 235 含量低于正常值。但是贫铀具有一个非常"卓越的"特性——密度很大并且可以穿透重装甲防护的战车。这种性能在 1991 年的"海湾屠杀"中得到了很好的体现。"屠杀"一词比

"战争"一词更能说明那里发生了什么。

但是贫铀也有不那么令人满意的物理特性——它受到撞击时会燃烧，产生一种直径小于 5 微米的气溶胶，微小到足以被直接吸入人体。在撞击下，这些武器中的铀至少有 70% 会变成气溶胶释放，并且可以通过空气传播到很远的地方。

另一个不令人满意的物理特性是，铀 238 会衰变成半衰期是 24.1 天的钍 234。然后钍 234 继续衰变成镤，或者其浓度在相对较纯的铀 238 产生 25 周后一直保持稳定，随后变成铀的组成部分。

铀 238 既释放 α 射线，也释放 γ 射线，而上文所提到的两个子元素（daughter element）都能释放 β 和 γ 射线。γ 射线是非微粒式的放射能，它穿过细胞的瞬间就可以引起基因突变。α 和 β 射线则是微粒形式的，当它们穿过一个活细胞时，可能引起细胞的死亡或者基因突变。α 射线比微粒更小的 β 射线更易致癌。正常身体细胞内调节基因（regulatory gene）的突变会在多年后引发癌症。而生殖细胞——精子和卵子——的变异，也可能导致后代的基因异常。

现在让我们来谈谈持续了六周的"海湾屠杀"。在此期间，94 万发小型贫铀弹从美国飞机上射出，1.4 万发较大的贫铀弹从坦克的炮管射出，它们中的大多数在击中目标时便自行燃烧了。此外，还有两个单独的事件——载有贫铀弹药的运输工具意外地爆炸了，致命的可吸入的铀微粒被同时撒向了友军和敌人。

铀在肺中可以存留很多年，少量细胞受到照射后，在多年以后可能成为癌。铀也易富集于肾脏。肾脏功能会因为肾里有大量的铀而遭到损害，而且不管含量多少，都会引发肾癌。在被吸入或食入后，铀也可以通过血液流传遍全身，由此照射其他器官和血细胞，对其产生致癌影响。

由于癌症潜伏期可以长达5—60年，所以我们不必预判癌症现在就出现。然而，根据比尔·梅斯勒（Bill Mesler）1996年10月21日在期刊《国家》（The Nation）上发表的文章——《五角大楼的放射性弹药》（The Pentagon's Radioactive Bullet）——可知，1995年8月伊拉克向联合国提交了一份研究报告，显示巴士拉地区^①的白血病和癌症发生率出现了急剧的增长，而在另一份来自英国原子能管理局（British Atomic Energy Authority）的秘密报告则估计，这一地区以空弹壳的形式存在的贫铀，有足以杀死50万人的潜在能力。但是英国原子能管理局的计算是不符合事实的，他们的根据是这一地区有40吨铀，实际上美国军队撤出该地后留下了300吨铀。

当我发现美国也输出这些不道德的放射性武器到其他国家和地区时，我感到十分震惊。其中包括了泰国、韩国、巴林、以色列、沙特阿拉伯、希腊、土耳其、科威特和中国台湾等。

在我所见的主流媒体讨论中，它们很少提及海湾战争综合征中的核因素——这些因素可以是化学的、生物的和油品火灾损害，但却不是核的。那么这些地区的孩子们怎么办？要知道他们中的大多数仍在和空的贫铀弹壳玩耍。

尽管如此，美国仍然保持着50万吨以上的贫铀储备，继续

---

① 巴士拉是伊拉克巴士拉省的首府，伊拉克最大的海港。——译者注

制造和输出这些可怕的武器。

在 1991 年，我确信"海湾屠杀"是极其不道德的，它有一张密集火力网，由原本设计用来运载核武器的巡航导弹和灵巧炸弹（smart bombs）等武器组成。我将这种战争称之为"近似（亚）核战争"。即便是在我最疯狂的梦中，我也从来没有想过美国竟然会引爆核炮弹，用放射性同位素毒害自己的士兵和周围的平民，并且将长期污染军事行动发生时所在的土地——贫铀的半衰期是 45 亿年。[①]

---

① 贫铀的放射性主要由具有高线性能量转移（linear energy transfer, LET）能力的 α、β 粒子构成，其辐射强度是天然铀的 40%，放射半衰期长达 4.49×10^9 年。本书有 45 亿年和 44 亿年两种提法，其实更接近前者。——译者注

4. 向世界呼吁禁止贫铀武器

拉姆齐·克拉克起草

贫铀武器是无法接受的对生命的威胁，是对国际法的亵渎，是对人类尊严的践踏。为了保卫人类的未来，我们呼吁一项无条件的国际禁令，即禁止出于军事目的研究、制造、测试、运输、拥有和使用贫铀。此外我们还呼吁立刻隔离和封闭所有的贫铀武器和废弃物，将贫铀重新划归放射性和有害物质，清理被贫铀污染的地区，采取全面措施防止人类被贫铀辐射，并对已经受到辐射伤害的人们提供医疗照顾。

在海湾战争期间，由贫铀制成的弹药和装甲被首次用于军事行动中。伊拉克和科威特北部是贫铀武器的实际测试范围。超过94万发30毫米口径贫铀弹和"超过1.4万发的大口径贫铀弹在沙漠风暴/沙漠盾牌行动中被消耗"。（美国陆军环境政策研究所）

这些武器的使用范围遍及伊拉克全境，而美国丝毫不关心使用它们对健康和环境带来的影响。300—800吨的贫铀微粒和粉末在科威特、沙特阿拉伯以及伊拉克的土地和水中扩散开来。结果是包括平民和士兵在内的成千上万的人们，都受到了这些放射性武器的辐射影响。

曾在海湾服役的 69.7 万美国军人当中，已经有超过 9 万人报告患有疾病。疾病的症状包括呼吸系统感染、肝功能和肾功能障碍、记忆丧失、头痛、发烧以及低血压。而这些患病的军人所生的新生儿，也有先天遗传的缺陷。贫铀是造成这其中部分疾病的头号嫌疑犯。居住在伊拉克的人们受到的影响更为巨大。在压力下，五角大楼被迫承认海湾战争综合征的存在，但是始终回避这些症状与贫铀武器有任何联系。

靠近贫铀武器工厂、测试设施、基地以及军械库的乡镇，也在这种半衰期长达 44 亿年的放射性物质的辐射照射中。贫铀武器伴随美军被部署在波斯尼亚。不断扩散的贫铀武器的有毒物质正在威胁着各地的生命。

贫铀武器并不是常规武器。它们是毒性很高并且具有放射性的武器。所有与战争有关的国际法都试图限制战斗人员的暴力和制止使用过于残忍、打击范围过大的武器。国际条约和惯例，则试图保护平民和非战斗人员免遭战争的蹂躏，并将对环境和食物供应的破坏定义为非法，以保护地球上的生灵。

所以，贫铀武器践踏了国际法，因为它具有固有的残忍性和潜在的致命性威胁。它威胁着平民的生命，无论是现在的，还是将来的。这就是在超过一个世纪的时间里，一直被国际法，包括《日内瓦公约》和 1977 年的附加议定书所禁止装备和使用的武器。

第二部分

贫铀武器如何残害海湾战争老兵

5. 附带伤害：海湾战争期间美军怎样遭受贫铀照射

"当贫铀被指控为'沙漠风暴'疾病的致病因素时，军队必须有足够的数据来区分虚假与真实。如果缺乏深谋远虑和数据，那么用来支付长期的伤残抚恤和医疗开销的经费将会极为高昂。"

—— 美国陆军环境政策研究所 [1]

丹·费伊

简介

毫无疑问，20 世纪的一项重要遗产，就是在战争期间有意使用的、可以在战时和战后大量杀死杀伤人类的武器的演进。这种演进是令人惊愕的。随着时间的推移，这些武器的种类日渐增多而非减少：生化武器、地雷、核武器，以及有毒除草剂。而海湾战争提醒我们，在这个列表中必须加上由核废料——即贫铀——

---

[1] U. S. Army Environmental Policy Institute (AEPI), *Health and Environmental Consequences of Depleted Uranium Use in the U. S. Army: Technical Report*, June 1995, p. 4.

制成的武器。

由贫铀材料制成的坦克装甲和穿甲弹,在第一次投入战场时显示出了巨大的威力,但也正是贫铀武器显示出的巨大效能,使许多国家已经拥有或正在为其军火库研制贫铀武器。在不久的将来,贫铀武器的迅速扩散会使军备竞赛升级,并消除它们现在所提供的战场优势。

不幸的是,如果任由贫铀武器以一种难以控制的趋势风靡战场,会不分敌我地导致一系列健康问题。在海湾战争期间,大部分美军士兵没有意识到战场上贫铀武器的存在和危害。结果,成千上万的在役男女军人无防护接触了被贫铀弹药污染的车辆。而有鉴于贫铀武器在战斗中的巨大效能,以及考虑到要支付那些已经或正在遭受辐射照射的美军士兵们的医疗开销和伤残抚恤经费需要的昂贵预算,五角大楼不愿讨论贫铀武器的危害问题。

然而,贫铀武器的影响范围远远不只海湾战争老兵。国内采掘、加工铀矿和制造贫铀武器的工厂中的工人们,以及那些居住在相关加工厂、制造厂、试射场和被污染的战场附近的平民们,都会受到影响。这篇文章关注的是贫铀武器在海湾战争中的使用情况,以及美国军队以何种方式受到贫铀武器的照射。

什么是贫铀?

贫铀是铀浓缩过程中产生的具有剧毒和高放射性的副产品。"贫铀"之所以得名,是因为在铀浓缩过程中,可裂变的U-235同位素含量从0.7%降到了0.2%。U-238同位素在天然铀和贫铀中的含量都占99%以上。贫铀的放射性大约是天然铀的60%,并且有45亿年的半衰期。^①美国通过铀浓缩活动制造核武器和运转核反应堆的历史，已有 50 多年，产生的贫铀废弃物超过了 11 亿磅。^②

在 20 世纪 70 年代早期，美国政府已经开始探索处理贫铀的方法，这种方法必须能降低之前不得不把贫铀储存在低放射性废物库里所带来的成本。贫铀所具备的几个特质，使它在制造武器弹药方面非常具有吸引力：它的密度极大；可利用的数量非常多；对武器制造商来说是完全免费获取的。

20 世纪 70 年代和 80 年代，在美国的 12 处以上地点——包括马里兰州的阿伯丁试验场、印第安纳州的麦迪逊试验场、亚利桑那州的尤马试验场——进行了测试，试验结果表明由贫铀制造的不同口径穿甲弹能够非常有效地击穿装甲。与此同时，军方还发现在坦克装甲中加入贫铀会使坦克更坚固，不容易被传统的炮弹所击穿。但是在军方测试评估贫铀弹和贫铀装甲的时候，他们却"没有计划也没有进行实验去评估贫铀对人类健康和环境的影响"。^③在经过很多年的研发和测试之后，"沙漠风暴"行动为五角大楼检验贫铀弹药在实战中的表现提供了第一次机会。

海湾战争中的贫铀武器

在"沙漠风暴"行动的第一天，弹体包含贫铀以增加重量

---

① U. S. Army Environmental Policy Institute (AEPI), *Health and Environmental Consequences of Depleted Uranium Use in the U. S. Army: Technical Report*, pp. 10, 24.

② Bureau of National Affairs, Inc.: Daily Report for Executives, "Public Input Sought on Depleted Uranium/DOE to Assess Disposition of 505 000 Tons," February 7, 1996.

③ U. S. Army Environmental Policy Institute (AEPI), *Health and Environmental Consequences of Depleted Uranium Use in the U. S. Army: Technical Report*, p. 94.

和确保稳定性的"战斧"式巡航导弹（Tomahawk Cruise Missile）就被使用了；1996 年 9 月 3 日，在"沙漠进攻"行动（Operation Desert Strike）中，"战斧"式巡航导弹再次被用于打击伊拉克。当这些导弹撞击到目标或者其他坚硬的表面时，附近区域将会被贫铀污染。一份美国海军的说明手册指出：负责搜寻在测试期间坠毁的战斧式巡航导弹的部队，必须要配备防辐射服、手套、呼吸器和放射量测定器。[①]

美国海军同样在其"密集阵"近防武器系统（Phalanx Close-In Weapons System）中使用贫铀弹药。这种速射武器主要的设计目的是防御导弹，但它在对抗其他目标时同样成效显著。比如1996 年 6 月，在太平洋上的一次军事演习中，一艘日本军舰使用由美国制造的"密集阵"近防武器系统意外击落了一架美国的喷气式飞机。然而，美国海军在"沙漠风暴"行动中所使用的贫铀武器，较陆军、空军和海军陆战队而言少了很多。

在"沙漠风暴"行动中，美国陆军和海军陆战队动用了超过1 900 辆 M1A1 艾布拉姆斯（Abrams）主战坦克，以及几百辆 M1和 M60 现代坦克。[②]美国坦克通常混合携带高爆穿甲弹和贫铀穿甲弹。M1A1 坦克发射 120 毫米口径的炮弹，M1 和 M60 坦克发射 105 毫米口径的炮弹。120 毫米口径穿甲弹的贫铀含量为 10.7

[①] U. S. Navy, Pacific Missile Test Center Cruise Missile Recovery instruction, COMPMTCINST 8800.1, May 14, 1984, quoted in Bukowski, et al., *Uranium Battlefields Home and Abroad*, March 1993, p. 54.

[②] U. S. General Accounting Office (GAO), *Operation Desert Storm: Early Performance Assessment of Bradleys and Abrams*, GAO/NSIAD-92-94, January 1992, p. 3.

磅，105 毫米口径穿甲弹的贫铀含量则为 8.5 磅。[①] 美国陆军宣称在这次战争中消耗了 14000 枚贫铀坦克穿甲弹：战前在沙特阿拉伯沙堤的训练中发射了 7000 枚，战时发射了 4000 枚，还有 3000 枚因为大火和其他事故而丢失。[②] 除此之外，英国的挑战者坦克（Challenger Tank）在战斗中至少发射了 100 枚贫铀坦克穿甲弹。

射程更远的贫铀穿甲弹，加上精确的火控系统和 M1A1 坦克的火炮，使美国坦克在伊拉克坦克面前拥有了相当大的优势。伊拉克的 T-72 坦克有效射程不到 2000 米，然而美国坦克的有效射程达到了将近 3000 米。在一个例子中，一辆 T-72 坦克的正面装甲被一辆 M1A1 坦克从 3500 米外（超过 2 英里）的地方发射的一枚炮弹击穿。[③] 但是在这场战争中距离最远的一次精确打击，是一辆英国挑战者坦克完成的——这辆坦克从 5100 米外（超过 3 英里）发射的一枚贫铀弹击毁了一辆伊拉克坦克。[④] 即使比这个距离还远，贫铀弹仍能证明其可以极其有效地击穿伊拉克坦克的装甲。有一个例子：一枚贫铀弹击中了一辆伊拉克的俄制 T-72 坦克的炮塔，炮弹几乎完全从炮塔中穿过，然后又击中（并击毁了）又一辆 T-72 坦克。[⑤]

尽管美国陆军和海军陆战队在战争中发射了上千枚贫铀弹，

[①] U. S. General Accounting Office (GAO), *Operation Desert Storm: Early Performance Assessment of Bradleys and Abrams*, p. 39.

[②] U. S. General Accounting Office (GAO), *Operation Desert Storm: Early Performance Assessment of Bradleys and Abrams*, p. A-10.

[③] Dunnigan, J., and Bay, A., *From Shield to Storm*, 1992, p. 294.

[④] Dunnigan, J., and Bay, A., *From Shield to Storm*, p. 295.

[⑤] Dunnigan, J., and Bay, A., *From Shield to Storm*, pp. 295-296.

但是到目前为止，在战争中使用的贫铀弹大部分都是由美国空军发射的。空军的 A-10"疣猪"攻击机被广泛使用于对抗伊拉克装甲车辆和火炮。A-10 攻击机发射了大约 94 万枚 30 毫米口径的贫铀弹。[①] 每一枚 30 毫米贫铀穿甲弹的贫铀含量是 272 克，因此大约有 56.4 万磅的贫铀在战争中通过 A-10 攻击机被发射出去。[②]

伊拉克在战争中损失的 3 700 辆坦克中，有三分之一是被美军飞机和美、英坦克发射的贫铀弹摧毁的。[③] 除此之外，被贫铀弹摧毁的火炮、装甲运兵车和其他装备更是数以千计。到战争结束，来自使用过的弹药的大约 300 吨铀，以各种各样的大小和衰变状态散落在伊拉克和科威特的战场上。

当一枚贫铀穿甲弹撞击到一个坚硬的表面时，其 70% 会被氧化和分散成细小的颗粒，这些颗粒会进入或是附着在目标上，或是分布在目标附近。[④] 美国陆军军械、弹药和化学司令部（Army Armament Munitions and Chemical Command, AMCCOM）发布的一份资料宣称：

> 当一枚贫铀穿甲弹撞击到一个目标的表面时，一大部分动能会消失转化成热，撞击产生的热会引起贫铀氧化或者使

---

① Lopez, D., *Friendly Fire: The Link between Depleted Uranium Munitions and Human Health Risks*, March, 1995, p. 3.

② Lowenstein, p., "Industrial Uses of Depleted Uranium," photocopy in Bukowski, et al., *Uranium Battlefields Home and Abroad*, March 1993, p. 136.

③ Dunnigan, J., and Bay, A., *From Shield to Storm*, pp. 285-286.

④ U. S. Army Environmental Policy Institute (AEPI), *Health and Environmental Consequences of Depleted Uranium Use in the U. S. Army: Technical Report*, p. 78.

其在瞬间发生燃烧。这会产生含有高浓度贫铀颗粒的气溶胶。这些贫铀小颗粒是可食入和吸入的，并且具有毒性。[①]

在这些气溶胶中，60% 的直径小于 5 微米（小于 10 微米被认为是可吸入颗粒的尺寸）。[②] 陆军战地测试显示，当一辆载具被贫铀穿甲弹击中之后，最严重的污染发生在载具周围 5 到 7 米范围内。[③] 然而，被炮弹撞击或者被火与爆炸的合力抛入空气中的贫铀颗粒，能被携带到下风向 25 英里甚至更远的地方。[④]

M1A1 坦克上的贫铀装甲证明，其在保护坦克乘员避免敌人火力伤害的方面非常有效，然而坦克成员却在连续不断地被自己坦克的贫铀装甲和贫铀弹药辐射，因为他们连续几个月都与坦克生活在一起。举个例子，一个坦克驾驶员的头部从头顶上的贫铀装甲接受的辐射量有 0.13 毫仑目 / 小时。在仅仅 32 个日夜后，或者说 64 个白天后，坦克驾驶员头部受到的辐射总量，将会超过核管制委员会规定的公众对于人造辐射全身照射的全年标准。[⑤]不幸的是，在海湾战争中，美国坦克乘员们并没有接受辐射照射

---

① U. S. Army Armament, Munitions, and Chemical Command, "Depleted Uranium Facts," photocopy in Bukowski, et al., *Uranium Battlefields Home and Abroad,* March 1993, p. 97.

② Bukowski, G., Lopez, D., and McGehee, F., *Uranium Battlefields Home and Abroad,* March 1993, p. 44.

③ U. S. Army Environmental Policy Institute (AEPI), *Health and Environmental Consequences of Depleted Uranium Use in the U. S. Army: Technical Report,* p. 125.

④ Dietz, L., "Contamination of Persian Gulf War Veterans and Others by Depleted Uranium," July 19, 1996, p. 6.

⑤ U. S. Army Environmental Policy Institute (AEPI), *Health and Environmental Consequences of Depleted Uranium Use in the U. S. Army: Technical Report,* p. 123.

监测。

　　在地面战争中，只有 7 辆 M1A1 坦克被伊拉克 T-72 坦克发射的炮弹击中，并且没有一辆被严重损毁。美国陆军称伊拉克军队"在海湾战争中没有摧毁一辆艾布拉姆斯型坦克"：有 9 辆艾布拉姆斯坦克在战争中被摧毁，7 辆是由于友军火力，2 辆是在出现故障后故意摧毁以防止这两辆坦克被俘。[①]一件事情特别能证明由贫铀制成的穿甲弹和坦克装甲的有效性。在地面战争开始后不久，多国部队进入伊拉克南部，一辆 M1A1 坦克陷入烂泥中动弹不得。部队（第 24 陆军师的一部分）继续前进，留下这辆坦克等待救援车。（这时）出现了 3 辆 T-72 坦克，并开始攻击它。第一辆在距离不到 1 000 米处开火，用一枚锥孔装药高爆弹击中了这辆 M1A1 坦克的前装甲，但是这次打击没有造成损毁。而 M1A1 坦克则发射了一枚 120 毫米口径的贫铀穿甲弹还击，击穿了那辆 T-72 坦克的炮塔，引起的爆炸把炮塔推向空中。第二辆 T-72 坦克发射了另一枚锥孔装药高爆弹，也击中了 M1A1 的前装甲，同样没有造成损毁。然后这辆 T-72 坦克开始逃跑，被一枚 120 毫米口径的贫铀穿甲弹击中了发动机机舱，发动机被爆炸气流抛向空中。最后一辆 T-72 坦克在 400 米外发射了一枚实心弹，这在 M1A1 坦克的前装甲上留下了一个弹痕后反弹回去了。这辆 T-72 坦克继而倒退到一个沙堤后面，完全消失在视线中。M1A1 坦克压低炮管发射了一枚贫铀穿甲弹，它穿过沙堤击

---

① U. S. General Accounting Office (GAO), *Operation Desert Storm: Early Performance Assessment of Bradleys and Abrams*, GAO/NSIAD-92-94, p. 24.

中了那辆 T-72 坦克，引起了爆炸。①

　　美国军人在战场上通过多种途径接触到贫铀：一些人在战斗中出现贫铀照射；一些人在修复被友军火力误伤、受到污染的美国战车时出现贫铀照射；一些人在位于科威特的美军基地——多哈兵营的大火（1991 年 7 月）中出现贫铀照射；还有一些人继续进行与贫铀武器有关的工作，或者部署在至今仍存在贫铀照射的科威特污染区内。

　　在大多数情况下，如果我们的军队提前被告知贫铀武器的使用，并且采取有效的安全措施，诸如发放包括防毒面具和手套在内的防护服，贫铀照射是可以避免或者把影响减到最小的。然而，士兵在战争之前并没有得到相关警示和护具，"在战争和其他危及生命的情境下，军官们宁愿无视贫铀的保护性措施，因为战斗风险极大地超过了与贫铀相关的健康风险"。②

友军火力误伤事件

　　在"沙漠盾牌"行动和"沙漠风暴"行动期间，29 辆美国战车在战场上受到贫铀污染。这些战车中的 21 辆（6 辆艾布拉姆斯坦克和 15 辆布拉德利步兵战车）在"友军火力误伤事件"中被贫铀穿甲弹击穿。在与贫铀穿甲弹有关的"友军火力误伤事件"中共有 13 名士兵阵亡，50 人受伤。③ 其中有 22 名受伤的士兵体

---

① Dunnigan, J., and Bay, A., *From Shield to Storm*, pp. 294-295.

② U. S. General Accounting Office, *Operation Desert Storm: Army Not Adequately Prepared to Deal with Depleted Uranium Contamination*, GAO/NSIAD-93-90, p. 4.

③ U. S. Army Environmental Policy Institute (AEPI), *Health and Environmental Consequences of Depleted Uranium Use in the U. S. Army: Technical Report*, pp. 78-79.

71

内仍然残存着贫铀弹片。[1]在事件里受伤的士兵中，有30人——包括大部分体内残存着贫铀弹片的士兵——已经被位于马里兰州巴尔的摩市的老兵医疗中心（VA Medical Center）的"贫铀计划"（Depleted Uranium Program）研究组监控。

在遭到贫铀照射五年后，30名受伤士兵中有15人的尿液里仍然保持着较高的铀含量。[2]离休原子能科学家伦纳德·迪茨（Leonard Dietz）指出："时隔这么久，如果你有任何含铀的迹象，即便是低度的，都表明你在五年前遭受了相当大剂量的贫铀照射。"[3]

在研发贫铀武器的20年间，由于陆军没能完成任何一项关于体内贫铀弹碎片对于健康的长期影响的研究，这些老兵毫不知情地成为军队的研究对象。[4]作为研究的一部分，陆军建议那些体内仍然残留着贫铀弹碎片的老兵进行定期检查，"观察并编目记录慢性肾中毒、肉芽肿和癌症的迹象"。[5]

回收人员

基地位于新泽西州哈蒙顿（Hammonton）的陆军国民警卫队

---

[1] GAO, *Army Not Prepared to Deal with Depleted Uranium Contamination*, p. 3.

[2] Brewer, N., and Hanchette, J., "Veterans still carry uranium shrapnel from gulf war," *Gannett News Service*, March 12, 1996.

[3] Brewer, N., and Hanchette, J., "Some vets say they have not been monitored for radiation exposure," *Gannett News Service*, March 12, 1996.

[4] Daxon, E. and Musk, J. H., "Assessment of the Risks from Imbedded Depleted Uranium Fragments," *U. S. Armed Forces Radiobiology Research Institute* (AFRRI), March 25, 1992, p. 1.

[5] Daxon, E. and Musk, J. H., "Assessment of the Risks from Imbedded Depleted Uranium Fragments," *U. S. Armed Forces Radiobiology Research Institute (AFRRI)*, p. 7.

第 144 服务与补给连（The 144 Army National Guard Service and Supply Company），奉命去回收处理所有受损和被摧毁的美军战车，其中包括那 29 辆已被贫铀污染的。美国审计总署于 1993 年透露，陆军国民警卫队第 144 服务与补给连约有 27 名士兵到被污染的布拉德利步兵战车和艾布拉姆斯坦克上工作，"没有预先培训关于贫铀污染或辐射危害的知识，也没有任何保护性的工具"。① 这些人在美陆军军械、弹药和化学司令部告知他们军车被污染之前，已经在那里工作了三周。

在美国审计总署调查的同时，美国陆军军医署办公室（the Army Surgeon General's Office）的报告称已经对这些士兵中的 12 人进行了贫铀检测，没有人表现出体内的铀含量升高的迹象。② 但是 1995 年 6 月，陆军环境政策研究所一篇题为《美军使用贫铀的健康和环境后果》的综合报告陈述：截至 1994 年 5 月，陆军国民警卫队第 144 服务与补给连只有 9 名士兵通过尿液分析进行了贫铀检测，没有迹象表明他们体内的贫铀水平有所升高。③

然而，在这些士兵遭受贫铀照射三年后，再通过尿液分析检测他们体内含铀水平所得的数据必须受到质疑。尽管身体本身能够清除一些重金属，但在照射后一段时间内通过尿液分析检测铀含量是有效的。然而，对于仍然存在于肺、肾脏、骨骼或者其他

---

① GAO, *Army Not Adequately Prepared to Deal with Depleted Uranium Contamination*, p. 17.

② GAO, *Army Not Adequately Prepared to Deal with Depleted Uranium Contamination*, p. 23.

③ U. S. Army Environmental Policy Institute (AEPI), *Health and Environmental Consequences of Depleted Uranium Use in the U. S. Army: Technical Report*, p. 128.

器官中的铀，需要用更加灵敏的检测手段对大概三年后仍残留在体内的铀进行精确的测定。如果军方继续仅采取尿液检测手段，将不可能向老兵或民众正确反映贫铀的潜在危害，也不能准确评估危害程度。

在战场上接触受污染车辆

很难说有多少军人或者平民已经与"沙漠风暴"的战场上的贫铀接触过。尽管美国修复了其在友军火力误伤事件中受污染的战车，但事实上，战场上被丢弃的几千辆伊方受污染车辆并没有被处理。除此之外，战场上还有数以千计放射量不等的、丢失了标识的贫铀穿甲弹。

美军军医署已经声称，那些吸入烟雾或者偶然接触被贫铀穿甲弹击中的车辆的士兵，体内不可能有贫铀，并且不需要跟踪医疗。[1]尽管美军军医署这样断言，但陆军环境政策研究所的报告认为，对于战场上的军队而言，"（贫铀）进入体内的可能性已经足够高，因此军队应该更深入地调查和评估风险"。[2]

来自测试的实验数据和来自"沙漠风暴"的实际经历表明，"战争期间体内受贫铀照射的可能性与士兵所处的位置直接相关"。[3]陆军的研究发现"在被贫铀弹穿透的汽车内或附近的人员

---

[1] U. S. Army Environmental Policy Institute (AEPI), *Health and Environmental Consequences of Depleted Uranium Use in the U. S. Army: Technical Report*, p. 102.

[2] U. S. Army Environmental Policy Institute (AEPI), *Health and Environmental Consequences of Depleted Uranium Use in the U. S. Army: Technical Report*, p. 134.

[3] U. S. Army Environmental Policy Institute (AEPI), *Health and Environmental Consequences of Depleted Uranium Use in the U. S. Army: Technical Report*, p. 101.

体内会受到显著的照射"。① 另外，"在被贫铀污染的车辆里或周围工作，负责修理和维护的士兵吸入或摄入了悬浮贫铀颗粒"。② 实际上，陆军发现任何吸入烟雾，爬上或者进入被贫铀穿甲弹击中的车辆的人，都处在吸入或摄入贫铀颗粒的极大危险之中。

在对超过 1 万名海湾战争老兵的调查中，82% 的人指出他们曾在战争后进入过伊拉克的车辆。③ 一些士兵进入破碎的残骸去寻找有用的装备，其他人则在非正式的"战场之旅"中爬上或进入车辆去寻找纪念品，或者摆造型拍一些照片。尽管并不是所有在战场上的车辆都是被贫铀穿甲弹击毁的，但用陆军自己的话说，它们之中有几千辆"受到过污染"。

到了 1991 年 3 月 7 日，大部分战事都已经平息，美国陆军军械、弹药和化学司令部给在海湾的指挥官发出信息，警示"所有被贫铀穿甲弹袭击的系统都被认为受到了贫铀污染"。④ 这条信息同时也警告"被贫铀污染照射的人员应该清洗被照射的区域，并且丢弃服装"。

1991 年 6 月，"沙漠风暴"结束后的几个月，美国陆军军械、

---

① U. S. Army Environmental Policy Institute (AEPI), *Health and Environmental Consequences of Depleted Uranium Use in the U. S. Army: Technical Report*, p. 119.

② U. S. Army Environmental Policy Institute (AEPI), *Health and Environmental Consequences of Depleted Uranium Use in the U. S. Army: Technical Report*, p. 101.

③ Judd, D., "Current Findings: A Health Survey of 10,051 Ill Gulf War Veterans," presented to Presidential Advisory Committee on Gulf War Veterans' Illnesses, November 7, 1995, San Francisco, CA.

④ Headquarters U. S. Army Armament, Munitions and Chemical Command, message 072130Z MAR 91 on "Depleted Uranium Contamination," photocopy in Bukowski, et al. *Uranium Battlefields Home and Abroad*, p. 93.

弹药和化学司令部编写了一份案例报告发送给陆军训练中心，用于关于贫铀的军事培训。这份报告记录到：

> 如果必须进入一个烧毁的车辆，必须采取预防措施，避免吸入或摄入贫铀颗粒。至少要佩戴呼吸器或者防毒面具，以及手套，理论上还应穿上防护服。在退出车辆之后，应该彻底清洗双手，刷掉衣服上所有的灰尘，或者丢弃防护服。[1]

为什么在军队投入战争之前没有发布这些警示？陆军至今也没有给出任何的解释。甚至自海湾战争以来，陆军有关贫铀武器的使用和潜在危害的培训仍旧做得很差。[2] 尽管国防部和老兵事务部已经为超过 85 000 名确认有健康问题的海湾战争老兵提供了医疗检查，但是这些老兵中接受了贫铀照射检查的人屈指可数。一些吸入烟雾或者进入了被污染车辆的老兵们坚持不懈，最终迫使老兵事务部对他们进行贫铀检测，结果显示在战争结束数年之后，他们的尿液中的贫铀含量仍然较高。

显然，海湾战争老兵需要更全面的检测，以确定他们受到照射的程度。在这个时间点上，贫铀检测除了尿液检测，还应该涉及活体检测，提供体内贫铀指数的精确评估。然而，国防部和老兵事务部不愿意进行这样的测试，一方面因为花销巨大，另一方

---

[1] U. S. Army Armament, Munitions and Chemical Command, "Depleted Uranium Facts".

[2] *Testimony of Dr. Stephen P. Shelton to Presidential Advisory Committee on Gulf War Veterans' Illnesses*, August 6, 1996, Denver, Colorado, p. 239.

面很可能会引起对这样一种高价值武器的潜在的、破坏性的关注。

科威特多哈兵营的大火

1991 年 7 月 11 日，在位于科威特的美军基地——多哈兵营，车辆调配场中有一辆满载军火的野战炮兵弹药支援车起火。大火迅速向周围装备实弹的军车和火炮蔓延。剧烈的爆炸持续了六个小时，余火则持续燃烧到了翌日。价值约 1500 万美元的弹药和 2300 万美元的车辆被毁，同时还有超过 200 万美元的附带财产损失。[①]

在火灾发生时，来自第十一装甲骑兵团（the 11th Armored Cavalry Regiment）的大约 3500 名士兵及一个英国士兵小分队正在多哈兵营。52 名美国士兵、6 名英国士兵，以及 2 名平民工人在火灾期间受伤。大部分伤员是被掉落的残骸击伤或者是在逃避爆炸时伤到了自己。[②]

在火灾中，有 4 辆装备了贫铀装甲的 M1A1 艾布拉姆斯坦克被毁，同时被毁的还有 660 发坦克炮弹和 9720 发 25 毫米小口径贫铀弹。这意味着，在火灾中被烧掉的贫铀物质超过了 9 000 磅（约 4 吨）。[③]

1985 年 2 月，一份题为《贫铀穿甲弹在运输和库存事故中的可能变化》的报告指出，"在严重的火灾条件下，（贫铀）穿甲弹

---

① U. S. Army Safety Center, *Army Accident Report 910711001*, September 20, 1991, "Estimated Cost of Damage."

② U. S. Army Safety Center, *Army Accident Report 910711001*, "Injury Analysis."

③ U. S. Army Safety Center, *Army Accident Report 910711001*, "Injury Analysis."

留在火中会被氧化成为粉末，不可能完好无损"。^①因此，我们可以推测多达 9000 磅（约 4 吨）的贫铀被氧化成粉末，然后在几小时的猛烈爆炸中散落在周围。此外，速度大约为 8 节的西北风有可能将空中的贫铀微粒从爆炸地点吹至数英里外。^②

1979 年，位于纽约州科隆尼（Colonie）的美国国家铅业公司发生了贫铀微粒泄露，这使人们发现贫铀微粒能被风吹到很远的地方。事故发生时，国家铅业公司正在为空军生产 30 毫米口径的贫铀弹。由工厂释放的可吸入的贫铀微粒在诺尔斯原子能实验室（Knolls Atomic Power Laboratory）的空气过滤器中被发现了，过滤器距离国家铅业公司的工厂分别有 11 英里和 26 英里远。纽约州不久后关闭了国家铅业公司的工厂，但这与在实验室的空气过滤器中发现贫铀微粒这件事没有关系，而是因为纽约州奥尔巴尼（Albany）的工厂被发现每个月向空气中排放相当于一个 30 毫米口径贫铀弹铀含量的贫铀微粒。^③需要注意的是，美国空军已经在"沙漠风暴"行动中发射了近百万枚这种口径的贫铀弹。

尽管在一支排爆小队前往多哈兵营的途中，肆虐的火焰在向它的指挥官昭示着危险，但大部分多哈兵营的士兵没有意识到燃烧的贫铀弹所蕴藏的风险。1991 年 7 月 11 日，美军中央司令部的日志中记录到：

---

① Mishima, J., Parkhurst, M. A., Scherpelz, R. I., and Hadlock, D. E., *Potential Behavior of Depleted Uranium Penetrators Under Shipping and Bulk Storage Accident Conditions*, Battelle Pacific Northwest Labs, PNL-5415, February 1985, p. v.

② U. S. Army Safety Center, *Army Accident Report 910711001*, "Weather Data."

③ Dietz, L., "Contamination of Persian Gulf War Veterans and Others by Depleted Uranium", p. 6.

排爆小队提供的证据表明，燃烧的贫铀释放出了 α 射线。吸入贫铀颗粒将会是相当危险的事情。第十一装甲骑兵团已被告知，要将这个区域视作化学危险区对待——比如要待在这一区域的上风向，并且还要戴上保护面罩。[①]

一支放射性污染处理团队在大火之后被派往多哈兵营，他们确认了大火导致贫铀的氧化和扩散：

放射性污染似乎只局限于特定区域内的混凝土表面和特定的车辆。……特定区域的贫铀污染水平上升，被检测到超过正常水平。在某些情况下，人们无法证明辐射程度的增加和贫铀弹药或是贫铀装甲的使用有关。[②]

参与清理工作的士兵们在火灾发生几天后，也没有收到存在贫铀污染的警告，他们不顾排爆小队发出的预警，在火灾期间和火灾过后都没有佩带防护装备。例如，几个士兵被派去清理现场，但他们没有穿防护服，也没有戴防护面具。在炎热的夏日，这些士兵一直从一个大罐子中取水，而这个罐子被他们放在一些容积为 55 加仑（208 升）的汽油桶上面。在那天即将结束时，几位军官到达现场，命令士兵们挪开这个水罐。军官们随后在那

---

① United States Central Command log, "11ACR Fire in Doha: Updates from CENTCOM Forward," July 12, 1991, entry 10.

② U. S. Army Communications-Electronics Command, *letter from Safety Office Chief to Freedom of Information Act Officer*, June 21, 1996, pp. 2–3.

些汽油桶上贴上了辐射污染警告标志，桶中装的是贫铀穿甲弹的碎片。[1]

在多哈兵营火灾及其后的清理工作中，美国军队一直都受到贫铀的辐射照射。尽管燃烧的贫铀弹存在危险的警告已经发出，然而显而易见的是，这些信息从未下达到军队中。究竟有多少贫铀被吹到下风向地区？时至今日，贫铀对那些曾驻守美军多哈兵营的部队究竟有什么威胁？美军不知道，或许知道但也不会公布这些数据。[2]

其他被照射的人

作为战争的代价，除了成千上万的士兵穿过被贫铀污染过的区域，许多其他人也可能受到贫铀的辐射照射：车辆在战场上燃烧，其下风向的士兵和平民可能会受到空气中贫铀微粒的辐射；A-10攻击机和M1A1主战坦克的维修人员在工作期间会更多地接触贫铀；医务人员在治疗受伤的士兵和平民时也会受到贫铀照射。实际上，最近有证据表明，在总统咨询委员会关于海湾战争老兵疾病问题的会议上，一些医务人员表示害怕治疗被贫铀弹炸伤的伤员。[3]

尽管受到贫铀辐射照射的途径很多，但在海湾战争期间和结

---

[1] Triplett, W., "Passing Gulf War Syndrome to the Next Generation," *WA Veteran*, June 1996, p. 17.

[2] U. S. Army Communications-Electronics Command, *letter from Safety Office Chief to Freedom of Information Act Officer*, pp. 2, 3.

[3] *Testimony of Dr. Stephen P. Shelton to Presidential Advisory Committee on Gulf War Veterans' Illnesses*, pp. 239-240.

束后，受辐射最多的是那些仍在与 300 多吨散落于战场上的贫铀残骸接触的人。美国拒绝承担清理科威特和伊拉克战场上贫铀的责任，战场贫铀的清理工作也并没有展开。[①]

当地的平民，以及继续被部署在科威特战场地区进行训练的美军，都持续地受到贫铀照射。更为严重的是，由于贫铀微粒能够通过风或水进行传播，污染可能被转移到其他地区，也很可能污染当地人的食物和饮用水。

健康影响

进入人体内的贫铀的长期影响还没有被完全了解，但军方承认："如果贫铀微粒进入身体，有引起严重的健康问题的潜在可能。"[②] 可吸入的贫铀微粒也许会永久留在肺中。如果吸入的微粒超过了一定的大小，这些微粒就会被肺部排出并以其他方式摄入。

贫铀可以经由手口传播摄入，或是经由被污染的水或食物摄入，或通过被污染的伤口进入身体，它们会进入血液循环，从而扩散到全身。大多数的贫铀微粒最终会在肾脏、骨骼和肝脏中聚集。而肾脏是对贫铀毒性最敏感的器官。[③]

在发生照射后，很多被摄入的贫铀会在短时间内被排出体外，但留下的部分会对受害者骨骼和器官产生相当大的化学毒性

① U. S. Army Environmental Policy Institute (AEPI), *Health and Environmental Consequences of Depleted Uranium Use in the U. S. Army: Technical Report*, p. 154.

② U. S. Army Environmental Policy Institute (AEPI), *Health and Environmental Consequences of Depleted Uranium Use in the U. S. Army: Technical Report*, p. 101.

③ U. S. Army Environmental Policy Institute (AEPI), *Health and Environmental Consequences of Depleted Uranium Use in the U. S. Army: Technical Report*, p. 110.

和放射性毒性。由于大多数在战场上受到贫铀辐射的士兵只有
20多岁，他们会长年受到诸如癌症、肾病及其他健康问题的折
磨。在战争结束后很多年，一些退伍老兵的尿液中依然可以检出
指标很高的贫铀，那么在战场上他们应该受到了大剂量的贫铀辐
射。对于那些还没有被检查的人来说，尿检可能已无法有效检测
他们体内的贫铀指标。

来自伊拉克的报告表明，有很多生活在污染地区及附近的
儿童患上了白血病和其他疾病，这些疾病很可能与贫铀辐射有关
系。[1]除此之外，一些受到过辐射的退伍老兵的孩子也存在先天
缺陷和严重的健康问题。贫铀辐射与美伊两国儿童的健康问题之
间的关联，需要进行更为深入的研究。

军方承认并没有完全评估士兵在战场上受到贫铀辐射照射的
危险。[2]然而，他们现在有了一个由平民和士兵组成的大型团体，
将会调查体内贫铀对健康的长期影响。

研究

在贫铀武器快速投入实战的过程中，军方并没有做足够的测
试来评估使用贫铀武器会给人体健康和环境带来哪些后果。直到
海湾战争，军方才开始评估自己的士兵在战场上可能受到的辐射
程度。1995年陆军环境政策研究所的报告提道："之前关于贫铀

---

[1] Casa, K., "Iraq Embargo Toll Now Surpasses War's Horrors," *Washington Report on Middle East Affairs*, July/August, 1995, p. 105.

[2] U. S. Army Environmental Policy Institute (AEPI), *Health and Environmental Consequences of Depleted Uranium Use in the U. S. Army: Technical Report*, p. 126.

辐射对身体和环境影响的研究结果表明，军方还需要进行更多额外的研究以更全面了解使用贫铀的后果。"①

额外的研究是需要的，但我们不能寄希望于军方。甚至军方自己的陆军环境政策研究所也在报告中建议：

> 报告应该在国防部内部和外部接受审查，通过增加审查专家的数量以提高报告的可信度。独立的同行审查者很关键，因为调查结果的得出，往往与一个组织的既得利益有关。②

不幸的是，现在大多数关于贫铀的研究都是由军方、工厂，以及联邦机构等"既得利益者"完成的。除了这些出自既得利益者之手的报告，之前军方援引的否认士兵受到贫铀辐射的报告的准确性也有待商榷。

尽管有几项关于贫铀武器对健康和环境影响的深入研究正在进行，但这些研究的动机尚不清楚。1995年底，"军事毒物项目"的"贫铀公民网络"获取了陆军环境政策研究所的报告，下文摘录自报告的序言，这个报告的着眼点尤其发人深省：

> 贫铀辐射照射会带来潜在的健康影响的确是事实；然而，这必须用整体的眼光去看。并不能说这个报告里记载的

---

① U. S. Army Environmental Policy Institute (AEPI), *Health and Environmental Consequences of Depleted Uranium Use in the U. S. Army: Technical Report*, p. 91.

② U. S. Army Environmental Policy Institute (AEPI), *Health and Environmental Consequences of Depleted Uranium Use in the U. S. Army: Technical Report*, p. 96.

每一次贫铀照射事件都会对大多数人的健康产生显而易见的影响。在一些问题上，无论是科研团体还是军方，都没有足够的医学或辐射信息来为这种观点辩护。……当贫铀被指责为沙漠风暴疾病的罪魁祸首时，军方必须有充足的数据把虚构和现实区分开。没有深谋远虑和足够的数据，长期残疾补助和医疗保健费用带来的财政负担将会是极其沉重的。[①]

军方承认，证明在战场上几乎没有军队受到贫铀照射，而且战场上贫铀接触所带来的健康影响不会多么显著地主张缺乏必需的数据。军方似乎在说决定其研究和对待贫铀武器立场的主要动力，是为了避免在对接触贫铀的退役老兵们的残疾补助和医疗保健上有巨额开支。

在回应国会质询时，负责卫生事务的助理国防部长，史蒂芬·约瑟芬博士（Dr. Stephen Joseph）明确陈述了五角大楼对贫铀的立场：

国防部充分地认识到战争中与贫铀有关的问题。然而，采用贫铀进行战斗车辆的防护设计，可以使人员在战场上的存活性大幅提高。此外，贫铀弹药射程的显著增加，对减少我军的伤亡率十分重要，这为军队提供了一定的战术优势。[②]

[①] U. S. Army Environmental Policy Institute (AEPI), *Health and Environmental Consequences of Depleted Uranium Use in the U. S. Army: Technical Report*, p. 4.

[②] *Letter from Dr. Stephen Joseph, Assistant Secretary of Defense for Health Affairs, to Senator Diane Feinstein*, June 5, 1996.

五角大楼和美国公众都关心减少战场伤亡的事情。但是，在提高战场生存能力的过程中，五角大楼使军人处于贫铀照射下。他们发现用这样的方法牺牲自己军队长期的健康来提高生存能力也是可以接受的。如果我们允许五角大楼或者其他联邦机构对贫铀进行更深入的研究，我们将会毫无疑问地看到——他们否认、弱化贫铀武器所带来的健康和环境后果的诉求，在操纵着他们的"深思熟虑和数据"。

结论

海湾战争是第一次使用贫铀武器的战争，但绝不会是最后一次。越来越多使用贫铀弹药的美国武器系统正在研发中，包括布拉德利战车、"火神"防空系统，以及各种武装直升机。美国陆军环境政策研究所的报告提到这样一个不幸的事实：

> 既然贫铀武器在世界武器市场上可以公开地存在了，那它们将会被用在将来的战争中。……将来战场上贫铀病人的数量可能会更多，因为会有其他国家使用包含贫铀的武器系统。[①]

尽管美国是第一个在战争中使用贫铀武器的国家，但英国、法国、俄罗斯、瑞典、希腊、土耳其、以色列、沙特阿拉伯、约旦、巴林、埃及、科威特、巴基斯坦、日本、泰国、中国台湾、

---

① U. S. Army Environmental Policy Institute (AEPI), *Health and Environmental Consequences of Depleted Uranium Use in the U. S. Army: Technical Report*, pp. 119-120.

韩国，以及其他国家或地区的军工厂已在研制或者已经研制出了贫铀武器。[①]贫铀武器的迅速推广，最终会使各方达到平衡，消除美国武装力量现在所占据的战场优势。另外，如果过去的战争可以让我们洞悉到一点未来，那么美国军队可能会在战场上被使用美国制造的贫铀武器的"敌对"军队杀死或毒害。

贫铀武器是一个更大问题的征兆。那个问题就是战争。战争的原因——贪婪、利益、种族主义、宗教问题、不公正和民族中心主义——从古至今都没有多少改变。但是，战争中所用的工具仅仅和上世纪相比就发生了相当大的改变。现在战争所用的武器威胁到了我们整个星球的生存。

从今天开始，我们必须清理受到贫铀污染的地方——包括美国、中东和其他任何研发及使用贫铀武器的地方。我们必须为那些已被贫铀毒害的人们提供医疗护理和伤残赔偿，而且五角大楼必须开始给平时接触贫铀武器或已受到其辐射照射的男女军人做定期检查。

我们必须尽快禁止研制和使用包含贫铀的武器。就像地雷、核武器、橙剂等除草剂以及化学和生物武器一样，贫铀武器杀人是一视同仁、不分敌我的，而且在战争中被刻意地使用后，它们还会存在很长时间。禁止使用贫铀武器和其他大规模杀伤性武器，符合所有美国人的利益，也符合所有地球人的利益。

---

① U. S. Army Environmental Policy Institute (AEPI), *Health and Environmental Consequences of Depleted Uranium Use in the U. S. Army: Technical Report*, p. A-2.

6. 海湾战争综合征病患的生活

在我们前线医疗队的 150 名成员中，40 人患病，6 人死于他杀、自杀、心脏病和癌症。华盛顿方面说我不能进行贫铀检查，因为我并没有被友军火力误伤。

卡罗·H.皮考

到今天为止，我们这些海湾战争老兵已经为我们的健康斗争了六年。越战老兵用了 22 年时间才让橙剂问题为人所知。对于海湾战争的老兵来说，面对的就是 90 年代的"橙剂"。我们需要您的帮助。

在开始叙述之前，我还要感谢我的丈夫，在我们经历了一切之后依然陪在我身边。我有个 9 岁的儿子，从海湾战场回家后经历了很多。

我自愿效忠我的国家，出于爱国、奉献和助人的情怀，因而加入了军队。我成为一名药物和酒精的医疗健康顾问，为越战老兵提供咨询。

后来我转行做了护士。由于有一定的影响力，我成为一名持证执业护士，并且准备好服役。我在德国待了五年，去过非洲，有过很多旅行的机会，包括去韩国。我在国外度过了七年时间。

从德国回到美国后，我于1990年8月1日注册，并于次日被派往波斯湾参加海湾战争。

我心甘情愿地走上战场。但不幸的是，在海湾战争期间女性没有被广泛地接受，所以司令部决定让女人留在后方，男人去往前线。我们300人的部队由此被拆分，150人去往前线，150人留守后方。

我们是第一批进入伊拉克、巴士拉和科威特的医疗单位。我们不得不越过各战区，在照顾好伤员和病患的同时前进。出乎意料的是，在多国部队地面部队开始行动的时候，伊拉克军队投降了。

许多伊拉克士兵向我们投降，我们接受他们的投降。多国部队的飞机向地面投撒传单，部队则播放劝降歌曲，于是伊拉克军队自愿投降了。

然而在伊拉克，当我们驱车返回沙漠时，甚至都没有一条高速公路能够进入沙漠，只有一条为我们而开的小道。地面到处都是军火和弹药，以及被炸毁的掩体。我们150人的医疗队在没有保护的情况下通过了这片区域。我被编入这支队伍，因为我是军衔第二高的女性。由于有7名男性拒绝去往前线，所以我不得不带上其他7名女兵顶替。去前线的女兵都生了病，而留在后方的男人们都健健康康的；他们还获得了奖励，可是我们却什么都没有得到。

　　前线到底发生了什么？在去往前线的 150 人中，40 人患病，6 人死于他杀、自杀、心脏病和癌症。有一次我们在高速路上驾车行驶，看到了一些在高速路上和沙漠中燃烧着的车辆，它们不仅仅是在燃烧，而是已被烧焦到无法辨认的程度。这些车辆不是被摧毁的，而是被烧毁的。残留的车身被烧得像这个麦克风一样黑。尽管我曾经在德国拉姆施泰因空军基地（Ramstein Air Force Base）经历过航展事故（Flugtag disaster），[①] 见识了燃烧事件（我在那里服役过八个小时，做尸体装运的工作），但我也从未见过这样的场景。我真的从没有见过这些。

　　我停下车，沿着高速公路拍摄照片。这些我从未见过的场景引起了我的担忧。在高速公路上的持续行驶（我们称其为"通往地狱的高速公路"，也就是你们熟知的"死亡高速公路"）使我们确信这是条走向死亡的路。到处都是尸体、燃烧的车辆，我们却没有接到任何警示，没有人警告我们污染物的存在。

　　我们被一支运输队挡住了两个多小时，几百辆坦克从我们面前碾过。为了让坦克通过，我们不得不将车停了下来。当我们进入巴士拉，只能将战地医院设在路边。我们停在了距离路边半英里的地方，在那里搭建了我们的医院并开始治疗伤员。我们看到了 150 多个难民，包括伊拉克平民、婴儿，外出放羊时踩到地雷的牧民，营养不良的战俘，以及尿潴留[②]病患。我们看到的一切都令人难以置信。我们在那里停留了 15 天，治疗他们却又没有

---

① "flugtag"是德语"飞行表演"的意思。1988 年 8 月 28 日，德国拉姆施泰因空军基地的飞行表演发生意外，死伤惨重。——译者注

② urine retention，一种疾病，表现为膀胱内积有大量尿液无法排出。

采取任何防护措施，周围尽是各种类型的火炮。

当整个师要离开时，司令部决定要去炸毁掩体，因此我们不得不留下来帮助爆炸军械小组，以防有什么意外。我们的医院留下来帮助爆炸军械小组，我们做到了。

在伊拉克的时候，我就开始注意到这些遍布全身的黑色斑点，并报告了这个情况。我的健康状况开始发生变化，疼痛并大小便失禁。在我们开始清理装备返回美国时，我申请参加了就诊伤员集合。

他们称就诊伤员集合需要走一些程序，你一回到美国就要马上进行检查。在回家之后的第一个晚上，我就做了检查。我告诉我的丈夫，我不太对劲，感觉和之前不一样了，大脑和身体都变得不同以往。一定是发生了什么，并且我知道这并不是战斗压力，因为这场战争是短暂的，结束得很迅速。我已经处在比战时更加糟糕的状态之中。

于是我开始寻找答案。当我开始寻找的时候，我被威胁将会终止军旅生涯，而这也确确实实成为现实。我向公众寻找答案——参与"沙漠风暴"行动的士兵们怎么了，为什么我们医疗队的士兵会生病。一位原子老兵（atomic veteran）给我打来电话说："你们是贫铀中毒。"

那么，什么是贫铀？我并不清楚它是什么。我知道我们使用炭疽作为炭疽病的疫苗。我知道我们使用了政府提供给我们的实验性药片——吡啶斯的明（pyridostigmine），但究竟什么是贫铀？一位世界军事问责联盟（Military World Alliance of Accountability）的成员也打电话给我说："你们是贫铀中毒。"

好吧，贫铀到底是什么？我可以研究一下。

我开始关注贫铀是什么，以及我怎样才能进行贫铀检查。我给华盛顿方面打电话，他们说我不能进行贫铀检查，因为我并未被己方或友军火力误伤。好吧……如果我摄取或吸入了这些微粒，就可以接受检查了。这些微粒的传播距离可以达到60英里。

这些微粒会随风而动。在伊拉克，每天都有风暴，这些微粒也会被吹得到处都是。所以我就说，好吧，我来解决一下这个问题。可是我到底怎样才能进行检查呢？于是我去找一位平民医生。我被告知，由于已经过了两年，他们需要两周时间从我的尿样里寻找这些污染物，而且费用很昂贵。我还得找一家美国以外的实验室来做检测。

我打电话给国会议员，问他我是否可以进行铀检测。最终，我于1994年2月进行了检测，医生在1994年9月10日向我宣读了检测结果——结果显示我对铀呈阳性反应，并说：“没什么可担心的，这只是生活在圣安东尼奥（San Antonio）①的表现罢了。”

我说：“抱歉。”我不想争论，因为现在我是接受过有关贫铀知识教育的人。我来到华盛顿，我们出版了书，书的内容是关于国内外战场的。我接受了，并说想要属于我的样书（Bukowski, G., Lopez, D. and McGehee, F., *Uranium Battlefields Home and Abroad*）。

所以，我积极地参加检测。我确实曾居住在圣安东尼奥市，但是仅仅待了两个月零一天就被送去战场，而五个月后回到美国

---

① 位于美国得克萨斯州中南部的城市，有铀（八氧化三铀）含量相当丰富的圣安东尼奥矿床。——译者注

的我已经贫铀中毒。圣安东尼奥市没有铀矿场、坦克和飞机，我在那里如何会受到贫铀照射呢？

这种武器令人恐惧。我表面看上去没有任何问题，但这个印象是错的。我的丈夫为我写演讲稿，而且大部分时间都是他写，因为我不能胜任这件事。有时我还不能阅读它们，因为我会理解不了。我有长期和短期记忆障碍、慢性脑萎缩和甲状腺恶化等问题。

有些海湾战争老兵的孩子出生时没有甲状腺；原子老兵承受着甲状腺癌的痛苦。现在我要依赖甲状腺素来度过余生。我的子宫疑似发生了鳞状细胞癌变。我已经应军队需要检查了 12 次，他们想继续重复我的检查。我的肌肉已经严重受损了。

我完全大小便失禁了。军队给我尿布，说我在以后的生活中可以自己导尿。自 1992 年 1 月起，我开始自己导尿。也是从那天起，我开始戴着尿布。

我们的孩子生下来就有先天性缺陷。我回到家以后使用了他们给的所有药物。我系上了我的导管。我害怕自己会生一个有先天性缺陷的孩子。这些出现在《生活》(Life) 杂志封面上的孩子们（她开始给听众展示放大的照片），都是有先天性缺陷的。其中一个孩子没有耳朵和眼睛，心脏也错位了。他来自我的圣安东尼奥市后援团，这个团体由 125 个受疾病影响的家庭组成。

另一个孩子出生在伊拉克，这张照片是从伊拉克寄给我的。这个孩子有同样的先天性缺陷（她指着一张照片），他看起来很像我们的美国男孩——CJ。那里发生了什么事？他们认为是因为留在伊拉克沙地里的弹头。这些孩子生来就是畸形足，和我们的美国孩子一样。这些伊拉克和美国孩子都有这样的血管。那里发生了什么事？

　　这个院子，是我们在沙地里建立的医院。那么我们是被照射了吗？我不停地问，不停地被告知我不属于这种情况。在战争期间，1991 年 3 月 8 日，陆军少校伍德沃斯（Major Woodworth）有一份关于贫铀武器的报告，我现在读给你们听。

　　　　任何含有贫铀弹药的系统和发射过贫铀弹药的系统，都可以被认定为是被贫铀污染的。早前的经验表明，唯一显著的污染物是来自系统内部的。任何一个被贫铀穿甲弹穿透的系统，都可以被认定为是被贫铀污染的。全体人员应该避免进入被污染的系统，除非与抢救生命和财产有关。在这些情况下，贫铀污染的危险不足以重要到阻止人们的进入。全体人员在处理疑似贫铀弹药时应该佩戴手套、防毒面具。

　　我们没有接受过任何这样的警告。我有在伊拉克时和其他士兵坐在一起的照片，我们没有制服，没有手套。在伊拉克，我们照顾病人，在坦克里爬进爬出、寻找尸体。在照片中，我和所有的士兵都没有戴防毒面具和手套。

　　我们被警告过吗？没有。这是他们的车辆，你看不见它们（指贫铀微粒）。这些伊拉克的车辆全是被贫铀弹药击中的，在我们路过时仍在燃烧。这是车辆被摧毁时的高速公路，也是我们留下污染物的地方。这里，他们在我们周围引爆了这些掩体。①

---

① 演讲者应该是在展示三张不同的照片。——译者注

我们被照射过吗？我永远得不到答案。国防部拒绝检测我、看望我、回答我的问题。我已经发展成了皮肤灼烧，这就是我这周的样子，而过去它们像是疹子。这样下去我会长满水疱（指着她的腹部）。

今年 2 月份我去看了医生。我约好的诊治时间是 1996 年 9 月 18 日——下个星期。他们到时会对我撒谎吗？这（他们对我说谎）很有可能发生。我的下一次预约时间则在这次检查的半年之后。

今天我们请你们同这些人站在一起，组织起来要求禁止贫铀武器。我在军队服役了 17 年，我为国效力了 17 年。如果你去问任何一个参加过越南战争的老兵，或是"沙漠风暴"行动的老兵，是否还会再次服役？（回答应该是）我们为人民服务，为我们国家服务。我们服务并且保护人民和国家。我们站在倒下的战友旁边，在他们弥留之际握着他们的手。我们愿意再次效力。

我们要相信拒绝为我们提供医疗护理与治疗的国防部吗？我们不得而知。我们已经建立了一个团队，团结起来去努力寻找答案。我们开始了一个叫做"我国军队事务服务"的计划项目（military issue service in our nation），它会继续研究疾病的原因。

我的目标是把 20 位参加了"沙漠风暴"行动的老兵带到一个平民医生那里，接受和我一样的全面检测。然而自那以后，我的军队生涯被迫终止，我的丈夫也失去了工作。我还失去了我的个人健康保险和人寿保险，因为保险公司说我的疾病是与战斗相关的；但是去年 3 月份，当国防部解雇我时，又称我的疾病是与战斗无关的。

1994 年 9 月我收到了这个匿名文件。这是个秘密文件。就在同一周，我还收到了关于贫铀的检查结果——一份乐观的检查结果。1992 年，一个平民医生诊断我患上了因接触有毒物质引起的慢性脑萎缩——由于化学中毒，免疫系统活动异常，自身免疫系统受到抑制并产生异常的抗体。军队并不把我的诊断书当作"主流医学"，我被解雇的名义是"病因不明的大小便失禁"。

这篇完成于 1994 年的报告（上文提到的匿名文件）提到，由于运输罐工长下令使用石油罐运送洗澡水，士兵们已经暴露在了石油产品、药物、寄生虫、化学物质和辐射的风险下，包括贫铀武器、石棉物质和油漆。此外，还包括装甲车辆被贫铀弹药击中后产生的放射性尘埃和沉降的化学物质。

他们在这份报告中第一次承认该问题。他们准确地知道所有暴露与照射，但在了如指掌之后，你知道他们说了什么吗？通常来说，各种各样的症状是通过如下步骤相继显露的：毒物暴露和照射、化学中毒、免疫系统异常、产生异常的抗体。

这份报告公布的两年前，我被诊断出这个病。他们不承认并称这不是"军事医学"。现在我们在 1994 年 6 月的秘密报告中发现，他们显然不知道贫铀武器的影响，尽管他们拥有所有的信息。

今天我与你们并肩而战——为了我们的父母子女，为了那些去过那里和死在那里的人，也为了因为遗留在他们国家的污染物而不得不忍受痛苦的伊拉克人民。我希望你们能够加入我们的反抗，谢谢。

整理自 1996 年 9 月 12 日在纽约联合国教会中心发表的演讲

7. 另一次人体试验

虽然军方自身承认了贫铀武器对人身健康和环境存在危害，但是在美国的军火销售中，贫铀武器的交易量仍旧激增。为此，"军事有毒物质项目"和"贫铀公民网络"开始致力于向公众揭露贫铀的危害。

多洛莉丝·林伯纳

"军事有毒物质项目"旨在将诸多社会活动家、各类组织和团体联合起来，共同奋斗，彻底清除军事污染，保证危险材料的运输安全，并且针对军事行动造成的毒物和放射性污染，努力推进预防解决方案的制定和实践。

"军事有毒物质项目"认为，美国政府理应为其造成的军事污染负责，并且需要按最高标准对人身健康和环境保护事务支付补偿金。我们的立场是：在美国，军方必须成为污染预防、防护措施、清理行动、节省能源和循环利用物资的表率。

致力于军事毒物问题的个人、团体、地区性组织和有关网络是本工程的主要成员。如果某一问题引起了我们一些成员的关注，并且委员会也支持对这一问题的研究，那么我们就会建立一个专门关注此问题的行动网络。"军事有毒物质项目"的行动网络包括火箭有毒物质、化学武器、废弃的军事基地、常规弹药、电磁污染和贫铀等。

"贫铀公民网络"在 1992 年正式开始工作。1993 年 3 月，一篇名为《国内与国外的铀战场》的调查报告使"贫铀公民网络"正式走入公众视野。"贫铀公民网络"的成员、农村地区军事责任倡导联盟（Rural Alliance for Military Accountability）、社区营造进步联盟（Progressive Alliance for Community Empowerment）和公民警报（Citizen Alert）联合撰写了此篇报告。"贫铀公民网络"的成员包括：铀浓缩工厂和贫铀弹药制造工厂附近的居民，曾在此类工厂中工作的员工，贫铀武器实验基地附近的居民，海湾战争的退伍老兵和原子老兵。

在 20 世纪四五十年代，成千上万的美国公民和士兵沾染了核试验产生的放射性尘埃。正由于这些核试验，沾染了放射性尘埃的人有很多面临着癌症的威胁，同时其基因也受到影响。我们的国家究竟是如何对待曾在核试验的军队中服役的男男女女，以及那些暴露在毒物和放射性毒害下的普通公民的呢？国家在这方面有所做为的记录少得可怜。普遍情况是，对于核试验所带来的危险，政府既没有保证他们的知情权，也没有提前征得他们的同意。

原子老兵则表达了他们对新一批受核污染威胁士兵的关注。在海湾战争中，使用贫铀材料的坦克装甲和穿甲弹第一次被用于实战。此举在战场上取得了显著成效，弹头可以轻易地击穿并摧毁伊拉克的装甲车辆。无数伊拉克士兵在贫铀武器的攻击下，被直接烧死在坦克里。贫铀也是大多数我们所谓"友军火力"致死的主要肇因。美军 33% 的伤兵体内都带有贫铀的碎片，还有更多的士兵受到了放射性贫铀微粒的照射。

美军在波斯湾曾经的战场上，留下了一片大约包含 350 吨贫铀微粒和武器残片的放射性区域。这些微粒会像灰尘一样四下飘散。在华盛顿关于中东事务的报告里，伊拉克部分专门指出："据卫生官员报告，罕见和未知疾病的发病率已经上升至一个值得警惕的水平，而这些疾病主要发生在儿童身上。"这些官员已经发现，白血病和先天性贫血的发病率均在上升。

先天性缺陷已从战前的 8% 攀升到目前的 28%。肝肾疾病成为导致 5 岁以上儿童死亡的第四和第五大原因。尽管伊拉克国内普遍存在的营养缺乏和医护措施不足状况很可能是一大影响因素，但这一统计数据仍旧是令人警醒的。奥地利黄十字会的西格瓦特·刚瑟医生则将这些儿童疾病发病率的提升主要归因于贫铀污染（详见第 23 章）。

美国参议院通过决议，要求军方上交一份关于贫铀对人体健康和环境影响的评估报告。美国陆军环境政策研究所被委以此任。在 1995 年 5 月，相关研究已经完成，但他们却拒绝公开结果。这一结果被泄露给"贫铀公民网络"，我们得到了一份报告复印件，并在 1996 年 1 月 16 日——海湾战争五周年纪念日——将其公开。同时，我们也对这份军方报告发表了自己的看法。

这份名为《美国陆军使用贫铀的健康与环境后果》的评估报告是自相矛盾的。报告结论与其中的科学发现并不一致。这份报告证实了目前存在的严重问题和贫铀的放射性毒害。报告承认：
"如果贫铀进入了人体，就存在着引起某种健康后果的可能。这种风险源于人体内的贫铀既具有化学危害，同时还有放射性。"尽管美国陆军环境政策研究所承认，目前没办法能够减轻贫铀致命性的放射性和化学危害，抑或彻底清理污染区，但是这一报告支持继续使用贫铀武器。

在美国，有 50 多个地点都曾经或者正在从事贫铀的生产、制造、研发、测试以及储存。在印第安纳州的麦迪逊、亚利桑那州的尤马，以及马里兰州的阿伯丁，这些军事训练的靶场从未得到彻底清理，很可能永远都没法清理干净。马萨诸塞州康科德核材料工厂周围的居民，在距离核金属公司几乎有一英里远的地方发现了受贫铀污染的泥土。该公司在一个内部毫无保护措施的矿井中存放了 40 万磅（180 多吨）核废料。因此，附近的地下水和基岩，以及周边一个种植蔓越橘的沼泽地都受到了污染。

由于健康问题，田纳西州乔治波罗的一个贫铀生产工厂的工人开展了罢工。不光是这里，这 50 多个地点都开始面临健康和环境恶果。

尽管许多公民和老兵对此十分关注，军方自身也承认了贫铀对健康和环境的危害，但是在美国的军火销售中，贫铀的销量仍旧激增。向英国、法国、加拿大、沙特阿拉伯和科威特出售贫铀或贫铀武器已经获得批准，同时其他国家和地区也正在或已经掌握了这项技术。如果没有国际间相互协作的行动干预，这种增长的趋势仍会持续。由于人们无法控制或限制放射性和化学武器的影响，而且它们会造成缓慢而残酷的人身伤害，甚至导致死亡，不应使用放射性和化学武器已是国际共识。

　　我们的平民、我们的后代、到我国的旅者以及我们的盟友，都有可能成为贫铀的受害者。贫铀是一场可以避免而且完全不必要的灾难。我们可以，也理应立刻阻止这场灾难的发生。"贫铀公民网络"目前的任务是推动一份国际禁令的制定和实施——禁止使用所有含贫铀的武器。

第三部分

战争权术与五角大楼的掩盖

8. 越南战争综合征与海湾战争综合征

将军们计划利用高技术战争使国内看不到美国军队的伤亡。如果美国士兵因为参战时受到贫铀武器的毒害而在战争数年之后死去，将军们希望限制由此引发的抗议。

约翰·凯特林诺图

五角大楼使用贫铀武器，使一个重要的矛盾浮出水面：一方面，美军要打击数量巨大的目标；另一方面，他们需要把军队的伤亡降到最低。通过使用贫铀武器，五角大楼可以延缓伤亡并避免相关的责任。

一份五角大楼概述其目标的文件——《防务政策指南》（*Defense Planning Guidance*）被泄露并且于1992年3月8日刊载于《纽约时报》。这份文件坚决维护美国对世界军事和政治的完整控制权，并威胁要惩罚任何一个想要挑战美国权力的国家。这份文件暗含了美国潜在的竞争对手的名单。其中不仅包括最新被妖魔化的政府，而且也包括那些西欧和太平洋的主要资本主义国家。这些资本主义国家在苏联存在的时候一直是美国的盟友，将苏联视为共同的敌人。

任何一种如此庞大的征服计划，都会要求军队至少承担一些风险。然而前任美国参谋长联席会议主席科林·鲍威尔（Colin Powell）已经在海湾战争中阐明了他的军事原则并得到了众多同僚的认可——限制美军的伤亡，以免失去美国国内的政治支持。他将避免进行战争，除非政治家能使国内公众同意他们的战争目标，然后军队会用压倒性的力量，以期迅速取胜且几乎不遭受任何损失。[1]

鲍威尔公开的态度足以说明，一战以来发生了多么大的变化。1916 年 8 月，在法国的索姆河战役中，采取攻势的英国军队仅在第一天就伤亡 6 万人，其中死亡 2 万人。当天的战斗只是让英国的战线成功地向前移动了几英里。[2]

将军命令军队面对机枪扫射和毒气袭击发起冲锋，不用担心城里人民的反抗或是前线不服从命令。在俄国，惨败引发革命用了三年时间；在德国，推翻君主政体用了四年时间。

时代已经发生改变。在这场为争夺波斯湾地区的石油资源及其丰厚利润而发动的战争中，布什政府已经做好准备拿众多美国士兵的生命去冒险，但是最终只有 147 名美国士兵战死，战争便以胜利而告终。对伊拉克人的屠杀则是一边倒的。1993 年发生在索马里摩加迪沙的那场众人皆知的战斗，仅仅 18 人战死就迫使克林顿政府撤军。

---

[1] Powell, Colin and Joseph Persico, *An American Journey*, Ballantine Books, 1995, pp. 512-515.

[2] Winter, J. M., *The Experience of World War I*, Andromeda Oxford Limited, 1988, p. 92.

这就是贫铀武器得以出现的原因。这种高密度材料使穿甲弹更加锐利，也使装甲更加坚固。在战时，它使战损率保持在较低的水平，之后却又以较小的政治代价将其强加于人。

越南战争综合征

在美国与越南的战争中，保持美国高级军官（the brass）的低伤亡率在政治上开始变得重要。这显然低于给越南人造成的悲惨损失。但是每一个美国士兵的死亡，每一个美国士兵的受伤，使得普通士兵的心里燃起这样一个问题：我在这里干什么？

无论华盛顿当局如何宣称，美国军队确实驻扎在越南，阻止这一前殖民地国家完全解放自身，以及同那些已经废弃资本主义生产关系的国家结盟。驻扎在越南的士兵，只要还睁着眼睛，就没人相信自己是在保护越南人民的"民主"，或是越南人民需要他们驻扎在那里。

1968 年到 1969 年，我们中间组织美国军队反对战争的那些人，目睹了美国普通士兵们强有力的反战运动的迅速发展，以及国防部被迫完全改变了军队动员战略的决定。1969 年秋天，数百万在家的年轻人投入到反战运动中。这一反战运动给军队施加了强大的影响，特别是对普通士兵。

毋庸置疑的是，一支军队可以反映其作为一部分的那个社会。美国资本主义被分成不同的阶级；穷人和富人在特权方面有很大区别，区分出很多阶层。有着明确的命令与服从关系的军队，无情地反映了这种阶级差异。从奴隶主控制这个国家开始，军队的态度也从整体上反映了美国统治阶层的种族主义意识形态。

反对越南战争的情绪是强烈的。在军队内部日益增长的反战情绪，经常使普通士兵采取叛乱的形式来反对他们的委任或非委任军官。我为报纸《邦德》（The Bond）工作时，有个士兵们可以将他们的指挥官提名为"每月之猪"（Pig of the Month）的专栏，这个专栏也是最受美国士兵欢迎的。

到 1967 年，美国士兵不是开小差就是完全拒绝去越南。[1] 1968 年 8 月，美国黑人士兵从得克萨斯州的胡德堡基地成群结队逃走，拒绝执行前往芝加哥控制当地骚乱的任务。[2] 到 20 世纪 70 年代初期，在越南的部队整体上拒绝服从战斗命令。美国士兵在与他们的军官发生激烈冲突之后，可能会用手榴弹把军官的帐篷炸开花。甚至在美军的作战任务不断减少的情况下，这种形式的抵制却在增加。[3] 许多美国军官因为这种被称为"蓄意杀伤"的抵抗形式而丧失了指挥攻击性巡逻的勇气。

在美国大众和军队中出现的反战情绪被称为"越南战争综合征"。它不像海湾战争综合征那样是一种疾病或多种症状的集合，而是对华盛顿当局发起的任何战争都没有丝毫兴趣。持这种认识的普通年轻人和年轻士兵人数是可观的。

转向一支志愿军

1973 年，美国政府决定结束令人厌恶的征召方案——非自

---

[1] Watts, Max, *U. S. Army—Europe, von der Desertion zur Wiederstand in der Kaserne*, Harald Kater, 1989, pp. 41–61.

[2] Stapp, Andy, *Up Against the Brass*, Simon and Schuster, 1970, pp. 145–168.

[3] Johnson, Haynes and George Wilson, *Army in Anguish*, Pocket Book, 1972, p. 92.

愿性的征召。美国军队将会变成完全的志愿军。到现在已经过去二十四年了，美军中较为低下的等级基本由一些为了得到工作、训练和教育优惠的人组成，他们参军是因为这似乎是他们唯一的选择。有些人可能有爱国动机，但有多少人会期待像第一次世界大战中堑壕战那般的战斗？谁又会想再次入伍？

对于他们的亲属而言，实际上对大多数人而言，一场人员伤亡惨重的战斗势必立即引起抗议。参谋部门面临的问题正来源于此。他们不得不筹划高技术战役，这样就没有人会看到美国军队被杀或受伤。它必须使战争看上去只会有敌人受到伤害。

至少在战争期间是这样。

如果美国士兵因为参战时受到贫铀武器的毒害而在战争结束几个月或者几年之后死去，这对将军们来说并没有那么重要——它更多地变为一种公共关系问题而非战争或政治问题。

视军队如草芥的记录

对于美国国防部而言，视军队如草芥并不是多么新鲜的事情。在与苏联对抗的冷战期间，五角大楼做实验，检测辐射对原子老兵的影响，甚至不允许他们公开讨论自己的伤病。而且在成千上万的原子老兵中，只有几百人得到了补偿。

五角大楼在越南肆意用包括橙剂在内的落叶剂摧毁越南乡村地区的植被，以使越南人民军的官兵无法躲避美军的空袭。落叶剂污染了越南的环境、毒害了数百万越南平民，同时也毒害了成千上万名美军士兵。

对于许多美国越战老兵遭受的健康问题和他们子女的先天

残疾，五角大楼坚持否认是由橙剂中的二噁英导致的。直到1984年，老兵们发起了一场集体诉讼，结果达成了庭外和解：设立一个能为他们解决一小部分问题的基金。

在贫铀武器问题上，军方高官们选择了相同的态度。贫铀微粒所发出的低水平辐射——无论是可吸入的，还是可摄入的——对环境和己方部队的潜在危害，陆军是知道的。

但是贫铀武器的使用，让以美国为首的多国部队在与伊拉克装甲部队作战时进一步拉大了已有的巨大优势。如果忽略掉吸入贫铀氧化物的人的话，贫铀弹药帮助多国部队几乎是零伤亡地摧毁了近四千辆伊军装甲车辆。

从海湾战争的准备阶段到1991年1月中旬战争爆发，美国国内爆发了一场声势浩大的反战运动。成千上万的民众参与示威。当征召预备役时，民众拒绝服役。与越战期间的反战运动相比，这次反战运动发展得更加迅速。越战反战运动于1965—1969年间爆发，当时越南人在其盟友的支持下不计损失地坚持战斗。

在海湾战争中，美军的低阵亡数、新闻管制和美国有线电视新闻网（CNN）所播放的视频游戏似的战场画面，一起帮助掩盖了战争的真正代价。在反战运动得以卷土重来之前，战争就结束了。

直到美军对伊拉克及波斯湾地区的控制稳固很久之后，其内部因铀中毒和低水平辐射造成的伤亡数字才浮出水面。当然，五角大楼完全忽略了这（贫铀）对伊拉克人、科威特人和沙特人的影响。

海湾战争综合征

五角大楼一直试图维持一种关心军队而不是把他们当做炮灰

的假象。但后来当海湾战争老兵们开始上报健康问题时，五角大楼却将之归咎于战时压力，也就是说怪罪老兵们自己。

无论是环保人士，还是意在保护美国士兵的人，或是那些坚信全世界人类正在受到放射性废料威胁的人，都有意向禁止使用贫铀武器。那些试图以民意来阻止美国新军事冒险的人，必须让每个人意识到：为什么说贫铀中毒是战争代价的一部分。

这在一定程度上也让青年们发问："我在这里干什么？"就像当年在越南的青年们一样。

美国海军陆战队退役少将，史沫特莱·巴特勒（Smedley Butler）是少数曾经坦诚回答这个问题的美军将领之一。他在1935 年 11 月写道：

> 我在海军陆战队度过了三十三载……大部分时间里我是大企业、华尔街和银行家的一个高级打手。总之，我是一个敲诈勒索者、资本主义的恶棍……在 1909—1912 年，我为布朗兄弟银行（Brown Brothers）清剿了尼加拉瓜。[①] 1914 年，我确保墨西哥、特别是坦皮科（Tampico）的安全以保护美国的石油利益。[②] 1916 年，为保护美国的食糖利润，我给多米尼加共和国带来了光明。[③] 我让古巴和海地成了一个像样的地方，以让花旗银行（National City Bank）的人在那收

---

① 指 1912 年美军在尼加拉瓜建立军事基地。——译者注
② 1914 年 4 月 9 日，墨西哥政府扣留了一艘在其最大海港——坦皮科港加油的美国小艇上的水手。——译者注
③ 美国 1916 年入侵多米尼加并对其实行军事统治直至 1924 年。——译者注

税。……为了华尔街的利益，我帮助美国掠夺了六个中美洲共和国。1927年，我还在中国保证美孚石油[①]的经营不受干扰。……回想起来，我应该给阿尔·卡彭[②]（Al Capone）提个醒。他最多能控制三个城区，而我控制了整整三个大洲。[③]

巴特勒少将的战绩在今天看来可能是微不足道的。前国防部长卡斯帕·温伯格（Caspar Weinberger）在其1996年出版的书《下一场战争》（*The Next War*）中说道：五角大楼应准备从日本到海湾再到墨西哥湾的五场可能发生的战争，[④]从中获利将会更多。但这些行动得来的利益最终流向了仅占人口极小部分的富有垄断资本家手中。他们用普通士兵的生命冒险，但从来没有为后者的家庭和后者所从属的工人阶级提供过什么。

这些美国军人应该拒绝为抱有这个目的的军队杀戮和献身。同时，他们也应拒绝暴露在贫铀的辐射之下。

---

① 原文为"标准石油公司"（Standard Oil），实际上1911年已被拆分，在华开展业务的是原"纽约标准石油"，即"美孚石油公司"（Mobil Oil）。——译者注

② 阿尔·卡彭（Al Capone），美国黑帮教父，1925—1931年在芝加哥盛极一时。——译者注

③ Arevalo, Juan Jose, *The Shark and the Sardines*, Lyle Stuart, 1961, p. 249.

④ Weinberger, Caspar and Peter Schwezer, *The Next War*, Regnery, 1996, Introduction.

9. 军方和媒体共同掩盖贫铀

企业、五角大楼和新闻媒体之间的关系，是一个强大的利益三角：五角大楼以军事政策提高企业经济利益，媒体公司的拥有者则规定编辑政策。

勒诺拉·福尔斯特尔

1994年4月，"为了共同安全的女性"（Women for Mutual Security）收到了在巴格达的伊拉克妇女组织的会见邀请。在巴格达期间，"为了共同安全的女性"代表参观了位于阿米里亚（Amiria）的一个防空洞。在海湾战争期间，800名妇女和儿童涌入了这个被认为安全的避难所，然后一架美国战机投放的贫铀钻地弹穿透了防空洞的厚墙，杀死了那里的全部孩子和母亲。集中安葬了遇难者很久之后，人们还可以看到他们的身体留在墙壁上的印记。

在参观巴格达的一家医院时，海湾战争期间密集空袭造成的其他潜在影响显现出来。在专门医治受放射性疾病和基因突变折磨的婴儿的特殊病房里，有的婴儿是多指、连指畸形，有的则是外耳缺失。负责病房的年轻医生们曾报告说,这些婴儿还有在战争之前从未见过的内科症状。许多参加过海湾战争的美国士兵的儿女,也出现了和伊拉克婴儿相同的症状。

劳拉·弗兰德斯(Laura Flanders)是杂志《公平和准确的报道》(*Fairness and Accuracy in Reporting, FAIR*)的记者,她发布了一份由美国老兵事务部起草的报告,这份报告涵盖了对居住在密西西比州的 251 个海湾战争老兵家庭的调查。研究表明,这些家庭已出生和在孕中的孩子中有 67% 患有严重的先天性眼部缺陷,或是没有眼睛和耳朵。他们还饱受血液感染和呼吸系统问题的折磨。

新的研究表明,受过低水平辐射的父母所生育的孩子可能会患有基因突变和癌症。这意味着受辐射的人可能会死于癌症,也可能不会死于癌症,但他们的后代则有更大的可能遗传变异的细胞。[1]

1991 年,美国国防部公布的一份文件确认"国防部及其合作厂商应该关注在武器系统研发、生产、保养时的环境影响"。[2] 尽管国防部认识到了贫铀武器对环境的危害,但仍旧在弹药、飞行器和装甲车辆的设计中加入贫铀。比如由休斯飞机公司(Hughes Aircraft Co.)制造的"战斧"巡航导弹就装有加入贫铀的穿甲弹头。"巡航导弹由于其打击精确以及可以从海、陆、空发射的优

---

[1] Bukowski, G., Lopez, D. and McGehee, F., eds. *Uranium Battlefields Home and Abroad*, p. 48.

[2] Bukowski, G., Lopez, D. and McGehee, F., eds. *Uranium Battlefields Home and Abroad*, p. 51.

点，成为世界军火市场上炙手可热的商品之一"（《华盛顿邮报》，1996年9月4日，A23）。五角大楼在吹嘘"战斧"巡航导弹时说："它可以穿透几英尺的混凝土，摧毁地堡，穿过一栋办公大楼的好几层。"（出处同上）

而媒体则在渲染"智能武器"这一海湾战争中使用的新军事科技，却并未报道20万伊拉克平民死于美英军队组成的多国部队之手。

尽管媒体声称自己是独立和自由的，但是他们开始成为美国政府的"第二条战线"。在军事问题上，记者往往趋向于作为第二条战线来对抗政府的敌人。正是因为这个模范的媒体愿意接受肆意控制和官方误导，这一切才会发生。即便在面对这些媒体啦啦队时，美国公众也常常不愿意为了保护遥远的油田、空军基地或企业投资而增加税收或牺牲他们的子女。

五角大楼掌控媒体

为了引导公众舆论，五角大楼决定采取措施，确保在未来的军事行动中不再发生像越南战争期间那样新闻媒体不受控制的情况。1984年，国防部委托进行一项战争新闻报道的研究，由威纳特·赛德（Winant Sidle）准将负责监管。此人在越战时是军方的公共事务主任，曾警告新闻界有"阴谋活动"。赛德提议建立一个媒体池系统，以控制并监管媒体介入军事行动。1984年，国防部媒体池（Department of Defence Media Pool）正式成立。

1989年入侵巴拿马事件，让新成立的国防部媒体池有机会第一次发挥作用。入侵开始后五个小时，战地记者团的飞机才出发，这个延迟是为了在美军抵达巴拿马城时没有媒体可以接近。当记者们最终获准进入首都时，武装护送队又使他们很难亲自观察战场。几年后，准备在波斯湾实施"沙漠风暴"行动期间，这一军事新闻控制体系展现出了全方位的影响。军方确信，越战期间容忍记者们四处游荡的情况，将会在由严密武装护送的媒体池系统下得到改观。

从老布什总统命令部队进入沙特阿拉伯那一刻开始，他就没打算让媒体报道真实的战争场面。在大后方，美国人记忆中第一次在电视屏幕或报纸上看到"被美军肃清"或"被以色列探测器肃清"之类的消息。

1991年1月，一群为杂志、报纸或电台工作的新闻工作者，以及独立新闻工作者向联邦法院提出控告，挑战五角大楼在海湾战争期间实行的新闻报道管制。控诉声明，在海湾战争期间强制实行新闻管制，对国家安全来说是不公正的。该控诉谋求一份强制令，要求除非表明有正当合法的安全因素，否则反对阻碍新闻工作者报道美国武装力量，也反对禁止新闻界出现在美军部署或作战的区域。不过在美国联邦法院对控诉展开调查之前，伊拉克就已经从科威特撤军了，美军随后也撤出了伊拉克。随着记者团不再被强制实行管制，案件也就没有了实际意义，控诉最终被撤销。

大多数新闻工作者认为，海湾战争是20世纪美国主要军事冲突中报道最差的一次。他们普遍认同，记者团被政府不恰当地用于控制新闻，以及塑造美国人对这场战争的政治观念。

各大公司、五角大楼和新闻媒体之间，形成了一个有趣并且强大的三角关系。大公司的经济利益通过五角大楼的军事政策得以延伸。美国主要媒体的老板则与五角大楼合作，制定了维护自身利益的新闻编辑政策，向记者和新闻中间商提供适当的故事。他们征招"专家"和顶尖学院来为合作研究增强可信度，在校园和公共空间里给企业以强有力的声援。

有关科威特婴儿的大谎言

很重要的一种"专家"就是公共关系公司，它们越来越多地被政府雇佣，以控制在军事行动中的初始画面。科威特雇佣了伟达公共关系顾问公司（Hill & Knowlton Strategies）——美国最大、政治联系最多的一家公共关系公司——使国会和公众相信伊拉克在科威特犯下了暴行。

有传言说，伊拉克士兵将 312 名婴儿从他们的保育箱中拿出，扔在医院的地板上等死。很快这个传言就变成了政治演讲的常规部分，成为影响国会支持"沙漠风暴"行动的工具。直到海湾战争结束后，真相才得以大白天下——婴儿惨遭毒手的故事完全是由伟达公共关系顾问公司一手捏造的。[1]

骗局似乎并没有使新闻界感到不安。事实上，哥伦比亚广播公司（CBS）新闻台迅速请到了诺曼·施瓦茨科普夫将军做客他们的战争纪录片节目，并且请来了五角大楼在海湾战争期间的军事发言人汤姆·凯利（Tom Kelly）将军帮助其策划新闻。美国全国广播公司（NBC）请到了老布什政府的书籍检查系统主管彼

---

[1] Middle East Watch, "Kuwait's 'Stolen' Incubators: The Widespread Repercussions of a Murky Indicent," *White Paper*, Volume 4, Issue 1, February 6, 1992, p. 5.

得·威廉姆斯（Peter Williams），还有国家安全委员会的主要成员理查德·哈斯（Richard Haass）。

即便在今天，头版头条仍旧是反对伊拉克的第二条战线，与联合国伊拉克问题特别调查团的主席、瑞典大使罗尔夫·埃克乌斯（Rolf Ekeus）的讲话一唱一和。在中央情报局（C. I. A.）局长约翰·多伊奇（John Deutch）的支持下，埃克乌斯指控伊拉克使用了装有致命成分的弹头。相反，埃克乌斯和多伊奇绝口不提海湾战争期间美军使用贫铀弹头对付伊拉克公民的事。

在美军轰炸后的最初八个月里，据估计有 5 万名伊拉克儿童死于各种战前十分罕见的疾病。肾衰竭和癌症的发病率显著上升。伊拉克儿童身上的许多症状，同样也出现在从坦克和飞机上发射贫铀弹的美英士兵身上。当轮到我们的士兵发病时，媒体顶多就是给这些症状贴上"海湾战争综合征"的标签——这是一种找不到病源的神秘小病。

隶属于国家科学院的医学研究所复审了国防部对"海湾战争综合征"的评估，得出的结论是军方没能找到综合征的生理方面的原因，也应该考虑心理方面的原因。这份报告传遍了美国传媒界。人们想知道，海湾战争老兵是怎样通过"精神"来让新生儿的身体出现缺陷的。

联合国伊拉克问题特别调查团每年花费将近 7 500 万美元，搜查、监视伊拉克现在的大规模杀伤性武器计划，而伊拉克每个月有 1.1 万名儿童死于营养不良，还有新生儿因为贫铀弹而患有先天缺陷疾病。每年用于维持调查团运转的资金有 30%——大约 2500 万美元——来自伊拉克被冻结在美国的资产。

"多余的人"

我们已经进入了这样一个时代：世界上有大量人口被大公司和军方称为"多余的人"。"多余的人"包括伊拉克人、巴勒斯坦人、非洲人、印第安人，甚至包括一大批美军士兵。跨国公司现在主导着西方的外交政策，并且已经开始采取军事行动对抗威胁公司利益的国家。

这些公司帮助开发了全新一代的高技术战争武器，并使美国军方在重要的通信和信息处理技术上居于支配性地位。军方当下在夸耀其太空监视和直播的超级控制力，还有无可匹敌的复杂信息系统的整合能力。尽管如此，军官们和五角大楼看似却都无法找到海湾战争综合征的病源。

1996 年 8 月底，美国国防部承认早在 1991 年 11 月就已知道美军彻底清除了一处储藏有化学武器的伊拉克军火库。我们被告知五角大楼没有释放这条消息的原因——它并不知道美军已经去过伊拉克南部的卡米西亚（Kamisiryah），且当时"公众并没有在意日后被称为'海湾战争综合征'的神秘疾病"（《华盛顿邮报》，1996 年 8 月 29 日，第 9 版）。五角大楼封锁消息已不是新鲜事，我们回想起官方保密的年限，以及在告知公众其对越南使用落叶剂之前提供的虚假信息。

很大一部分美国公众看起来对美国的外交政策和军事行动并不关心。媒体上的假新闻对美国公众的自满起了巨大的作用。公众保持沉默的另一个理由，或许是他们相信自己的经济安全依赖于自己在军工复合体的工作。有十分之一的美国人从事军事产业，这些人包括供职于五角大楼的文职官僚机构、智库、国防实验室、研究中心和军工产业的人士，也包括了数百万军人。

　　当我们逐步揭露使用剧毒武器正在影响着全世界民众健康的同时，我们必须采取行动将我们的军用经济转变为民用经济。只有通过这一转变，我们才能表达出平民的强烈需求——即不再依赖通过战争方式获得企业利润。同等重要的是，要拥有这样的认知——真正的民主只能存在于拥有新闻自由的环境之中。

　　那些控制媒体的人阻止调查报道的发布。而真正的民主只有在这样的情况下才能实现：政府可以通过独立的信息源获知其缺点，同时公民有足够的知识来对政府的表现做出判断。唯有如此，政府才能对它的公民负责。在美国，五角大楼和大公司对媒体的掌控在日益增强，使真正的民主政治无法实现。这导致美国人一直对发动战争、进行制裁，以及使用新式贫铀武器入侵第三世界国家这些行为的可怕后果一无所知。

10. 隐藏过去——为了将来的战争保留贫铀武器

委员会最终得出结论，如今海湾战争退伍老兵报告的其所受到的健康影响，不像是海湾战争期间受到贫铀辐射照射的结果。

——最终报告：海湾战争退伍老兵疾病问题总统顾问委员会（PAC）[1]

托德·恩赛

通过一次宣判，一个由一流的科学家和公共健康专家组成的专家小组否认了海湾战争中广泛使用的贫铀是造成 9 万多退伍老兵存在慢性健康问题的原因。

1995 年 5 月，克林顿政府设置了总统顾问委员会来回应海湾战争老兵中渐渐增长的批评之声，这些老兵认为他们所关切的事情被五角大楼和老兵事务部所操纵。

毫无疑问，克林顿总统很高兴能在 1997 年 1 月 7 日展示总统顾问委员会的最终报告，因为它为总统提供了一个机会，在表达

---

[1] *Presidential Advisory Committee on Gulf War Veterans' Illnesses, Final Report*, U. S. Government Printing Office, Washington, D. C., December 1996, p. 174.

自己关切处于困难境地的老兵的同时，又几乎不用为老兵们的问题做任何事情。该报告同样支持了五角大楼为保留其最爱的新武器——贫铀——以及在未来无限制使用它而做的努力。

在报告的开篇，专家组承认，"由于数据的缺失，海湾战争老兵有许多关于健康的担忧将可能永远无法完全解决"。报告枯燥地列举出导致这一结果的诸多因素：医疗记录的丢失，战前健康基线数据的缺失，部队驻地位置数据的不准确和不完整，以及那些本可被预测的健康风险数据的不完整。

虽然报告中承认这些数据的缺乏，但是专家组还是确认，海湾战争的八个风险因素——化学武器、生物武器、疫苗、吡啶斯的明（PB，一种实验用的神经性毒气解毒剂）、传染病、油井的烟和火、石油产品，以及贫铀——与老兵们所报告的健康问题没有"普遍联系"。①

五角大楼很快宣布报告的结论是一次胜利。"这是一个非常重要的发现，是专家组经过艰难地深思熟虑后得出的。"负责健康问题的助理国防部长斯蒂芬·约瑟夫博士（Stephen Joseph）洋洋得意地说。②

我们非常关注，总统顾问委员会是通过怎样的过程来确认贫铀对海湾战争疾病没有责任的。我们针对这一结论是如何得出的，进行了细致的考察，提出了许多重要的问题。

---

① *Presidential Advisory Committee on Gulf War Veterans' Illnesses, Final Report*, Executive Summary.

② U. S. Department of Defense News briefing, Information Access Co. M2, Press wire, January 9, 1997.

　　总统顾问委员会的结论基于一项研究结果，即现在检测受到贫铀辐射照射的老兵，进而计量他们受到的照射损害是不可能实现的。丹·费伊在他的文章中（见本书第五章）讨论了陆军环境政策研究所 1995 年发布的贫铀问题报告中的一些细节。这份报告强烈主张对可能有过贫铀暴露的军人进行早期检测，例如"在贫铀微粒发生内部照射后，马上测定有多少贫铀进入士兵的体内，将会提高军队日后判断辐射照射作用的能力"。[1]

　　总统顾问委员会在报告中承认，大批士兵有受到贫铀武器影响的潜在风险："这些服役人员也有可能受到了照射……如果他们在与被贫铀弹药摧毁的车辆的偶然接触中吸入贫铀微粒，或是他们生活、工作在曾经发射过贫铀弹药而被贫铀沉降物污染的地区。在这样的情况下，很多人可能会受到不必要的照射。"[2]

　　在伊拉克入侵科威特的一个月之前，美国陆军军械、弹药和化学司令部从根基稳固的军事承包商——美国科学应用国际公司（Science Applications International Corporation, SAIC）——那里收到一封关于贫铀武器的详细报告。其中一部分写道："作战条件下会不可控制地释放出贫铀——士兵在战场上接触到的空气中的贫铀气溶胶，可能造成潜在的严重放射性和毒性影响。"

　　在承认可能无法测定这样的照射量的同时，科学应用国际公司又写道："我们只想强调战争中作战人员受到照射的潜在水平，

---

① *Presidential Advisory Committee on Gulf War Veterans' Illnesses, Final Report*, p. 97.

② *Presidential Advisory Committee on Gulf War Veterans' Illnesses, Final Report*, p. 99.

是在和平时期完全不可接受的。"①

毋庸置疑，陆军司令部在海湾战争开始前就知道，美国士兵面临着受到贫铀武器照射的风险，并且应进行医学上谨慎而及时的监控。②

然而没有证据显示五角大楼曾在海湾战争期间和战后，进行过任何关于贫铀的监控，而这本来是最佳时间。由此，总统顾问委员会只能根据事发多年后对老兵健康监控的有效性来进行判断。不幸的是，他们对于此事的调查缺乏热情，并因依赖于那些与此事有利益相关的科学家而带有污点。

有偏见的专家：伪科学？

总统顾问委员会十分清楚，五角大楼和其他联邦机构过去对海湾战争老兵们提出健康问题控诉所采取的回应方式，已经使它们不再为这些老兵所信任。因此，总统顾问委员会的最终报告中甘愿伤害五角大楼的自尊提出建议："任何对海湾战争期间可能存在的化学和生物药剂的深入调查，都应由**独立于**美国国防部的团体来进行。"③（重点强调）

然而同样是这个委员会，却聘请核工业领域的科学家，并以

---

① Danesi, M. E., *Kinetic Energy Penetrators Long Term Strategy Study*, Appendix D, AMCCOM, Picatinny Arsenal, New Jersey (1990), pp. 4–5.

② *Health & Environmental Consequences of Depleted Uranium Use in the Army*, AEPI, June 1995, p. 119. Also see, *Operation Desert Storm: Army Not Adequately Prepared to Deal with Depleted Uranium Contamination*, GAO/NSIAD 93–90 (1993).

③ *Presidential Advisory Committee on Gulf War Veterans' Illnesses, Final Report*, Executive Summary.

他们的意见为**唯一**的依据，得出了现今对海湾战争老兵的贫铀污染医疗监控毫无意义的结论。

总之，总统顾问委员会对于贫铀一事的评定是草率的。在其进行的 18 次公开会议里，只有 1996 年 8 月 4 日于丹佛召开的一次会议有关于此事的作证环节。那次会议上，有两位科学家作为证人，就贫铀监控问题提供了证词。

首先发言的是乔治·弗尔茨（George Voelz）博士，这位职业科学家来自洛斯阿拉莫斯实验室（Los Alamos Labs），即世界上第一颗原子弹诞生的地方。弗尔茨在关于受到铀照射导致的健康后果的陈述中，将其产生的所有长期影响都最小化了。他阐明，人类身体在一天内会借助肾脏排出 60%—70% 被吸收在血液中的铀粒子。据他估计，另外的 20% 会留在骨骼这一身体最主要的储存场所，剩下的 10% 会转移到其他器官，其中主要是转移到肝脏。

据弗尔茨博士讲，这些放射性核素的衰变率（半衰期）为大约 15 天。换句话说，它们的放射性每隔 15 天便会减半。

尽管弗尔茨博士估计大约有 2% 的放射性粒子会在骨骼中存留几年，但他仍不认为这些沉积物会造成任何健康问题。例如，他认为，铀矿工人过高的肺癌患病率并不应归因于铀，而是因为矿工们吸入了过多的氡气，以及受到其他放射性物质的影响，如镭、钍和钒。他还补充道，流行病学研究尚未为矿工们确认导致肾脏疾病的"重大风险"。

他得出结论："关于铀照射对工人健康影响的诸多研究，仍旧不足并且前后矛盾。""在这些剂量等级上（也就是海湾战争老兵所经受的），几乎没有任何流行病学上的证据能够支持肾损伤

或是严重的恶性肿瘤。科学院国家电离辐射生物效应研究委员会
（BEIR）最新的一项研究也得出了同样的结论。"[1]

　　这位优秀博士的证词带来了一些问题，但是总统顾问委员会
的成员及其工作人员却没有问询过它们中的任何一个。如果之前
对于工人们的研究确实是"不足并且前后矛盾"的，那么他本人
以及其他的科学家们，难道不应该等到充分的研究结束之后，再
断言贫铀对海湾战争老兵是否构成健康风险吗？

　　第二，弗尔茨从来没有解释他是怎么判断退伍老兵所经受的
辐射量水平的。如果并没有在海湾地区进行过监测，那么弗尔茨
的评判是基于什么而做出的？或许，一些退伍老兵已经在海湾地
区受到足够高水平的辐射，以至于弗尔茨博士都会承认他们的确
处于危险之中。

　　第三，科学院国家电离辐射生物效应研究委员会的研究者
们，究竟是否对贫铀武器的辐射尘和装甲板进行了准确的评估？

　　这次会议的文字记录表明，弗尔茨只被问了一个问题。一
名工作人员问他是否认为接触贫铀会有损美国男性军人的生殖机
能，以至于他们会通过精子遗传一些先天缺陷。在对生殖的影响
这一问题上，弗尔茨并没有费心列出任何科学证据，就回答说：
"我不认为任何剂量的铀（什么剂量？沃尔兹博士？）可能产生这
样的影响。看看这些铀（的位置），它们在肾脏和骨骼中。而身
体其他部位的铀又是很少量的。"当我问总统顾问委员会的工作
人员弗尔茨本人是否有资格这样说的时候，我被私下里告知他并

---

[1]　Transcript, PAC meeting, Denver, CO, August 4, 1996.

没有这样的资格。

第二个证人是大卫·希克曼（David Hickman）博士。他是一个医疗物理学家，受雇于核弹制造工厂的另一个分部——加利福尼亚的利弗莫尔辐射实验室（the Livermore Radiation Laboratory）。在利弗莫尔，他负责核工作者体内（全身的）放射性粒子的测量工作。一些铀的微粒或许已经进入肺部或身体的其他部位，而这种尖端技术能够帮助确定这些铀粒子的辐射等级。

希克曼博士详细地描述了科学家们是如何测量出受核污染工作人员身上的低能质子的。许多核工厂的工人每年接受一到两次的全身检查，每次检查要花费500—1000美元。

在这时，总统顾问委员会的女主席突然提出了一个关键问题。她想知道，现在对海湾战争退伍军人使用全身检查技术来确定他们是否受到贫铀的伤害的做法，是否可行？

希克曼回答说他并不相信这样的检测是有效的。"这种设备原本为检测出100—200千电子伏特的质子而设计，它无法检测贫铀。"[①]

为确保没有人漏掉重点，总统顾问委员会职员麦克·卡沃罗克（Mike Kowalok）回到了和希克曼博士的争论中。"（既然）海湾战争退伍军人并不可能长期地、重复地受到贫铀照射……（他们）也没有报告称存在对肾脏的影响……在五六年后为曾受到贫铀照射的退伍军人提供全身检查是适当的吗？"

作为一位训练有素的证人，希克曼博士并没有浪费时间去回

---

① Transcript, PAC meeting, Denver, CO, August 4, 1996.

击卡沃罗克这一速度缓慢、飞出场外的飘球。"如果我们一直讨论不可溶性（微粒），那么肺部应该被包括进来……时间已经过去六年，再利用这项技术真的不好……这的确不是一项十分……灵敏的技术。"希克曼还认为，"并且……如果你们没有看到作为放射性核素特征的影响（指卡沃罗克对肾脏无影响的争议性主张），为什么还要观测呢？"[1]这个话题到此结束。

为进一步支撑报告结论，即全身检查目前并不能用来检测退伍军人身上的贫铀污染，最终报告引证了一份来自田纳西州橡树岭联合大学（ORAU）辐射剂量信息中心主任理查德·图希（Richard Toohey）博士的"私人通信"。[2]

田纳西州的一名律师杰基·吉特利尔（Jackie Kittrell）数年来一直致力于保护辐射受害者的权益。据他所言，在遍及全国的辐射伤害案件中，橡树岭联合大学的科学家们经常作为专业的辩护证人出现。事实上，直到 20 世纪 80 年代，橡树岭联合大学的全部预算都是由能源部提供的。自二战以来，他们已经从能源部和其前身——原子能委员会——那里得到了至少 5 亿美元的资金。

当我质疑总统顾问委员会偏爱核工厂科学家的现象时，他们反驳说也参考了非官方科学家的意见。他们还辩解称，几乎所有的核科学家在某种程度上都为联邦政府、核工厂或军事承包商工作。

---

[1] Transcript, PAC meeting, Denver, CO, August 4, 1996.

[2] *Presidential Advisory Committee on Gulf War Veterans' Illnesses, Final Report*, footnote. 259.

事实上，在关于辐射危害问题讨论中，还有一些倍受尊敬的权威人士发表了意见。比如《辐射与人类健康》(*Radiation and Human Health*) 的作者约翰·戈夫曼 (John Gofman) 博士、能源与环境研究所[①]所长阿琼·梅基耶尼 (Arjun Makhijani) 博士，还有这本书的投稿者——加来道雄博士。在贫铀对海湾战争老兵的危害问题上，他们同总统顾问委员会挑选的科学家结论相左。

一名陆军内部人士的看法

还有一个证人在丹佛市听证会进行了举证，揭露了一些关于陆军应对贫铀弹问题的有趣内幕。新墨西哥州立大学土木工程师斯蒂芬·谢尔顿 (Stephen Shelton) 博士曾经作为陆军环境政策研究所贫铀项目的研究主管，用了三年时间研究贫铀 (参见丹·费伊的文章)。

谢尔顿告诉听证小组，尽管国会要求陆军环境政策研究所寻找一种降低贫铀固有毒性的方法，但这并没有可行性。对于陆军声称他们已经"极好地"控制了贫铀的环境危害，谢尔顿评论说："在陆军采取措施控制贫铀时，我完全同意这种看法，直到贫铀弹从炮口中射出。"

在离开陆军环境政策研究所之后，他对陆军关于贫铀弹危害的政策变化表示担心。"我努力表现出……我们是开放的并且想要去对话。"他曾提议一些能够发声的环境组织，如贫铀联合会，举行全国性的贫铀问题会议，但这在他离开之后被搁置了。

---

① 原文 IERR 有误，应为 IEER。——译者注

多哈兵营事件：一次失去的机会

谢尔顿教授还告诉听证组，他曾请求将他在陆军环境政策研究所的研究团队派往科威特的多哈兵营，以便在事发地进行现场调查。他还想检查附近的区域，因为海湾战争中至少有三分之一的贫铀武器将这些地区作为了目标范围。他的团队耗时数月时间研究了各个层面的贫铀问题，他们似乎有资格去进行多哈兵营事件的调查工作。尽管如此，谢尔顿的请求被拒绝了。[①]或许是陆军环境政策研究所的科学家们将会进行十分严格的调查，使陆军方面紧张不安。

无论如何，一个来自陆军健康保障和医疗预防中心（Army's Center for Health Promotion and Preventative Medicine, CHPPM）的团队最终前往了多哈兵营。不幸的是，总统顾问委员会的最终报告中却没有提及他们在那边了解到的情况。

轶闻：谢尔顿教授告诉听证组，他已经说服了陆军在其火力范围内使用"捕捉盒"去收集使用过的炮弹，从而降低污染。令人遗憾的是，没有人愿意费心将这样的盒子安装在科威特或伊拉克。

老兵事务部拒绝进行全身检查

海外战争老兵协会（Veterans of Foreign Wars, VFW）是最大的老兵服务组织之一，其 1996 年 8 月的全国大会通过了一项决

[①] Transcript, PAC meeting, Denver, CO, August 4, 1996.

议，呼吁国防部和老兵事务部将全身检查作为贫铀检测的标准诊断程序（海湾战争老兵丹·费伊是加州圣克鲁兹海外战争老兵协会的核心领导人，也是这项决议的主要支持者）。

1997 年 1 月，在总统顾问委员会的报告发布几天后，老兵事务部部长杰西·布朗（Jesse Brown）致信海外战争老兵协会，告知他们老兵事务部无法支持全身检查。他给出了三个理由：费用问题；缺乏能够完成检测的设施；"这样的检查没有效果"。[①] 他没有引用科学的证据去证明他的结论。

忽视空军对贫铀弹的使用

在战争期间，空军的 A–10 攻击机发射了将近 100 万枚 30 毫米口径的贫铀弹。但总统顾问委员会的报告中却没有关于这一问题的任何讨论。为什么总统顾问委员会对这个巨大军火库的运输和操作情况毫不关心？我们可能永远都不会知道，空军的武器人员或炸弹装载人员是否因为处理过毒性武器而受到任何明显的健康影响。

军队汲取的教训

战斗之后进行评估，是美国军队长期保持的一个传统，它之后将被作为"汲取的教训"发布。然而，有关贫铀装甲和武器的问题却成了一个例外，至少没有对外公布。对于贫铀问题，处理原则似乎是提得越少越好。

---

① Copies of correspondence, author's files.

《武器系统》（*Weapons Systems*）是一部出版于 1996 年的陆军基本参考指南。它对 M1A2 艾布拉姆斯坦克和布拉德利战车有详细的描述，但却从未提及二者对贫铀武器的使用和艾布拉姆斯坦克装备贫铀装甲的情况。这本书将这些内容用模糊的"特殊装甲"（special armor）和"杀伤力的提升"（improvements in lethality）等表述代替。布拉德利战车有一款被更名为"沙漠风暴行动"，并被有趣地描述为"存活率高"（High survivability）。[1]（这本书的作者应请第一个来陆军报到的士兵一顿牛排晚餐，特别是征募专员在签约时告诉他或她工作的四周将遍布贫铀装甲和贫铀弹药！）

最近，《陆军》（*Army*）杂志就战备工作采访了陆军参谋长丹尼斯·J. 赖默（Dennis J. Riemer）上将。"我们处于一种全新作战方式的前沿，"赖默说，"作战系统的改进将会增强战斗力。"[2]

贫铀装甲和贫铀弹药如今倍受陆军指挥官的重视，因为至少就目前来看，他们对那些没有装备贫铀武器的装甲部队是具有战术优势的。

有关贫铀的科研项目被列入"低优先级"

根据总统顾问委员会的报告，联邦政府目前资助了 107 个不同的研究项目，以找出引发海湾战争疾病的各种物质，但只有两个课题与贫铀照射有关。并且，这两个课题也只跟踪了不到 40 名海湾战争老兵。这些老兵要么是体内存有贫铀碎片，要么曾在

[1] *Weapons Systems*, U. S. Army, Government Printing Office, Washington, D. C., (1996) pp. 157-158.

[2] *Army* magazine, Association of U. S. Army, October 1996, pp. 20-21.

友军的贫铀弹误伤其坦克或布拉德利战车时暴露在大剂量的贫铀烟雾中。[1]

然而即便是这一小部分老兵，老兵事务部也没能保证他们应得的医疗监控和跟踪调查。据甘尼特新闻（Gannett News）报道，30 名老兵中只有 8 人接受了全身辐射计量检测，而且老兵事务部的医生拒绝同甘尼特的记者讨论任何检测结果。相反，他们只是针对多年的监测工作发布了一个普通的声明，称老兵们并未显示出有肾病的迹象。

来自新墨西哥州洛斯卢纳斯（Los Lunas）的杰瑞·惠特（Jerry Wheat）是接受了甘尼特记者采访的老兵之一，他曾在驾驶布拉德利战车时被 20 块贫铀弹片击中。惠特被送往老兵事务部位于巴尔的摩的贫铀诊所后，"他们告诉我可以高枕无忧。我甚至不知道贫铀是什么"，他回忆道。由于惠特的父亲在洛斯阿拉莫斯武器实验室工作，他能确认击中儿子的碎片样品就是贫铀。然而老兵事务部拒绝了惠特进行全身诊断的要求。

同样令人不安的是，甘尼特记者披露了一份单独的美国国防部报告，其中说 30 名遭受贫铀照射的老兵中有 15 人的"尿样铀含量超标"。

弗朗西斯·墨菲（Frances Murphy）博士是老兵事务部环境服务部门的负责人，她向甘尼特新闻强调，巴尔的摩项目是专为医疗监督设计的，不是为了科学研究。但她又补充道："检测中没有任何证据能表明，检测到了会对全身有重大影响或产生有害

---

[1] *Presidential Advisory Committee on Gulf War Veterans' Illnesses, Final Report*, Appendix F.

健康的结果。"①

太少而且太迟

在海湾战争停火将近六年后，老兵事务部终于在1996年12月为其医务人员出版了一本关于贫铀和健康问题的指南。遗憾的是，在这个问题上它只是附和了"官方路线"。例如，它告诉老兵事务部的医生"临床评估受到辐射量的唯一可行方法，是测量尿液中的铀含量"。书中还补充道，其他测量技术（比如全身测量）"并不适用于日常的临床诊断"。②

当指南对可能吸入或摄入贫铀微粒的老兵表示"关心"时，它并没有为老兵事务部的医生提供方法和途径以识别、评估这些处于危险中的老兵。老兵事务部依托的数据，来自其医务人员向巴尔的摩贫铀中心主动报告的疑似病例，而没有对医疗中心数据库存储的69 000名参加过海湾战争的老兵记录进行筛查。考虑到他们现在的工作负担和对贫铀知识的缺乏，这不可能对受过贫铀辐射照射的老兵有多大用处。

雪上加霜的是，这本指南竟然把我们之前提到的总统顾问委员会最终报告推荐为研究贫铀的资料来源之一！

老家伙还能学新花样吗？

总统顾问委员会的报告，通过向美国国防部施压以促使其在

---

① Brewer, Norm and Hanchette, John, "Some Vets Say They Have Not Been Monitored for Radiation Exposure," *Gannett News Service*, March 12, 1996.

② *Depleted Uranium: Information for Clinicians*, DU Followup Program, Baltimore VA Medical Center, December, 1996.

未来的战争中采取更积极的行动保护美国士兵的健康，然而这种努力收效甚微。小组建议"在未来的任何部署展开之前，美国国防部应该优先在军队中抽取样本进行彻底的健康状况评估，以更好地做好后续部署中的流行病学研究"。但国防部对这个建议置若罔闻。[1]

退伍老兵和草根环境组织必须行动起来，让国防部对曾因贫铀而受伤的人负责，并且奋力争取全世界禁止这类武器，否则数以万计的人对这一武器的愤慨将会逐渐消失。

---

[1] *Presidential Advisory Committee on Gulf War Veterans' Illnesses, Final Report*, p. 19.

11. "国家安全" 使原子老兵隐忍秘密

成千上万的退伍老兵曾经暴露在军方的核辐射下，但最多也仅有 455 人得到了赔偿。

帕特 · 布劳迪

这篇文章将谈及贫铀在海湾战争及之前的应用，军事人员与非军事人员受到的照射，由此产生的对"冷战"期间曾遭受电离辐射的退伍老兵档案的掩盖，以及参与过海湾战争的退伍老兵希望得到同等对待的愿望。

铀 235 具有俘获慢中子而发生裂变的特点，但要制造在日本广岛上空引爆的铀弹和其他枪式原子弹，必须先将铀 235 和其主要同位素铀 238 分离开。天然铀含有将近 99.3% 的 U-238，却只有大约 0.7% 的 U-235。为了获取几千克的 U-235，需要留下超过一吨的 U-238 和 U-235 的废料。

1957 年对清除贫铀废料的讨论

早在 1957 年，就有一系列会议讨论过如何处理大约 10 亿磅

（45.3 万吨）的贫铀废料。贫铀最早的用途之一，是 1945 年作为 U-235 的替代品，在新墨西哥州洛斯阿拉莫斯实验室进行广岛枪式原子弹的射击测试。

贫铀在早期更为重要的作用，是在烈性炸药和内爆弹的钚芯之间作"填充"材料，比如"胖子"等原子弹就使用了这种设计，它们被用在新墨西哥州阿拉莫戈多（Alamogordo）、日本长崎，以及"十字路口行动"（Operation CROSSROADS）中的两次核试验。大量的 U-238 既要聚集在钚芯周围直到它可以更有效地裂变，又要把中子反射回钚芯以实现更多的裂变。"胖子"的钚芯只有柚子大小，但是它周围的 U-238 的填充材料和炸药透镜（explosive lens）可以使炸弹的直径增加到 5 英尺。

此外，在"胖子"相当于 2.1 万吨 TNT 的爆炸当量中，大约有 20% 是来自 U-238 的快中子裂变，因为大量的快中子会在裂变爆炸中产生。

U-238 快速裂变的性能促使它被应用于热核弹（thermonuclear bomb），以增加更多的爆炸当量。这个反应要先触发一个小的裂变式原子弹，通过裂变反应产生的热量和压力使含氢组分发生核聚变，然后在这两个过程中产生的快中子再使 U-238 发生裂变。

消极的方面是：由于大量使用贫铀增加总爆炸当量，裂变—聚变—裂变的反应既使得爆炸当量超过了核聚变，又产生了大量的裂变产物，而这在本质上是与"干净核弹"（clean bomb）的发展意图背道而驰的。

1954 年在太平洋进行的"喝彩"（Bravo）氢弹试验，产生的辐射沉降物导致日本渔船"福龙丸"上的人员在作业时受到射线灼伤和过度辐射，海军舰艇上的美国人被因于放射性沉降物中，朗格拉普岛（Rongelap Island）上的马绍尔群岛人、朗格里克岛（Rongerik Island）上的美国海军都受到了辐射照射。

除了作为核弹装药，贫铀也被用于其他军用物资——既有用贫铀制造或使用贫铀覆面的穿甲弹，也有使用贫铀覆面的硬化装甲。一系列燃烧试验——贫铀弹药自身的燃烧，贫铀弹药在船运集装箱中的燃烧，在布拉德利战车、艾布拉姆斯坦克的炮塔与外壳的燃烧——都在内华达测试场进行以确定其危险程度。这些物品在海湾战争中的使用是十分普遍的，也是"友军火力"导致伤亡的原因。

在田纳西州的橡树岭进行 U-235 浓缩期间，大量贫铀被生产出来。二战期间和以后在洛斯阿拉莫斯和其他地方进行的制造活动中——包括生产氢弹组件、制造裂变式核弹弹芯等——大量平民和军事人员受到了核辐射照射。成千上万的人受到了贫铀照射，承受着其对健康的不利影响。

在海湾战争期间受到贫铀照射的军事人员，已出现了一系列疾病。这些疾病可能是由以下因素造成的：过多地暴露在空中传播的石油产品，对疫苗做出的过敏和其他排斥反应，以及可能暴露于伊拉克军队在战争中释放的军用生化毒剂。现在，我们的思绪要回到那些原子老兵身上，他们受到的是电离辐射、贫铀和其他由于核试验遍布大气和地下的毒物影响。

数十万受到照射者；几百人得到补偿

尽管老兵事务部质疑有关涉核活动的军人数量，但认定从

1945 年到 1963 年大约有 25 万人。老兵环境公害委员会（the VA Committee on Environmental Hazards，1984 年由国会批准成立，既定法律第 98—542 条）估算了从 1963 年末到 1970 年受电离辐射影响的人大约有 54.3 万人（由既定法律授权，第 102—578 条，1992 年）。然而这一数据包括了 6 万名地下军事人员，加之地下核试验一直持续到 1992 年，我们只能推测可能还有十几万人受到了辐射。

1994 年 7 月 18 日，老兵事务部部长杰西·布朗（Jesse Brown）在给乔治·洛克菲勒（Hon. John D. Rockefeller）的一封信中说道："我们的记录显示，与服务相关的最初既定基础是 414 个案例。"他所指的是"既定法律"——既定法律第 100—321 条和第 102—578 条，列着 15 种癌症。没有必要依照这些法律去证明致癌原因和受辐射量。

然而，1996 年 4 月 23 日，老兵赔偿与养老服务处（Compensation and Pension Service of the VA）告诉我：根据既定法律第 98—542 条的要求，受益人数不到 450 人。既定法律第 98—542 条要求，如果能在事发几年后找人做一个剂量重建（a dose reconstruction），那你就能拿到补偿。剂量重建大约需要花费 4000 美元。

1996 年 6 月 20 日，我接到通知说，符合"既定法律"可以受益的人数现在是 405 人，比两年前老兵事务部部长杰西·布朗报给乔治·洛克菲勒的 414 人要少。将 405 与"少于 50"相加，我们得到 455，这增加了我们对于老兵事务部的怀疑。因为，我们得到由老兵事务部提供的尴尬数据——在核试验过程涉及的 80 万（不包括从 1970 年到 1992 年受到照射的人数）人中，受到电离辐射的受害者中仅有 455 人获得补偿。

国防部核武器局（the Defense Nuclear Agency）于 1995 年 3 月 3 日转发给我根据既定法律第 98—542 条（要求国防部核武器局和补偿金领取者共同完成剂量重建）的通知，"少于 50"的获利补偿成本降低。从 1978 年到 1994 年的总数是 11009939 美元。这笔钱包括国防部核武器局做剂量重建的花费（13598939 美元）和对核试验人员审查程序（the Nuclear Test Personnel Review Program）的资助（96500000 美元）。没有数据可以表明有多少财政支出用在了退伍军人和幸存者身上。金钱不能抚慰由政府欺诈和阴谋引起的悲痛。

冷战时期的原子老兵与从沙漠风暴行动回来的海湾战争老兵及其家人一样，有许多共同的疾病，他们的孩子遭受不孕不育、死产和诱变效应（mutagenic effects）之苦。与原子老兵不同的是，海湾战争的老兵可以谈论自己与家人的疾病。而原子老兵曾发誓保密，并且被告知，如果他们讨论在冷战期间的经历，就会被军事法庭审判或被送进监狱。国防部长威廉·佩里（William Perry）最近才允许这些人放弃其信守沉默的誓言。

因为原子老兵不曾说出他们的经历或疾病，而且政府销毁或分类秘藏了他们的军事与医疗档案，所以绝大多数美国人并不知晓这一事件。即使是原子老兵的妻子也无法从他们丈夫那里得知我们历史上这一可怕的章节。孩子们的课本对这一事件没有记载。所以直至今日，这个国家的芸芸众生都对我们历史上这一令人羞耻的事件一无所知。随着原子老兵的死亡，可怕的秘密与爱国之情一同埋葬。

老兵群体和他们的家人都是巫毒技术（voodoo technology）的受害者。最近的一次是四年前的地下核试验。那里的军事人员在地下有毒空气中工作。由于档案的披露证明了受害者的存在，使得不多于 500 名的原子老兵、幸存者受到现行法律的保护，得到了来自老兵事务部的补偿金。同样的命运也发生在海湾战争退伍老兵身上。只是，老兵及其家人的健康已经在"国家安全"的名义下受到了永久的危害。

参考文献：

1. Smyth, Henry DeWolf, Chairperson, Department of Physics, Princeton University. *Atomic Energy for Military Purposes.* Written at the request of Maj. Gen. L. R. Groves, USA, Princeton University Press, 1946, pp. 32, 66, 67.

2. *Minutes*, Third Session, January 18, 1957, Fifty-Second Meeting of the General Advisory Committee to the U.S. Atomic Energy Commission, pp. 11, 39.

3. Jones, Vincent C., *United States Army in World War II*, Center of Military History, U. S. Army, Washington, D. C., 1985, p. 510.

4. *Nuclear Weapons Databook*, Volume I, pp. 24, 26, 27, 28, 32.

5. *Finding of No Significant Impact*, U. S. Army, Depleted Uranium Testing in Area 25 at the Nevada Test Site.

6. *Power Reactor Based on Fused Salt Technology—C-84 Aircraft Reactors*, Oak Ridge National Laboratory, January 17, 1957, cover, pp. 2, 5.

7. Letter from General Advisory Committee to the U. S. Atomic Energy Commission, February 1, 1957, to Mr. Lewis L. Strauss, Chair, U. S. Atomic Energy Commission, p. 2.

12. 离奇的回收项目：恃势骄横

未经人们的了解和同意，就允许对穷人、智障、孕妇、士兵和囚犯进行可怕的辐射实验。现在，这种同样恶毒的心态已经造成了新的受害于贫铀的人群。

爱丽丝·斯莱特

世界上到处都是放射性废物。我们只是不知道把它放到哪里。在美国，一个最新的鲁莽计划是，通过铁路和卡车从全美的四面八方运来致命的垃圾——这些垃圾来自核武器和民用核电站——并埋在内华达州尤卡山地（Yucca Mountain）下的一个洞中。

公民团体正在拖延这种毁灭性处置方案的冲击，阻止在国会通过该项立法，就像众所周知的用手指堵住堤坝漏洞的男孩一样。钚是致命的，而且其毒性可以保持25万年。在这段难以想象的时间里，尤卡地区没有办法百分百阻止放射性渗液进入地下水。要知道，人类有案可查的历史只有5千年！

同时，我们正在引进国外燃料废物，并把它列入"再生产"和"浓缩"计划中去，以便最终转售给不计后果的核电产业。像西屋（Westinghouse）这样无法在美国新建危险反应堆的公司，正加倍努力地在国外兜售他们的有毒产品，不仅使更多致命的核废料传播，还在越来越多的国家建立核炸弹工厂。那些想和大人物玩的国家，在他们每一个新的民用核反应堆的选址中开发自己的炸弹材料来源。

获得钚是制造核武器中最困难的环节。当今，机械技术已经众所周知。所有核电站都有生产武器的材料。一些反应堆，比如提供给朝鲜的轻水反应堆，使发展炸弹级钚的过程比其他反应堆更复杂。但他们最终都将获得致命的产物。

受雇于五角大楼的一些邪恶天才被贫铀的"密度"及其合金的"硬度"迷住，试图在一个能使政府有效处理从曼哈顿计划就开始积累的 50 万吨贫铀废料的离奇回收项目里，制造出能够穿透坦克装甲的炮弹。不要被术语"贫铀"误导。就像来自民用核反应堆的"乏燃料"那样，贫铀是剧毒和致癌的，并具有 44 亿年的半衰期。

"半衰期"是另一种委婉语，使我们难以严肃地理解我们正在对自己的星球所做的事情。例如，虽然钚的半衰期为 2.6 万年，但是它大约在 25 万年间保持毒性直到所有的放射性衰退。所以你可以想象，半衰期超过 40 亿年的贫铀会有多久的毒性。

当我们杰出的军队正梦想着以"硬"的贫铀弹穿透萨达姆坦克的计划时，他们忽略了评估这种材料对我们自己的士兵的影响。在海湾战争中，"友军火力"杀死了 35 个美国士兵，另有 72 人受伤，使更多的美军坦克丧失了战斗力，这比伊拉克坦克做的还要多。在伊拉克战场发射了 300 吨贫铀弹后，美国留下的遗产渐增——呼吸问题，肝、肾功能障碍，以及美国退伍军人的新生儿中的出生缺陷（老兵事务部在一项对密西西比州的 251 个海湾战争退伍军人家庭的研究中发现，在战争之后退伍军人生的孩子中，67% 的孩子有严重疾病，影响范围从缺失眼睛和耳朵到融合的手指）。

来自伊拉克的类似医疗报告显示，白血病和先天性出生缺陷的比例，从战前的 8% 增加至如今的 28%。

这种对人类的无情漠视，是核时代典型的和可悲的政府政策。在俄亥俄州的朴次茅斯，为了生产铀，我们已向河流和溪水中排放放射性毒药长达 50 年，美国铀浓缩公司回收乏燃料以便海外销售。我从照片中看到过两个头的奶牛，三根手指的孩子，一只耳朵的孩子。而人们面对一直持续到今天的突袭似乎仍是无助的。

我在哈萨克斯坦的卡拉乌尔（Karaul）——一个邻近苏联时期塞米巴拉金斯克试验场（Semipalatinsk）的小村庄——看到了患有类似出生缺陷的孩子，他们不幸地诞生在苏联核试验的下风向。

试图让我们的政府承认核弹工厂和核电厂危害生物，就像是针对烟草公司的那场漫长的战斗一样——他们继续声称吸烟与癌症和其他危及生命的疾病之间没有联系。这是一种同样恶毒的心态，未经人们的了解和同意，就允许对穷人、智障、孕妇、士兵和囚犯进行可怕的辐射实验——在被剥夺公民权利的核时代的试验品里，现在必须加上新的贫铀受害者。

这令人震惊的辐射实验，是由我们的一些一流大学和研究机构实施的，他们甚至至今仍在洛斯阿拉莫斯和利弗莫尔等研究死亡的国家实验室中担任受托人。在纽约，有两个核反应堆的布鲁克海文国家实验室（Brookhaven National Laboratory）被宣布为"有毒废物堆场污染清除基金"（superfund）污染场址。实验室告知当地的 800 名私房屋主不要喝他们井里的水，井水受到了放射性氚和锶–90 的污染，放射性氚和锶–90"迁移"到了长岛含水层，而含水层是该地区唯一的饮用水来源。流行病学家杰伊·古尔德报告称，在全国各地的每处核反应堆的 50 英里内，癌症发病率有所增高。

布鲁克海文国家实验室从属于美国最著名的东海岸大学——哈佛大学、哥伦比亚大学、耶鲁大学和普林斯顿大学——组成的联合大学公司（Associated Universities, Inc）。他们没有对发生在委托制度下的人类健康和环境伤害与破坏事件承担责任。同样，加利福尼亚大学因为提供了致命的"头脑风暴"——包括多弹头分导技术、氢弹和"星球大战"计划——日益得到来自洛斯阿拉莫斯和利弗莫尔的敬重。

花费在核疯狂上的 4 万亿美元

自 1945 年以来，我们在核疯狂上花了 4 万亿美元，今年（1996年）我们将继续花费 250 亿美元在我们的核计划上。在这些资金中，超过 30 亿美元被分配给所谓的"以科学为基础的核库存管理计划"，这将使我们疯狂的奇爱博士们（Dr. Strangeloves）[1] 可以不断设计新的核武器。事实上，这种致命的"管理"计划在未来

---

① 《奇爱博士》（1964 年）是斯坦利·库布里克（Stanley Kubrick）执导的黑色幽默影片，讽刺美苏核竞赛。——译者注

十年将花费 400 亿美元。

1996 年 9 月 24 日，克林顿总统在联合国最终签署了其长期寻求的《全面禁止核试验条约》，这对那些在国家禁用核能力后就听从国家的激进主义者而言，是得不偿失的胜利。因为复杂计算机模拟的虚拟现实试验程序摧毁了条约的意义，这项程序将能使武器专家设计新的太空核武器和钻地弹——"在萨达姆的地堡里干掉他"。而且这些电脑并不是便携式电脑。新万亿次浮点运算电脑像一间房子那么大，计划建在利弗莫尔的国家点火装置（National Ignition Facility）则有足球场大小！

同时，单单在美国，我们就有超过 4 千个污染场地。在爱达荷州，我看到生锈的锡罐装满了来自核潜艇废料的钚，这些锡罐被放在地震区含水层上方新挖的露天土坑里！海军还通过铁路运输它的乏燃料，从纽约到爱达荷州，穿过整个国家，创造了这个恐怖的存储"解决方案"。他们继续建造新的潜艇用反应堆，制造更多的废料。

在阿马里洛（Amarillo），他们在世界上最大的淡水含水层奥格拉拉（Oglala）上面挖坑储存拆自核弹的钚，而奥格拉拉为 16 个州提供饮用水。在俄亥俄州的朴次茅斯（位于俄亥俄州和肯塔基州边境），美国铀浓缩工厂将有毒污物倒在河和溪流中，毒害贫穷的阿巴拉契亚人民。犹他州的下风向地区有着更高的乳腺癌和白血病的发病率，它还持续受到内华达州核试验的折磨。

亚利桑那州的铀矿工人，以及华盛顿州汉福德（Hanford）[1]

---

[1] 1943 年作为曼哈顿计划的一部分建立，位于美国华盛顿州哥伦比亚河畔汉福德镇，是美国最大的放射性核废料处理厂区。——译者注

工人的寿命低于平均水平，他们比一般人群具有更高的癌症发病率。事实上每一处发生核活动的地方，不论军事人员还是平民，都会由于致命的放射性影响而陷入困境。此外，全世界多数这样的场地都坐落在土著人的土地或是贫困的农村地区。这是个不道德的环境种族主义故事。

需要"布朗克斯计划"的时代

我们继承的山脉，存有致命毒性持续约 25 万年的放射性废料，而在我们国家实验室里的那些伟大的科学脑瓜却在专注着什么？空间武器、碉堡克星、贫铀穿甲弹和贫铀装甲，以及在虚拟现实计算机模拟中的第三代氢弹——他们一方面说出同意停止地下核爆炸以作为裁军措施的空话，一方面却在制造更多核弹的路上走得愉快和疯狂，甚至想出核恐怖的宏伟计划，而不是致力于清理核时代的有毒遗产。

我们的世界需要一个布朗克斯计划（Bronx Project）。就像我们曾经制造原子弹的曼哈顿计划一样，我们需要在弄清楚如何清理原子弹废料之后再投入资源与精力去做这件事。我们需要一个承诺，像承诺十年内成功登月一样。尽管不像曼哈顿计划那样有魅力，布朗克斯计划仍然有非常宝贵的价值。它致力于找到一种方式降低钚的寿命，让我们可以警戒它直到它对后代无害为止。这是一种人造物质，我们需要慎重考虑是否停止对它的制造——或者至少让它的致命性随着时间降低。

我们需要告诉孩子扔下战争玩具，并清理他们制造的混乱。而且如果今天的冷战旧思维分子仍然沉迷于造新武器而不是关注内务，那我们至少应该阻止他们继续制造更多的武器。我们应该把这些东西尽可能放置在安全的地方，而不是用疯狂的运输计划，通过天空、海洋、铁路和公路运输，穿越全世界所有的航线、航空线去回收和集中储存，以及其他疯狂的计划扩散核原料，以在隐秘的掩护下毒害更多人——这样恰恰会减弱我们民主的根基。

秘密已经泄露

核时代前所未有的机密与信息掩盖，降低了我们支配自我的能力。信息的匮乏削弱了人们的力量。好在秘密已经泄露。伊拉克、伊朗、印度、巴基斯坦、朝鲜、日本以及德国——全都有方法制造核弹。南非、巴西和阿根廷确实曾有核弹但最终放弃了核武。

只要一个国家拥有核反应堆就可以制造核弹，这已经不再是个秘密。鉴于此，最近签订的《全面禁止核试验条约》在正式生效前要求一个由44个国家组成的特定团体进行签署——这特定的44国都拥有核反应堆、能制造核弹。所以，让我们把事实摆上桌面。放射性试验、贫铀病、核废料堆、溢出、泄漏、健康统计，拿核能真正的长期成本与太阳、风、潮汐这些清洁能源进行比较——一切让人民来决定。

一个明智的、了解情况的市民都会要求立即停止生产新的核材料，使所有核废料在国际监管下尽可能安全且近地待在它产生的地方。我们需要建立一个像国际原子能机构的全球可替代能源机构（Global Alternative Energy Agency），以促进清洁可持续能源生产，而不是推动核扩散。我们需要新生代物理学家来发展布朗克斯计划。

我们需要年轻的物理学家为布朗克斯计划工作，就像奴隶制下的希伯来孩童那样，生下来就是奴隶，要在沙漠里流浪四十年，无人可进应许之地。我们必须保证制造核弹的科学家没有机会利用消除核废料这一新目标来制定传播污染的致命阴谋。我们必须阻止一些事情，比如最近一个通过贫铀制造有毒武器的狂妄计划，它留下的致命遗产不仅危及无辜的伊拉克平民，而且也危及我们的军人和他们的子孙后裔。

整理自 1996 年 9 月 12 日在纽约联合国教会中心发表的演讲

图片部分

贫铀，不光彩的金属

接下来的图片将让我们对整个铀循环的广泛影响有所管窥。从实验、发展到制造核弹，从实验和使用贫铀武器到倾倒核废料，核产业已经威胁到世界上数以百万计的军人和平民的健康。

　　1951年，6500名美国士兵参加了4次"沙漠岩石演习"（Desert Rock）。从1945年到1963年，五角大楼使超过25万军人在核实验中受到电离辐射。之后受到辐射暴露的老兵则超过数十万。这些老兵的健康"已经在国家安全的名义下被永远地牺牲了，只有455个人曾经接受过政府的补偿"（见第11章）。美国陆军照片

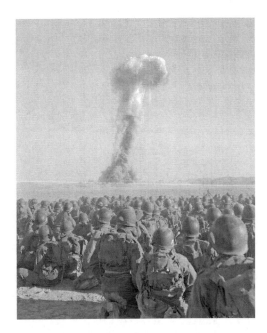

　　20 世纪 90 年代，美国五角大楼对放射性物质的使用达到了空前的高度，在海湾战争中首次部署了使用贫铀的弹药和装甲。"沙漠风暴"和"沙漠盾牌"行动消耗了 94 万多枚 30 毫米口径贫铀弹和 1.4 万多枚大口径贫铀弹（105 毫米和 120 毫米）。

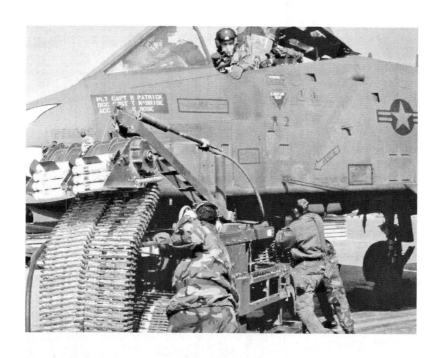

　　费柴尔德公司（The Fairchild）的 A-10A 雷霆二式攻击机（A-10A Thunderbolt II），有个更广为人知的名字——"疣猪"。它配备一个 30 毫米口径 7 管复仇者机炮（GAU-8/A Avenger），每分钟可发射 4200 发贫铀弹，每发 30 毫米口径的贫铀弹弹芯含 300 克贫铀。美国空军照片

M1A1 坦克发射的 120 毫米口径穿甲弹包含一个 10.7 磅的贫铀穿甲弹芯，这种密实的弹芯使 M1A1 坦克的射程增加到 3000—3500 米。布拉德利装甲车、M1 和 M60 系列坦克、XM8 装甲火炮系统和 M1A2 艾布拉姆斯坦克使用的贫铀弹药口径从 25 毫米到 120 毫米不等。格蕾丝·布可夫斯基（Grace Bukowski）:《境内境外的铀战场: 美国国防部对贫铀的使用》（*Uranium Battlefields Home and Abroad: Depleted Uranium Use of the U. S. Department of Defense*），1993 年 3 月

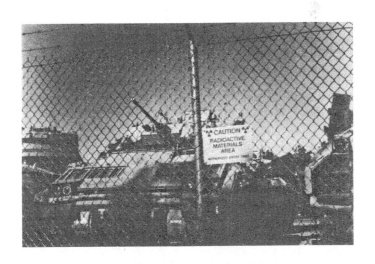

"在撞击之下贫铀穿甲弹会产生'自锐效应'，能够以更大的穿透力穿过装甲……当一枚动能穿甲弹击穿车辆时，它的灰尘和碎片会污染车辆内部。当攻击坦克时，贫铀穿甲弹最多会有 70% 雾化为气溶胶，包含着会污染下风向区域的贫铀氧化物。贫铀碎片也会污染车辆周围的土壤。"陆军环境政策研究所（AEPI）:《美国陆军使用贫铀的健康与环境后果》（*Health and Environmental Consequences of Depleted Uranium Use in the U. S. Army: Technical Report*）

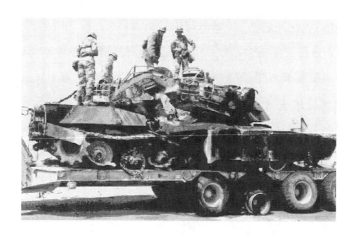

图为 1991 年 2 月 26 日被友军火力击毁的 M1A1 坦克。美国国防部照片

美国空军用贫铀弹对"死亡高速公路"进行了 60 多英里的猛烈扫射。包括救护车和公共汽车在内，数千辆撤退的伊拉克军用和民用车辆被摧毁，也有数千名伊拉克平民和士兵死亡。尽管这次袭击严重违反了国际法，但此类场景却增加了世界市场对于贫铀武器的需求。"国际行动中心"照片，翻印自拉姆齐·克拉克：《此次的战火》，1992 年

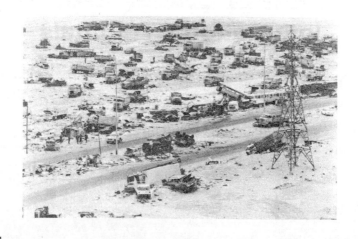

伊拉克南部的巴士拉：贫铀武器不仅增强了美军的火力和破坏力，而且污染了伊拉克、科威特、沙特阿拉伯地区的环境，这种污染影响到这一地区的未来几代人。因为美国领导的军事力量曾在 1991 年使用贫铀弹，成千上万的伊拉克平民可能由于暴露在放射性污染下的土地和水的环境中而遭受不可治愈的影响。国际行动中心图片，翻印自拉姆齐·克拉克，《战争罪行：美国对伊拉克战争罪行实录》(*War Crimes: A Report on United States War Crimes Against Iraq*)，1992 年

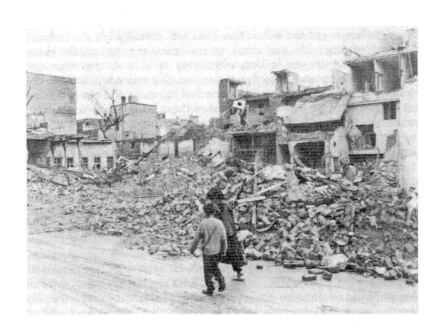

　　"……我们的军队被五角大楼当作人类豚鼠。上万军队必须在几乎看不到的充满氧化铀的烟云中行进，丝毫没有意识到细小的微粒正在进入他们的肺部。"加来道雄，本书第十七章

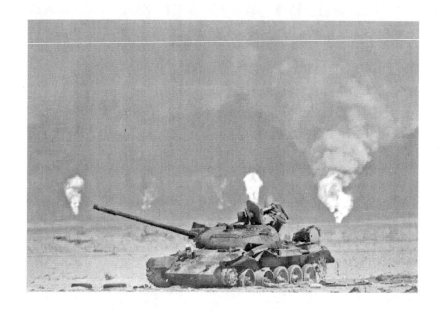

　　"这些微粒会随风而动。在伊拉克，每天都有风暴，这些微粒也会被吹得到处都是。"卡罗·H.皮考，第六章。美国陆军图片

"在被贫铀污染的车辆内部或附近从事修复或维护工作的士兵，会吸入或咽下含有贫铀的悬浮微粒。如果贫铀进入人体，它具有产生重大健康后果的潜在可能。贫铀在人体内的危险性既是化学性的，又是放射性的。"*陆军环境政策研究所：《美国陆军使用贫铀的健康与环境后果》，1995 年 6 月*

这张照片证明了数万名美军和多国部队士兵是如何暴露在贫铀面前的。伊拉克车辆和其他目标被贫铀武器击中，贫铀燃烧产生的气溶胶经过呼吸进入士兵的身体。受访的海湾老兵有 82% 声称他们进过伊拉克的车辆，但没有人通知他们那里存在危害身体的物质。

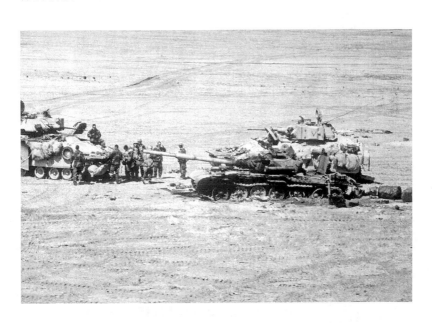

　　我们要注意这些具有先天缺陷的孩子的共同点：一个是海湾战争老兵的孩子，一个来自伊拉克南部，还有一个孩子的妈妈是曾暴露于核沉降物的马绍尔群岛妇女。难道这些只是巧合吗？

　　美国老兵事务部在密西西比州全州范围内对 251 名海湾战争老兵进行了一项调查，调查结果显示他们在战后所生的孩子中67% 患有严重的疾病或者先天残疾。劳拉·弗兰德斯，《国家》杂志，1994 年 3 月 7 日

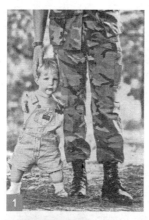

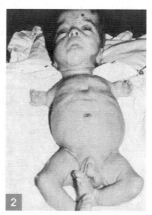

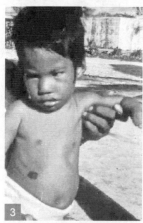

① 海湾战争老兵和他的孩子。德里克·哈德逊（Derrick Hudson）提供

② 伊拉克幼童。西格沃特－霍斯特·冈瑟提供

③ 马绍尔群岛儿童。格伦·阿尔卡莱（Glenn Alcalay）提供

埃伦·博厄斯（Ellen Boas）脖子上的伤疤，是她因甲状腺癌多次进行手术留下的印记。埃伦是马绍尔群岛 5 万人口当中的一个，美国政府特意把这个岛置于放射性污染之下，原子能委员会正是从这里收集了核辐射对人类影响的数据（第 15 章）。照片由格伦·阿尔卡莱提供，作者是绿色和平组织的摄影师

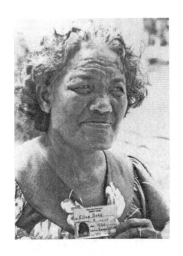

费尔南多·佩雷拉（Fernando Pereira），他在法国政府特工对反核抗议船只"彩虹勇士号"的袭击中身亡

在危险的前线，美军中的黑人、拉丁裔和其他有色人种是不成比例的。在越南战争中，这意味着更高的伤亡率和持久的作战压力综合征。根据国防部的统计数据，在海湾战争中驻扎在海湾地区的军队几乎有一半都是黑人和拉丁裔。随之而来的是，这些人患有海湾战争综合征成为高发事件。不管是过去发生的还是现在发生的战争，

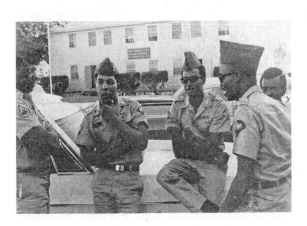

都对他们的身心健康有着深远的影响，最直接的反映就是目前美国超过三分之一的无家可归者都是退伍军人。

　　从铀矿开采、核实验、核武器测试到倾倒核废料，上述铀循环的每个阶段都使北美的土著居民遭受苦难。美国超过半数的铀位于部落的保留地。从 1946 年到 1968 年，一多半从事铀矿开采的工人死于癌症和呼吸道系统疾病，包括上图所示的来自新墨西哥州小湾（Cove）的纳瓦霍家庭的父亲。纳瓦霍矿工和他们的遗孀的索赔要求，只有 50 例被政府接受。照片由丹·布迪尼克（Dan Budinik）提供

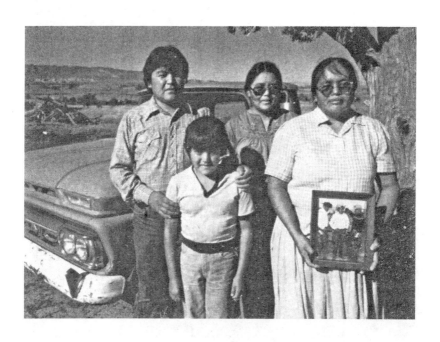

　　数以吨计的放射性矿渣露天遗留在保留地。比如图片上位于新墨西哥蓝河的联合核废料站。废弃矿区土地办公室估计，仅在纳瓦霍保留地就有上千个废弃铀矿。这些露天的矿坑许多都蓄满了水，吸引着孩子们在这里游泳、动物来此饮水。照片由丹·布迪尼克提供

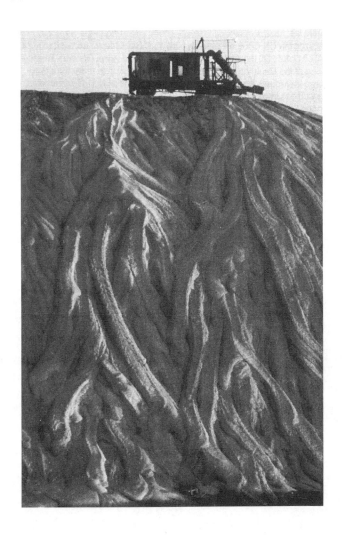

　　美国前司法部长拉姆齐·克拉克在 1996 年 9 月 12 日的会议上发表讲话，该会议在纽约联合国教会中心举行。从左到右坐着的分别是爱丽丝·斯莱特、杰伊·古尔德博士、加来道雄博士和安娜·龙东。这是关于贫铀教育项目的第一次会议，吸引了有志于反抗贫铀武器威胁的三百余名个人和几十个非政府组织参会。

　　"我们需要你的帮助。我们必须接受挑战，坚持持续斗争。我们现在就要禁用贫铀武器，现在就要停止制裁、军国主义和核武器，遏制会从穷人的痛苦中搜刮财富的财阀集团。"拉姆齐·克拉克（第 2 章），国际行动中心照片

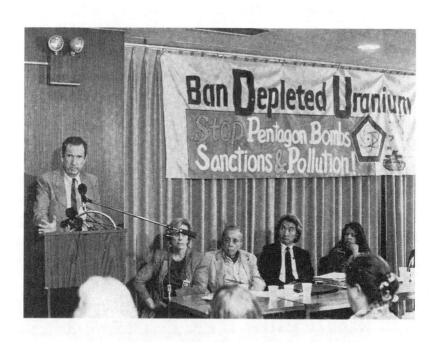

第四部分

受到军事辐射的土著受害者

13. 印第安人土地上的铀开采

在纳瓦霍人保留地的偏远地区，仍然有上千个荒弃的、积满水的露天铀矿坑，吸引孩子们去游泳和动物们去饮用。

曼纽尔·皮诺

印第安人领土上的铀开采，与美国核工业的历史如影随形。第二次世界大战期间，当原子武器竞赛悄然展开时，美国的核武器研究已在新墨西哥州开展起来，恰好是印第安人地区的心脏地带。在新墨西哥州北部，有6个普韦布洛部落（Pueblo nations）位于洛斯阿拉莫斯实验室30英里之内。第一枚原子炸弹正是在洛斯阿拉莫斯实验室被研发出来。新墨西哥州偏远的沙漠地带——崔尼提（Trinity）距离梅斯卡莱罗阿帕奇部落（Mescalero Apache Nation）不到60英里。在这里，1945年7月16日第一颗原子弹试爆。格兰特矿带（the Grants Mineral Belt）位于或接近于纳瓦霍部落（Navajo nation）、拉古那（Laguna）和阿科马普韦布洛（Acoma Pueblo）的土地，它将最终变成世界上最大的铀矿带。

大部分1950—1968年出产于印第安土地的铀流向了同一个

地方——美国原子能委员会。这些矿产发现于西南部的格兰特矿带，位于纳瓦霍人和普韦布洛人土地的中间。

早年间，政府是唯一的铀矿购买者，同时对矿工的健康和安全又没有规范的管理，导致很大比例的纳瓦霍、拉古那，以及阿科马矿工患上了癌症和相关的疾病。联邦政府给矿业公司财政补贴，以激励其提高产量，同时反复唤起印第安矿工的爱国心，声称美国的国家安全正在遭受威胁。

在早期的生产中，铀的开采是靠使用凿子和铲子完成的。印第安矿工是真正的"矿工金丝雀"——他们在炸药爆破之后，马上被送进简陋的、不通风的，被称为"狗洞"的矿坑。在那里，他们呼吸含有氡的瓦斯和石英粉尘。

矿工们在接近矿坑和炸药爆破的棚子里吃午饭。他们同样喝着从矿壁上汲取来的被污染的水。他们回家时，鞋子和衣服上都携带着铀，然后这些衣物会在家庭洗衣房中被清洗。

过去的证据证明，铀矿对矿工们健康和安全的威胁从未被充分地通知或警告过。例如，联邦职业健康部门官员邓肯·A.霍拉迪（Duncan A. Holaday）1953年一封写给美国矿产署的艾伦·卢克（Allan Look）的信证明，在拉古那保留地的杰克派尔（Jackpile）铀矿中，放射性粉尘的浓度很高。在这样高的浓度下，两分钟的照射就会使人接受到一天所允许接受的最大辐射值。然而，霍拉迪写道："我们在矿井中没有戴防毒面具，主要因为实际上在一年中，我们没有很多天处于高浓度的情况。而且，戴防毒面具对矿工们的心理效应肯定不会太好。"

这封信是谎言的一个例子，拉古那土地上的印第安人不得不与开采出的铀一起生活了 30 年。尽管有这样的证据，以及来自公共卫生服务部门医生的多次警告，矿业公司和政府机构仍然拒绝承认危险的存在。大部分因为这些错误而患上癌症的美国印第安矿工们认为，既然政府建立了铀交易市场，那么就应该对这些为铀矿工作的人的健康损伤承担责任。

采矿开始后的 20 年，只在当矿工们的死亡人数上升时，联邦政府才不顾矿业公司恶狠狠的反对，颁布了有关铀矿井的辐射暴露标准。这些标准，连同环境保护立法，以及世界性的高品质矿石供应过量一起，使得印第安人土地上的铀矿挖掘开采停止了。

一个在能源圈以外鲜为人知的事实是，印第安部落拥有半数私营铀矿。如果这一产业重新振兴，那么能源公司将会带着他们有利可图的发展提议去印第安部落。

现今，美国印第安人的土地上被留下了数吨的放射性露天矿山废弃物。雨水冲刷铀的副产品和有毒的金属，使其进入地下水中，造成持久的潜在影响。部落的废弃矿区土地办公室估计，在纳瓦霍保留地的很多偏远地区仍然有上千荒弃的矿坑。这些小的铀矿坑仍然露天，充满了水，吸引孩子们去游泳和动物们去饮用。

在拉古那普韦布洛，杰克派尔矿区覆盖了将近 3 千英亩土地。这些土地在 1982 年停止采掘以后，在七年间保持原状。然后部落自己开始了改造行动。杰克派尔铀矿是经过 30 年挖掘而成的、世界上最大的矿坑，对它的改造是这类实验的第一次——杰克派尔铀矿是世界上唯一一个被试图改造的露天矿。

拉古那普韦布洛印第安人生活在帕瓦蒂村，这里距离矿址仅仅两千英尺。他们现在对这些所谓成功的改造项目提出了质疑。

很多帕瓦蒂居民认为，既然这是矿坑改造的第一次尝试，那么监控和后续研究是有必要的。也有更多人在关注矿工与非矿工人群逐渐增长的癌症及其相关疾病。

纳瓦霍人和拉古那人都致力于修改 1990 年辐射暴露补偿法，该法目前并没有涵盖露天铀矿矿工和矿石粉碎工人。

铀矿开采的遗留问题仍然存在。也还有很多涉及矿坑和研磨工厂改造后的监控工作需要做。作为这片土地真正的主人，我们亲眼见证了破坏，我们希望并且向造物主祈祷，联邦政府会履行它的承诺。我们土著民族为开采提供了资源。我们希望联邦政府能为其关于核武器和原子能的承诺承担责任，并且不再忽视这些确凿的证据，不再否认事实，不再误导我们的人民，不再危害我们的健康甚至生命。

14. 铀: 五角大楼与纳瓦霍人

超过 500 名纳瓦霍铀矿工以及矿工的遗孀提出了索赔要求，但是只有 50 人收到了一笔微小的赔偿——一张 7.5 万美元的支票。现在有两个位于巡航导弹试验区域附近的矿区被提议开发，它们距离新墨西哥州的盖洛普（Gallup）不远。

安娜·龙东

在我们纳瓦霍人的创世故事里，我们已经知道铀被留在土地里，并称其为"来自阴间的矿脉"。这是一种黄色的物质，我们从纳瓦霍人的传说中得知这一点。在颂歌和创世故事里的神灵告诉我们：我们有一个选择，一个在铀矿和黄色玉米花粉之间的选择——每个早上我们都用后者祈祷并把它放进药箱。在我们的信仰中，黄色玉米花粉代表着生活中积极乐观的元素。

我们选择了一条美丽的生活道路。铀矿应该留在土地里。如果它被释放的话，正如世界各地其他所有土著文化相信的，必将毒若蛇蝎。它将带来不幸、死亡，还有毁灭，而且我们现在已经处在那个边缘了。以上是在宗教自然法则里我们已经了解的一个小的背景，而今天，我们加入这里的人们以创造一个同盟、形成一场世界范围的运动的方式来教育公众、教育国际社会。

1941年，一种名叫钒钾铀（carnotite）的矿物在我们印第安人的保留地里被发现。那些来自美国内政部下设的印第安人事务局的人员发现了这种矿。他们先后向国防部和原子能委员会报告，在卡里佐山脉（Carrizo Mountains）有钒钾铀矿——它邻近新墨西哥州的西普洛克，正好位于我们的保留地。钒钾铀矿含有钒元素和铀元素。他们开采并使用钒去生产战舰所需的坚硬的钢铁合金。1942年到1945年间，他们对这种矿进行了开采。

他们也使用铀。在1942年到1945年间，1.1万吨铀被开采出来。现在我们都知道曼哈顿计划是研制原子弹的计划，而在当时，这是个与铀相关的秘密计划。从1943年到1945年，曼哈顿工程区（Manhattan Engineering District）与联合矿业开发公司（Union Mines Development Corporation）签订合作条约，开采额外的钒钾铀矿并使用钒为美国建造战舰。

从1946年到1968年，1 500名铀矿工人开采出1300万吨铀矿石。今天，这些矿工超过半数因为癌症和呼吸类疾病而过世了。

1990年，美国国会通过了辐射暴露补偿法案（RECA），设立了一笔2亿美元的信托基金。我们要继续让美国各地的人暴露在铀辐射中吗？信托基金只有两亿美金。超过500名纳瓦霍铀矿工以及矿工的遗孀提出了索赔要求，但是只有50人收到了一笔微小的赔偿——一张7.5万美元的支票。

现在，司法部门很难拿出额外的资金来赔偿这些矿工遗孀和仍然在世的矿工。此时，辐射暴露补偿法案将会进行修订，如此将对生活在铀矿渣和铣床废料周边的矿工、铣工，以及社区公众更加宽松。

他们让我们很难找到证据，也很难带来医学诊断材料。"他们抽烟吗？""他们结婚了吗？"在我们的生活方式中，是没有结婚证的。在1943年的那些日子里，我们有着传统的仪式。所以我们今天感觉自己在遭受着伤害。

现在有一个辐射受害者政治行动委员会（Radiation Victims Political Action Committee）正在组建，领导者库珀·布朗（Cooper Brown）曾帮助马绍尔群岛居民从联邦政府那里获得了赔偿。如果你看到了美国政府的报告，你会确信未来并不会有数百万美元给辐射受害者。

从1954年到1968年，在我们的保留地上有四个铀加工厂建成，目前有超过一千处地下尾矿和开放矿井留存，孩子们在其中玩耍。当然那里是有标志写着"当心"的，但我们大部分的人民仍然不能理解或者读懂英文。

许多家的住房使用尾料搭建。600个家庭住进用那些尾料建造的房屋，它们都是铀矿尾料——真正来自矿井的石块。

回到1979年，教堂岩（Churchrock）铀矿尾矿库溃坝，大约9500万加仑（近3亿升）的放射性污水喷涌而出。这是美国历史上最为严重的一次核污染事故。我们仍然生活在污染物中，我们的牲畜也仍然受着毒害。

现在，一个来自澳大利亚的铀资源公司的水资源子公司正计划开发两个铀矿矿井，他们在那里向地下水灌注化学物质来吸收铀，这种方法曾被用于开采石油与天然气。他们说这对环境是无害的。这就是他们告诉我们的。现在核管制委员会的成员都是环境影响的最终评估者，但是他们是自己监视自己的看家狗，是公司、恐怖分子、美军和国防部的政治工具。

我们有两个位于巡航导弹试验区域附近的矿区被提议开发，新墨西哥州的盖洛普在这（指地图）；这是教堂岩，也就是所提到的那个矿区所在地；而这是克朗波因特（Crownpoint）。正是在温盖特要塞（Fort Wingate）这个地方，他们要进行巡航导弹发射试验，直到下个世纪，每年将会有 80—100 枚导弹发射。

环境影响评估说，这对任何人都不会有伤害，并将会有疏散计划。但是有个学校就在温盖特要塞那个地区，那也是美国军队 19 世纪时关押印第安人质的地方。

这种疯狂将会超出我们这些土著居民的控制，所以我们加入到你们的这场运动中。这次峰会我们把聚焦点放在下一年禁止开发铀矿上。我们也乐意加入禁止贫铀的运动中。核废料不应被运送而是应保留在其所在地，直到我们可以找到办法处理它——不要让它为了制造弹药而被回收。我们将在地方、州、地区，甚至国际范围逐级发起与核问题相关的信息公开运动；创造新的联盟并且加强现有的联盟；共享有效的整体策略，以及那些被证明有效的方法。

我们在 1997 年 7 月 25 日开始了一场行动。我们将在当地开展社区活动，为了纪念投到比基尼环礁的第一颗核弹。我们选择这一天，是为了声援南太平洋岛屿居民。如果你可以，无论你从哪里来，并深入关注土著问题，就把它们加入你的日程表。我们不会被遗忘。

整理自 1996 年 9 月 12 日在纽约联合国教会中心发表的演讲

15. 核试验、政府机密与马绍尔岛民

（朗格拉普）是可供安全居住的地方，但它目前是地球上被污染最严重的地方，回去并且搜集环境数据将是非常有趣的事……当然这些人确实没有按照文明的西方人的方式生活，但是尽管如此，这些人的的确确比老鼠更像我们。

——原子能委员会健康安全主管 梅丽尔·艾森巴德（Merril Eisenbud）

格林·阿拉卡雷

50万名参加过海湾战争的老兵，陷入了一张令人毛骨悚然的、延续美国政府秘密的网，而且这种掩盖并非独一无二——可以追溯到内华达试验基地附近、犹他州下风向的居民，25万名"原子老兵"，受到橙剂污染的越战老兵，以及2.3万名在20世纪下半叶自愿作为人类试验品、接受钚注射和其他类似荒诞实验的美国公民。

在华盛顿官方的诸多秘密中，有个可恶且臭名昭著的一章，即美国公共卫生部门对400名非洲裔美国佃农进行了将近40年

的塔斯基吉梅毒实验（Tuskegee syphilis experiments）。[①]

　　这样一段秘密，以及掩盖秘密的历史，使这样一个事实显而易见——若想找到海湾战争综合征的症结所在，进行一次独立于政府之外的研究是非常必要的。因为仅仅从马绍尔群岛居民和美国氢弹试验的故事就可以看出，美国政府在麻木虐待冷战受害者这条路上走了多远。

"喝彩"：美国最大的氢弹

　　冷战期间的美军及其核优势依托于一长串难以想象的素材，其中包括了5万马绍尔群岛的居民。马绍尔群岛位于夏威夷和菲律宾之间鲜为人知的密克罗尼西亚群岛。他们的土地在二战之后被美国作为战利品而占有。

　　马绍尔群岛的居民在核殖民主义统治下做出了极大的牺牲。电离辐射呈现出的重大影响和未呈现出的潜在影响（包括精神压力）正如戏剧般上演，此外还有对岛屿上原始生态系统的长期污染，以及几个岛屿上居民共同体被强加的混乱。澳大利亚作家尼维尔・舒特（Nevil Shute）创作小说《海滨》（*On the Beach*）时的灵感，就来自1954年马绍尔群岛居民及其受到辐射的、如同地狱般的聚居地。

----

① 1932年，美国公共卫生部授权塔斯基吉研究所启动"针对未经治疗的男性黑人梅毒患者的实验"。实验以400名非洲裔黑人男子为样品，以"免费治疗"的幌子为其提供安慰剂，待其死后进行解剖，研究梅毒在黑人和白人体内的传播方式是否不同。这一实验直到1972年被记者揭发才告终止。1997年5月16日，美国总统克林顿正式代表美国政府向"塔斯基吉梅毒实验"的受害者及其家属表示道歉。——译者注

第二次世界大战结束后不到一年——当时广岛和长崎的辐射性瓦砾在公众印象中仍旧鲜活——美国又将马绍尔群岛的比基尼（Bikini）环礁和埃内韦塔克（Enewetak）环礁变成核武器的试验场，希望在远离美国海岸的地方加强它的核垄断。1946 年到 1958 年间，美国在这些岛屿引爆了 67 枚原子弹和氢弹，其目的有二：一是完善热核弹头的设计，二是获得放射性尘埃对人类影响的重要数据。

1954 年初，麦卡锡主义（McCarthyism）盛行，罗森堡夫妇（the Rosenbergs）被电刑处死，美国向在越南陷入困境的法国人提供战术核武器（后被拒绝）。与此同时，美国在比基尼环礁引爆了大量的"城堡"系列（Castle series）百万吨级氢弹。在这一系列中，代号"喝彩"的巨型氢弹是最大且污染最重的，其 1500 万吨当量是广岛原子弹的一千倍。

在保密的情况下，来自"喝彩"的致命放射性尘埃散落在数千毫无防备的岛上居民（以及空军气象员）身上。爱德华·特勒（Edward Teller）设计了"喝彩"。那时，他原来的同事罗伯特·奥本海默（Robert Oppenheimer）在制造氢弹的问题上被进行忠贞调查，声誉与人生俱毁，特勒在其中发挥了重要作用。"喝彩"的沉降物将产生一个面积巨大的沾染区，是预料之中的事。实际上，早在"喝彩"引爆之前，原子能委员会就建立了放射性监测站的国际网络，准备收集全世界的沉降物数据。

在"喝彩"的放射性尘埃"偶然地"覆盖了数个有人居住的岛屿之后，美国声称最后的"风向改变"是核污染物广泛分布的罪魁祸首。其后 28 年间，在出现了包括至少 34 例放射性疾病在内的许多癌症病例后，[1]驻扎在附近岛屿的空军气象员才走出来质疑官方的解释。"当时连续好几天，在试验前和试验后，风都是直朝着我们吹的，"当时的高级气象技师吉恩·库尔波（Gene Curbow）坦言，"风向从未改变。"[2]

国防部核武器局一份1954年关于"喝彩"的文件证实了库尔波的说法。在"喝彩"爆炸前六小时，"2万英尺高空的风向东吹过（有人居住的）朗格拉普环礁"。[3]尽管美国能源部在1978年已经承认，马绍尔群岛至少有14个岛——其中很多住着人——在核试验中受到"巨量的放射性尘埃"袭击，但仍然有很多人相信有更多的岛受到了放射性污染。[4]库尔波在被问到为何直到1982年才透露其所了解的这一重要信息时，他不好意思地答道："我想，这是出于爱国，也是由于愚昧。"[5]

朗格拉普环礁位于"喝彩"爆炸所在地——比基尼环礁——的下风向100英里处，那里的居民受到了极其严重的打击。在"喝彩"爆炸后两天，吸收了巨量强放射性尘埃的居民被从他们原先居住的岛上疏散出来。

在朗格拉普撤空后，美国原子能委员会曾考虑将这些岛民

---

[1] Nuclear Claims Tribunal, *Annual Report to the Nitajela, Majuro, Marshall Islands*, January 1997, p. 26.

[2] Judith Miller, "Four Veterans Suing U. S. Over Exposure in 54 Atom Test", *New York Times*, September 20, 1982, p. B15.

[3] "Castle Series, 1954," *Report from the Defense Nuclear Agency, DNA 6035F*, Washington, D. C., April 1, 1982, p. 202.

[4] "Radiological Survey Plan for the Northern Marshall Islands," *Report of the Department of Energy*, Washington, D. C. August 22, 1978, p. II-3.

[5] Judith Miller, "Four Veterans Suing U. S. Over Exposure in 54 Atom Test".

送回他们原来的环礁上，以便在冷战高潮时期收集至关重要的放射性尘埃数据。1956 年，美国原子能委员会生物学和医学咨询委员会（AEC's Advisory Committee in Biology and Medicine）主席 G. 菲尔拉（G. Failla）博士，写信给美国原子能委员会主席路易斯·斯特劳斯（Lewis Strauss）："咨询委员会希望能允许及早完成该计划（遣返朗格拉普岛上居民）。委员会还认为这是对这些人所受影响展开遗传学研究的良机。"[1]

最近，另一份原本保密的有关"喝彩"的文件——美国原子能委员会一次会议的备忘录——以最无情的方式，揭露了纽约长岛布鲁克海文国家实验室的研究者们日后进行马绍尔群岛辐射研究的真正原因。1956 年 1 月——"喝彩"爆炸两年后——美国原子能委员会健康与安全中心主任梅里尔·艾森巴德（Merril Eisenbud）就马绍尔群岛辐射问题说：

> 现在那个岛（朗格拉普岛）是能安全住人的，但到现在为止那里仍是世界上污染最重的地方，因而回去并获取好的环境数据将很有趣。目前此类数据还从未取得。我想说，这些人的确没有按照西方人的文明方式生活，但是尽管如此，这些人也的的确确比那些老鼠更像我们。[2]

---

[1] Dr. G. Failla, chair of the AEC's Advisory Committee on Biology and Medicine, from minutes of the 58th meeting of the AEC's Advisory Committee on Biology and Medicine, November 17, 1956, p. 10.

[2] Atomic Energy Commission, *Minutes of Advisory Committee on Biology and Medicine, AEC*, New York, January 13–14, 1956, p. 232.

可见，美国原子能委员会既对罔顾马绍尔群岛居民的健康负有责任，也对之后对其行动说谎负有责任。1994 年 2 月 24 日，美国国会自然资源委员会主席、加州民主党众议员乔治·米勒（Gorge Miller）召集了一次关于"喝彩"的听证会。鉴于之前气象数据所证实的重要情况——岛民们遭遇了巨量放射性尘埃，而且风向并未"意外改变"过——米勒众议员认为："我们有意不让马绍尔群岛居民知晓此信息，这显然构成了一种隐瞒。"①

低水平电离辐射（Low-level Ionizing Radiation）：没有阈值

尽管科研机构在与电离辐射有关的健康风险问题上继续存在分歧，但实际上争论是围绕低水平辐射暴露（low-level radiation exposure）问题展开的。这个问题持续纠缠着马绍尔群岛居民，因为他们每天都通过食物链和慢性照射（chronic exposure）摄入放射性核素。

有害辐射防护学领域的创始人卡尔·Z. 摩根（Karl Z. Morgan），1943 年到 1972 年曾任橡树岭国家实验室有害辐射防护部门（the Health Physics Division of the Oak Ridge National Laboratory）主任。他对这个问题的论述最有说服力。摩根在 1978 年 9 月的《核科学家通讯》（*Bulletin of the Atomic Scientists*）中指出，当放射线穿过人体时，主要有四种情况发生：

---

① Gray Lee, "Postwar Pacific Fallout Wider Than Thought," *Washington Post*, February 24, 1994, p. A20.

1. 放射线从细胞或细胞附近穿过，但没有造成任何损害；

2. 放射线杀死细胞或致使细胞无能力分裂；

3. 放射线损坏了细胞，但损害能被充分修复；

4. 细胞核（或遗传信息库）被损坏，但细胞得以存活，在五到七十年不等的时期内以受损后的形态进行增殖，形成一个最终被诊断为恶性肿瘤的细胞繁殖系。[1]

摩根进一步指出："只有最后这种情况与低水平暴露造成的身体损伤有关，比如癌症等。显然，如果细胞核受损而且一些信息丢失，或者相似的一系列事件导致了恶性肿瘤，那么就没有一个剂量能使风险低到零。"[2]换言之，摩根认为不存在所谓的"阈值剂量"，即使最小剂量的放射物也会导致有害影响，这与核工业、美国环保署和职业安全与健康署散布的所谓低水平放射物的"安全剂量"信息形成了鲜明的对比。

马绍尔群岛的女性与生育

对于马绍尔群岛的居民来说，有关电离辐射影响的争论远不仅仅是学术讨论。像预料的那样，人们普遍认为马绍尔群岛居民的健康和环境已经受到了在那里进行的核试项目的负面影响。在20世纪四五十年代的核试验之后，这种看法已成为马绍尔群岛居民社会结构（social fabric）的一部分，如今也仍存在于岛民后代的文化中。

---

[1] Karl Z. Morgan, "Cancer and Low-Level Ionizing Radiation," *Bulletin of the Atomic Scientists*, September 1978, p. 31.

[2] Ibid.

来自乌蒂里克环礁（Utirik Atoll）的贝拉·康伯伊（Bella Compoj），是1954年遭遇"喝彩"放射性尘埃的岛民之一，她将自己的遭遇同美国这次最大规模的氢弹试验联系起来：

> 当我们在夸贾林环礁（Kwajalein Atoll）待了三个月（"喝彩"引爆后的疏散）之后回到乌蒂里克环礁时，我记得看见过一个叫李碧拉（LiBila）的女人，她的皮肤看起来就像曾有人把滚烫的水倒到她身上一样，她忍受着剧痛，直到在"投弹"后数年死去。
>
> 还有，在我们回到乌蒂里克环礁之后，奈丽克（Nerik）生下了像海龟蛋一样的东西，芙罗拉（Flora）生下了像海龟肠子又像水母一样黏的东西。不久之后，很多别的女人好像怀了五个月的孕，结果后来根本没怀孕。我也曾认为自己怀孕了，但三个月后我发现没有。这对于这里的女人来说是非常新奇的，而且这在"投弹"前极少发生。[1]

这些年来，布鲁克海文国家实验室的研究人员始终关注着核试验对妇女及其后代的影响问题。比如，"喝彩"爆炸六年后的一份布鲁克海文的报告写明：

> 1958年（也就是"喝彩"爆炸四年后），朗格拉普遭受辐射的人群中有六例流产和死产记录，但1959年这个群体

---

[1] Glenn Alcalay, "The Sociocultural Impact of Nuclear Weapon Tests in the Marshall Islands," unpublished field report, February-April 1981, pp. 1–2.

没有一例报告……终止妊娠的数据表明，受辐射人群的流产率在增加。[1]

20 年后，布鲁克海文实验室 1980 年的年度报告改变了之前对当地受辐射女性的胎儿异常现象的认识：

> 从人口统计来看，被辐射人口的死亡率和出生率与未受辐射的人口基本相同。在第一个四年中，遭受辐射的当地女性流产和死胎的情况有所增加，但是鉴于这个观察报告所用的样本数据太少，因而是不可靠的。[2]

事实上，布鲁克海文实验室研究人员的结论存在一个问题——他们从未面对面地系统研究过马绍尔女性及其生育问题。如果布鲁克海文实验室（延伸至美国政府）是诚实的重视马绍尔群岛辐射照射潜在影响的代理人，那么他们应当公正地声明"评估仍在继续"，直到系统研究完成。实际上，布鲁克海文实验室仅仅关心最狭义的参数——辐射对于马绍尔人健康的伤害，尤其是放射性碘（I-131）的摄取，以及随之而来的对于甲状腺的危害和受损甲状腺出现的异常情况。

---

[1] Robert A. Conard, et al, "Medical Survey of Rongelap People Five and Six Years after Exposure to Fallout," *Brookhaven National Laboratory, BNL 609*, Upton, New York, 1960, p. 17.

[2] Robert A. Conard, et al, "Review of Medical Findings in a Marshallese Population 26 Years after an Accidental Exposure to Radioactive Fallout," *Brookhaven National Laboratory, BNL 51261*, Upton, New York, 1980, p. 86.

鉴于马绍尔群岛所谓的"水母婴儿"存在激烈争论，我率先对岛上的女性和生育问题进行了为期一年的研究。1990—1991年，我从邻近比基尼环礁的 10 个马绍尔群岛外围岛礁上，收集了育龄女性的详细健康统计数据。比基尼环礁周边是声名狼藉的 1954 年氢弹爆炸之地，因此对距离比基尼环礁最近和最远的地方的女性生育史进行比较，是合理的。

我独立进行的健康研究，为探究马绍尔群岛女性所面临的潜在问题提供了第一批资料。独立研究的结果显示，居住在靠近比基尼环礁（会接触更多由"喝彩"产生的放射性尘埃）的马绍尔女性，出现先天性异常（流产和死胎）的概率比居住在远离比基尼环礁的女性大。因此，有一个恒定的、与距离比基尼环礁远近有关的量效反应：居住在离原先核试验所在地最近的女性，发生生育问题的几率最高；居住在离原先核试验所在地最远的女性，发生怀孕和分娩问题的几率则最低。[①]

对这些有关马绍尔群岛女性问题的研究结果，显然可能会有其他解释，但是至少应谨慎地考虑到铀同位素所具有的致畸作用，这些铀同位素包括锶-90、铯-137、镅-243 和钚-239。

结论

并不宜人的太平洋腹地，在核时代得到了这样的教训：美国在低调处理或在掩盖其痴迷于核的丑陋面目。在"喝彩"引爆 43 年后，作为一个新兴的发展中国家，马绍尔群岛共和国及

---

① *Statement of Glenn Alcalay Before the Presidential Advisory Committee on Human Radiation Experiments*, March 15, 1995, Washington, D. C., pp. 4–5.

其人民正绞尽脑汁，试图从诸多健康问题中辨别哪些是放射性疾病。

和在整个冷战期间被自己的政府作为牺牲品的无数美国公民一样，海湾战争的老兵及其子女至今仍然饱受疾病之苦。可能是由于 1991 年在伊拉克使用了贫铀弹，他们暴露在贫铀弹爆炸所产生的不同层次的电离辐射中。当然，还有一事也是不确定的，即在海湾战争中暴露于生物武器和化学武器之下的经历，是否也是一个影响因素。

我们需要一场关注贫铀生化危害的国际运动，以免未来暴露在核时代最新、最阴暗的科学怪胎之下。

至少，一项独立的、非政府的医学研究应当立即启动，以查明 50 万海湾战争老兵可能受到的健康损害程度。这种研究，无论付出怎样的代价，必须要算入"赢得"海湾战争的总成本。海湾战争是冷战后的第一场战争，其目的是为了争夺原油储备和自然资源。或许科威特王室会为这一研究提供经费？

由于美国政府持续的保密和不妥协，海湾战争老兵成为最新的身陷苦难的受害群体。只有我们持续地警惕与斗争，才能给那些受困于美国鹰派政策的人带来一定程度的正义和可接受的解决措施。

16. 土著反核峰会宣言

　　五十多年了，从勘探到废料，核产业链的遗产已经被文件证实足以灭绝种族或是民族，它是土著居民最致命的敌人。

　　　　　　新墨西哥州阿尔伯克基市，1996年9月5日至8日

　　1996年9月5日至8日，超过30个土著居民团体在新墨西哥州的阿尔伯克基市参加了第一届土著反核峰会。峰会的目标，在于形成统一的、反映土著取向的战略，用以抵制已经极大威胁到土著族群生存的核工业。

　　自从核工业兴起，在世界范围内，土著居民始终遭受着与其他人群不成比例的高死亡率和高致病率。在美国，我们就在不受保护和欠考虑的铀矿中工作，我们的国家及其生态系统遭受着放射性废料的污染，我们的人民持续暴露在来自精炼工厂的致命放射性尘埃之中。我们习惯在遥远的阿拉斯加地区进行放射性实验。我们的家乡被选作数百颗核弹的试验点，我们的民众成为核废料危害的受害者，这一切都使得情况进一步恶化。

　　在峰会上这些表现得很明显：土著居民和我们的家乡被核力量或核武器带来的不利影响所威胁；由土著居民领导的，组织良好的和持续的反核运动可以对核工业产生主要影响；运动最首要

的策略就是给市、州以及联邦政府发出明确宣告——土著居民将不再对核工业所带来的危害逆来顺受了。

——第七代基金写给国际行动中心的一封信

土著反核峰会声明：

为了保卫地球母亲、保护我们所有亲人，我们聚集在这里召开土著峰会，完全反对核电站和核武器产业链对我们家园造成的毁灭性影响和致命性危害。

土著反核峰会上，来自全球各地、受到核产业链不良影响的土著汇聚一堂，形成一个集体。这些受核链条影响的地区包括：新墨西哥地区金成矿带，那里的铀矿开采对当地纳瓦霍人和普韦布洛人的健康和生活环境产生了可怕影响；萨斯喀彻温省（Saskatchewan）北部，这里是铀矿开采的目标区域之一，矿业勘探过程已对当地的契帕瓦人（Chipewyan）、梅蒂斯人（Metis）、甸尼人（Dene）、布卢德人（Blood），以及其他土著民族的文化造成了负面影响；塞阔雅（Sequoyah）核燃料处理厂附近的俄克拉荷马州土著，生活受到核燃料制造与浓缩的影响，邻近哥伦比亚河的汉福德（Hanford）核储存厂（俄勒冈州/华盛顿州）改变了那里土著靠水吃水的生活方式；普拉里岛（Prarie Island）核电站运行产生的致命废料，影响到了灵湖村的达科塔人（Mdewankanton

---

① 全称是第七代土著人民基金（The Seventh Generation Fund for Indigenous Peoples），成立于 1977 年，致力于促进土著民族自决和土著民族的主权。组织的名字来源于易洛魁联盟（Haudenosaunee）"伟大的和平之法"，首领们要考虑他们的决定对第七代人的影响。摘译自 http://www.7genfund.org/about-us。——译者注

Dakota）；而且核废料的储存已经成为分化和征服土著民族的一种工具，这也是美国能源部可监控、可回收的存储方案的目标。

虽然我们的语言和信仰各异，但是我们有着土著的共同点：我们都不愿放弃造物主留给我们的传统律法，不愿接受殖民者试图强加给我们的致命且不可持续的生活方式。我们不是要求其他任何人都要接受我们的生活方式；事实上，我们是在行使这样一种权利：在我们自己的土地上，采用我们可持续的生活方式。

核工业发动了一场不宣而战的、毒害全球社会的战争。50多年，从勘探到废料，核产业链的遗产已经被文件证实足以灭绝种族或是民族，它是土著居民最致命的敌人。

美国联邦法律和核政策不但没有保护土著，事实上，还以我们的土地、版图、健康，以及传统的生活方式为代价允许核工业继续运作。这个种族灭绝的政策和实践体系，把我们土著人民带到了灭绝的边缘，而且一些土著相信，如果他们死了，地球上所有的生命都将停止。因此我们要求核工业股东，以及美国、日本、法国和加拿大等有核政府立即停止伤害土著人民、族群和后代的罪行。

我们要求各级政府，包括部落、州、国家和全球，尽一切可能停止所有在地球表面和地球深处进行的铀矿勘察、铀矿开采、铀加工、铀转化、铀试验、铀研究、铀武器和其他军用物的生产使用，以及核废料处理。

我们还要求更多对可持续能源的研发、资金供给，以及利用，比如太阳能、风能和与我们的自然法相一致并且尊重自然世界（环境）的适用技术。

我们尤其呼吁部落政府要衡量自己对人民的责任，不是在钱财方面，而是要保持我们的精神传统，并确保我们的身体、心理和精神健康。确保子孙后代的存活，是我们的责任。

通过以下方式，我们邀请您加入我们：

1. 在峰会上，1996 年 10 月 13 日（美国不插电日——让地球母亲休息一天）和 1997 年 7 月 25 日（里奥普埃尔科核事故和法国人在太平洋比基尼环礁进行核试验的周年纪念日）被定为承认核工业对土著产生毁灭性影响的国家纪念日。我们希望您在所住的社区举办一次活动，使人们意识到并关注这些危险的问题。

2. 认识到核废料的转移可能会影响到整个美国的许多人，我们希望您联系您当地的代表，让他们知道您把健康和安全放在第一位，而且您认为保护人权和反对在您所在地区进行核废料运输是他们的工作。

3. 如果您目前居住的州依靠核电站提供能源，我们希望您联系您的州代表，逐步停止使用核电站，采用可持续的能源产生方式（如太阳能、风能等）。

4. 我们邀请您作为本声明的联合签署者加入我们。更多详情请通过电话（415）512-9025 联系巴特勒（N. Butler）或者写信寄至旧金山霍华德街 568 号第三层，CA94105。

5. 请通过时事简讯、邮件、大事年表等方式将此声明传播开来。

组织签字：

美国土著公民警报计划（Citizen Alert Native American Program）

哥伦比亚河教育、经济和发展基金（Columbia River Education, Economic and Development Fund）

关爱纳瓦霍族（Diné CARE）

Ejit Iep Jeltok 妇女俱乐部（Ejit Iep Jeltok Women Club）

国际印第安条约委员会（International Indian Treaty Council）

未来无核化运动—土著土地—绿色和平组织（Nuclear Free Future Campaign－Indigenous Lands－Greenpeace）

军事责任乡村联盟（Rural Alliance for Military Accountability）

第七代基金（The Seventh Generation Fund）

部落环境观察联盟（Tribal Environmental Watch Alliance）

水信息网络（Water Information Network）

第五部分

低水平辐射的危害

17. 贫铀：数量巨大的危险废料

美国的军队被五角大楼当作人类豚鼠。上万军队必须在几乎看不到的充满氧化铀的烟云中行进，丝毫没有意识到细小的微粒正在进入他们的肺部。

加来道雄博士

将贫铀用于军事目的，是一种可悲的研发，如果不受任何约束，可能会产生严重的后果。贫铀在海湾战争中的广泛使用，可以直接与海湾战争综合征联系起来。人们大部分的关注集中于钚-239、铀-235和铀-233（宇宙中唯一可以维持一个不受控制的链式反应的物质），但是核废料铀-238不仅数量巨大，而且大多数人不认为它有多么危险，这使得铀-238的危害更具普遍性。既然贫铀已被用于战争，那么必须采取措施防止它的使用。

早在300多年前，人们就知道铀-238对人体有害。比如现今捷克共和国境内的波希米亚矿工，他们在工作中经常会遇到沥青铀矿。沥青铀矿含有铀-238。由于其不同寻常的重量，它在欧洲经常被用作门挡。它也被用来在陶瓷釉料中创造美丽的颜色。

然而，波希米亚矿工经常会染上一种神秘的"高山病"。

我们现在知道，这种山区疾病实际上是肺癌，由放射性衰变的标准副产品——氡气的放射性所引起。即使在今天，氡气的放射性和铀微粒的扩散仍然对健康构成威胁。在美国西南部，有上亿吨铀废料"尾矿"是在铀矿的开采和碾磨过程中遗留下来的。承包商肆无忌惮地把铀尾矿卖给印第安人，印第安人再用这些铀建造他们的土坯房。它还被卖给了开发商，后者将用铀废料填充郊区住宅地块以平整土地。

这是这个国家最大的未公开的丑闻之一——无论是在不通风的矿井里的矿工，还是在自己放射性房屋里的居民，美国土著都呼吸着氡气和铀微粒。疾病和死亡蹂躏了这些接触过铀废料的美国土著社区，但是大部分关注点都集中在几个建立在铀废料之上的中产阶级住宅区，比如科罗拉多州的大章克申（Grand Junction, Colorado）。令老原子能委员会十分尴尬的是，铀废料的放射性检测结果显示辐射水平和氡气水平都很高，因此许多房屋地下的填充物不得不动用纳税人的血汗钱予以清除。①

即使在今天，铀矿仍然是一个问题。一个与人类辐射实验有关的丑闻在两年前被揭露，数百万磅的铀粉尘分散在辛辛那提附近的一个地区，美国政府在附近的住宅区进行了一项实验，以确定大气中放射性物质在人口密集地区的分布。不久前，在中西部

---

① 1984 年 5 月 14 日的《纽约时报》报道了铀废料的清除工作，称每座房屋需耗资 1.5 万到 2 万美元，联邦政府负担 90%，州政府负担 10%。详见 Iver Peterson, URANIUM LEFTOVERS DUG OUT IN WEST, *The New York Times*, May 14, 1984, Section A, Page 11。——译者注

的一条州际公路上发生了一起卡车事故，铀"黄饼"（经过加工的铀矿）外溢。当地、州和联邦官员就谁该为清理这些放射性垃圾负责，争论了好几天，甚至对清理汽车驶过黄饼矿留下的灰尘也是如此。

即使是在东北部的许多家庭中，渗入人们地下室的氡气放射性污染也是一个持续存在的问题。氡气具有很强的放射性，也是一种惰性气体，它会直接渗透到人们居所的墙壁和地板的缝隙里。它也会直接经过防毒面具中的活性炭，就像后者根本不存在一样，所以防毒面具根本没有任何保护作用。

今天，军方发现了铀废料的新用途——作为战争武器。正因为铀和金属一样重，它对坦克和火炮具有理想的穿甲能力。如果你拿起一块铀，你会惊讶于它的密度。

1968—1970年，我曾是美国陆军步兵部队的一员。我有过几次反坦克武器的个人实操，并亲自发射了一枚。我在华盛顿州路易斯堡参加高级步兵训练时，发射了反坦克武器。它被装在一个轻便的管子里，然后放在肩上。因为管子自身包含火箭弹，所以没有后坐力。反坦克火箭弹的前锥有一个大约一英寸宽的金属柱塞，可以在坦克的均质钢板上穿一个洞。这就意味着热流会通过那个洞弥漫到整个坦克；坦克里的所有人都会很快被热流活活烤死。

铀金属像许多其他金属一样，具有令人讨厌的特性：如果被加热，它会在金属和空气的反应（氧化）中燃烧和变成气溶胶。例如，科罗拉多州的洛基弗拉茨兵工厂（Rocky Flats Plant）在用燃烧工艺加工钚金属的过程中，发生过多次火灾，造成了大量的钚泄漏，钚氧化物被散布到了丹佛地区。与之类似，在马尔维纳斯 / 福克兰群岛战争期间，正是由于击中英国军舰的飞鱼反舰导弹引燃了该船的金属甲板，才加速了该船的沉没。

同样，在三里岛事故中，锆和水之间的金属—水反应产生了异常危险的氢气泡，险些摧毁反应堆。由于贫铀在穿透坦克外壳后很容易粉碎和雾化（美国陆军承认最多会有 70% 变成气溶胶），它也会广泛地扩散到环境中，进入人们的肺部，在那里它可能会以二氧化铀的形式停留相当长的一段时间。危险之处在于，这些微粒及其放射性产物，如钍、质子钋和铀的其他同位素，将在未来因为衰变而继续释放伽马、贝塔和阿尔法射线。

铀-238 的半衰期是 45 亿年，这也是太阳系的年龄。这里的重点是，在未来几十年里，二氧化铀微粒附近的肺细胞将受到强烈的辐射洗礼。

在海湾战争中大约使用了 350 吨贫铀。发射的贫铀弹数量一直在变化，五角大楼承认这种武器的额外使用。在海湾战争期间，可能已经发射了 100 万发贫铀弹。这意味着美国的军队被五角大楼当作人类豚鼠。上万军队必须在几乎看不到的充满氧化铀的烟云中行进，丝毫没有意识到细小的微粒正在进入他们的肺部。

没有人知道，向大气中释放如此多含铀的气溶胶会产生多大范围的医学影响，美国军队和伊拉克人民都曾吸入过这种物质。但是根据铀矿工人和接触过铀尾矿的美国土著的经验，我们知道这些症状可能是灾难性的。一个微米大小的粒子可以在肺部停留数年甚至数十年，使周围的组织不断受到伽马、贝塔和阿尔法射线的照射。通常情况下，纤毛作用（ciliary action）可以将大颗粒喷射出去，但却很难将深埋在肺部的微米大小的颗粒排出体外。

最后，这种粒子可能进入到血液系统中，并在此给其他器官带来损害。肾、肺和生殖器官特别容易受到这种物质的伤害。此外，它还会危害保管贫铀武器库的工作人员的健康。美军声称，在贫铀弹头的表面，辐射可以高达每小时250豪雷姆。对于在弹头附近站岗的人来说，这大概意味着每天做一次胸部X光透视。

相比之下，地球表面来自宇宙射线和地下钍矿的本底辐射是每年100豪雷姆。因此，坐在弹头旁边的人仅仅在一个小时里吸收的辐射量，就相当于通常一年吸收辐射量的2.5倍。

归根结底，海湾战争综合征可能是由多种因素造成的，因为战争期间五角大楼在伊拉克使用了多种武器，这些武器包括贫铀和仓库中存储的化学物质，以至于大量的化学物质进入大气。然而读者最终将会明白，贫铀才是其中的主要原因。

有时候人们会说贫铀不能用在氢弹中，但这种观点是错误的。氢弹是一个多级装置，仅在最后一级（不是第一级）使用贫铀。在第一级中，我们使钚-239产生标准向心聚爆，激发连锁反应，爆发X射线。在第二级中，这些爆发的X射线加热氘化锂发生核聚变。在第三级中，产生自氘化锂的高速中子形成的膨胀球体，穿过像"毛毯"一样围绕在核弹周围的贫铀。高速中子引发新一波的裂变，为百万吨级的核弹贡献高达50%的能量。因此，贫铀是所有标准氢弹的必备原料。

没有贫铀覆盖层的氢弹称作中子弹。因为输出的能量相对较低，研发这种武器的本意是通过其发射的中子摧毁人体，同时可以保护财产。

其次，贫铀还被应用于反应堆中以回收制造原子弹必需的钚。在反应堆中被中子持续轰击的铀先变成镎，然后变成钚。美国用这种"点石成金"法从铀-238废料中提炼了大量的钚用来制造核弹。

结论

我想总结以下几点：

1. 美国的做法应受到谴责。他们为清理自己制造的上百万吨辐射铀废料，不惜把这些废料发射到别人的后院去。这给全世界发送了一个可怕的信号，我们正在把其他国家宝贵的土地和人口作为垃圾场，用来倾泻我们自己生产的会带来几十亿年污染的辐射铀废料。

2. 应该发起一场旨在禁止在战争中使用贫铀的国际运动。在第一次大世界大战中见识了芥子气的恐怖之后，全世界发起了一次旨在禁止毒气战的大型运动。讽刺的是，释放芥子气的军队经常因为风向的转变而搬石砸脚。相似的是，贫铀也会反过来影响把它们排放到大气中的国家。

3. 使用贫铀会激发新一轮的军备竞赛，因为其他国家会在市场上公开购买铀以制造他们自己的贫铀弹头。这会转而刺激美国加强装备，开展新一轮的高投资的战争研究。

4. 五角大楼应该公开所有关于海湾战争综合征和贫铀的加密信息。五角大楼至今还在封锁关于海湾战争实情的重要信息，这令整个国家感到尴尬。

5. 五角大楼还应支付所有贫铀受害者或疑似受害者的医疗检查费用。如果发现污染，他们应该给予赔偿。

6. 最后，为战争中使用贫铀的荒唐行为买单的是美国人民。美国军队在海湾战争期间是美国战争机器的牺牲品。五角大楼拖延和阻碍所有试图准确完整地描述海湾战争综合征的行为，是美国历史上可耻的一章。

整理自 1996 年 9 月 12 日在纽约联合国教会中心发表的演讲

18. 核试验、核电站与乳腺癌流行

被贫铀践踏的海湾战争老兵所承受的痛苦，仅仅是美国的核癖好强加给人类的损害中的一小部分。累计有 2000 万人过早地死去，这是由战后化学和辐射污染物的交互作用造成的。

杰伊·马丁·古尔德博士

困扰海湾战争老兵的疾病都表现出免疫系统缺陷的症状，这和直接暴露在内华达州核试验下的老兵、暴露在铀矿粉尘下的印第安矿工、自 1945 年进入核时代以来吸入或食入自然中从未有过的放射性裂变产物的上百万受害者的症状是一样的。铀和锶-90 具有相当长的半衰期，一旦被吞下，会对免疫系统的反应能力造成即时的或长期的危害。这些影响，早在 1943 年美国核科学家进行秘密动物试验时就已被明确发现。

这种影响被命名为"低水平辐射"，它与宇宙射线和土壤中的放射性矿物等自然原因造成的背景辐射几乎没有关系。经过几千年的照射，人类免疫系统已经发展出了抵御自然照射引发的癌症的能力，在 1945 年大量人造辐射源被突然排放到纯净的大气中后，这种能力被破坏了。

　　能源部最近承认，在1945年的紧急情况下，为生产第一颗原子弹所需要的钚，汉福德中心的核武器研发项目排放了55万居里的放射性碘。现在测量一升牛奶或一升水的放射性的单位是"微微居里"，这表示在1945年，1.5亿美国人在毫不知情的情况下，暴露在了超过每人40亿微微居里的致命放射性核污染之中，这堪与人类历史上最严重的切尔诺贝利事故相比。

　　据保卫自然资源协会最近的测算，此后20年的大气层核试验相当于爆炸了4万颗广岛核弹。这些试验的影响表现在5到9岁的孩子癌症患病率呈现突然增加和扩展的趋势，而且自1945年以来，女性乳腺癌发病率接近以前的3倍。我们还发现，有证据表明，在1945年到1965年（这大概是历史上最坏的时代）的核试验年代诞生的800万婴儿中，事实上有相当一部分在胎儿阶段时，激素和免疫系统就已经遭到了破坏。

　　我们发现在1945年到1965年之间，不足重婴儿的数量异常地增加了40%。这与在人类骨骼，特别是婴儿牙齿中锶-90含量的提高有很强的关联。实际上，正是由于和平罢工运动中母亲们对此事的关注，推动了约翰·肯尼迪总统和尼基塔·赫鲁晓夫主席最终在1963年结束了大气层核试验。在此之后，直到民用核反应堆放射尘埃取代了核弹试验放射尘埃，特别是在1979年三里岛事故和1986年切尔诺贝利事故之前，出现了一个短暂的改善时期。1979年，不足重婴儿的比例首次回到1945年的水平。

作为豚鼠的人

我们最近也从能源部长海泽·奥利里（Hazel O'Leary）处得知，自 1945 年始，五角大楼利用 2.3 万名毫不知情的人进行人体试验，让他们吞下裂变物质以测试他们的免疫反应。能源部仍然拒绝公布这些纳粹式试验的结果，也拒绝给予受害者赔偿。

这是冷战中最大的秘密之一，在 30 年前首先由莱纳斯·鲍林（Linus Pauling）、蕾切尔·卡森（Rachel Carson）和安德烈·萨哈罗夫（Andrei Sakharov）公开，他们也因为首先敲响对核试验的警钟而被科学界所鄙视。据萨哈罗夫的回忆录记载，他很担心通过大气层热核试验排放的锶-90 对生物造成的影响，于是他在 1958 年做出了两项今天已被证实的可怕预言。

他在自己进行的动物实验基础上，预言超级核弹试验排放的锶-90 会在全世界造成上百万婴幼儿的夭折。他还预言，核试验产生的人造辐射会加速所有微生物的变异，导致未来的患病率大大增加，特别是会对那些在出生时即被低水平辐射破坏了免疫反应的人产生影响。

事实上在 20 世纪 80 年代，婴儿潮出生的一代人已经 35 岁了，也在历史上第一次开始死于不断突变的传染病，比如结核病和艾滋病。现在对传统抗生素的抗药性在增加，与萨哈罗夫的预言是一致的。在 20 世纪 80 年代，婴儿潮出生的年轻女性与 50 岁的女性相比，患上乳腺癌的年龄更年轻了，这是免疫反应缺陷的另外一个标志。

一个官方发布的关于美国死亡率的年度变化调查报告，或许能非常明显地印证萨哈罗夫的预言。美国公共卫生服务系统喜欢吹嘘，1900 年的死亡率是 18‰，现在已经下降到 9‰，降低了近一半。然而，这些进步几乎全都发生于 1945 年进入核时代之前，当时平均每年环比下降 2%。在那之后，曲线开始变得平缓，1982 年达到 8.5‰，以后缓慢增长，1996 年为 8.8‰。

我已经计算过，如果美国死亡率在 1945 年之后像以前那样持续地改善，今天的死亡率将是 6‰，达到日本的标准。1945 年之后的事实死亡率和根据 1945 年之前的趋势确定的预期死亡率差异巨大，累计总共两千万人过早死亡，可以归因于战后化学和放射性污染物的交互作用。蕾切尔·卡森曾在她同样有先见之明的著作《寂静的春天》里称之为"邪恶的伙伴"。

乳腺癌流行

显然，被贫铀蹂躏的海湾战争老兵所承受的痛苦，仅仅是美国的核癖好强加给人类的损害中的一小部分。

所有的这些和很多类似的与辐射相关的流行病症状，都是《内部敌人》的主题。这是一本为愤怒的反核活动人士设计的手册，有关证据警示他们，乳腺癌危害的增加，与空气和水中的反应堆释放物直接相关。

我和我的同事得到了之前从未公布的、自 1950 年以来每个郡的年龄标化乳腺癌死亡率官方资料，发现了许多意想不到的事。乳腺癌流行反映的是发病率，而不是死亡率。从整个国家来看，由于受老龄化的影响，乳腺癌的死亡率自 1950 年以来仅上升了百分之一。但在我们对 55 个核反应堆（共 60 个）的研究中，其邻近人群死于乳腺癌的风险有显著提高。那些距离反应堆50英里之内，降水和接触化学污染物又高于平均水平的郡，遭受到了来自核试验和反应堆排放物的沉重打击，正如蕾切尔·卡森预言的那样。

全国乳腺癌死亡率最大的增长（大约35%）发生在14个郡，也正是1943—1950年能源部最早建设的七个核设施所在地。纽约长岛萨福克郡的增长率为40%，高于全国任何一地。或许因为它是布鲁克海文国家实验室（Brookhaven National Laboratory）的故乡吧，经过45年仍有放射性裂变产物被排入当地的空气和水中。

我住在东汉普顿，靠近萨福克郡东边，所以请允许我对这件事情的全国影响提供个人的看法。1993年，我和我的同事——匹兹堡大学医学院的放射学家E. J. 斯恩格拉斯博士（E. J. Sternglass）被长岛"九分之一乳腺癌幸存者联盟"（One in Nine Breast Cancer Survivors Coalition）聘为科学顾问。她们非常愤怒，因为国家癌症研究所曾告诉她们，长岛的乳腺癌流行是由于"富裕的犹太妇女"的存在。她们已经在长岛的西艾斯利普（West Islip）组织进行了挨家挨户的上门调研。她们发现在过去的十年间，蓝领社区里的每个家庭都有人被确诊乳腺癌或因此而死。

她们将这一发现自制成了彩色地图吸引了国内电视台的关注，以至于纽约州癌症登记处（New York State Cancer Registry）被迫公布了长岛每个市镇最近的年龄标化乳腺癌发病率数据，这在历史上是第一次。这些数据让我们立刻非常明确地获知，萨福克郡发病率最高的地方都在布鲁克海文国家实验室15英里之内。实验室占地共计25平方英里，位于萨福克郡的中心位置，其南部的布鲁克海文、贝尔波特（Bellport）、亚普汉克（Yaphank）和雪莉（Sherley）四个镇发病率尤其高。

自从布鲁克海文国家实验室被宣布为环境保护署超级基金（Environmental Protection Agency Superfund）的废物处理厂以来，我一直就此事警告长岛的含水层可能受到污染。因此，布鲁克海文的官员谴责我"怀有不可告人目的，散布缺乏科学依据的恐惧情绪"，同时也威胁着当地房产的价值。我在当地几乎找不到支持。

1995 年之后情况发生了巨大的变化。两名布鲁克海文的吹哨人证实了放射性废料处理不当的丑闻，布鲁克海文方面也承认受放射性废料污染的地下水向南流动，影响到雪莉至少 800 口私人水井，这立即导致了当地房产的贬值。受影响的家庭提出了 10 亿美元赔偿的诉讼，不仅针对布鲁克海文国家实验室，还针对与布鲁克海文国家实验室核项目方向一致的 9 所大学。

不再是人民的敌人

佩科尼河是萨福克郡境内的一条河流，位于长岛的东端。我的一份流行病学警告的证词，帮助东端的一个非营利渔业协会迫使实验室（暂时）停止向佩科尼河排放放射性废物，后者被怀疑是导致东端渔业减少的原因。我不再像易卜生剧作中那样是"人民的敌人"，而是被视为东端商业和房地产利益的捍卫者！

1996 年初，当我在修改载有这一有趣转变的文章校样时，卫理公会派的人来拜访我，从结果来看，我只能认为这是个奇迹。伦道夫·纽金特博士（Randolph Nugent）是卫理公会全球部总理事会的负责人，该理事会在全世界拥有1 100万名成员。他们在切尔诺贝利事件之后震惊地发现，在哈萨克斯坦的苏联试验场附近，癌症发病率一直高得令人难以置信。

纽金特博士曾问过社会责任医师协会（Physicians for Social Responsibility）和国际防止核战争医师协会（International Physicians for the Prevention of Nuclear War）的创始人海伦·卡迪科特博士（Dr. Helen Caldicott），以及前内政部长斯图尔特·尤德尔（Stuart Udall），美国是否存在类似的高风险地区，于是他被介绍给了我们。我曾在《国家》杂志给尤德尔最近出版的《八月的神话》写了书评，称赞他是"有勇气和智慧说出欺骗性的官方核政策真相的最高级政府官员。"

纽金特博士感到非常惊讶，萨福克郡长期承受着北边12英里远的布鲁克海文国家实验室和陷入困境的磨石反应堆的排放。我们的判断也作为国家最严重的流行病学记录注册在案，但我们缺乏必要的临床证据来证明接近反应堆的水、土壤和人群中的辐射水平是增加的。我们需要一笔小额规划捐款，以探索对这种放射性水平进行独立测量的可能性。

我们于1996年6月获得捐款，同时卡尔迪科特博士（Dr. Caldicott）决定搬到东汉普顿。这使我们得以在那里举行几次公开会议，共同呼吁配套捐款。令我惊讶和喜悦的是，她终身致力于消除以布鲁克海文为代表的世界上的核威胁，且口才出众，我们不到两个月就筹集到足够的资金来开展非营利的"辐射与公共卫生专题研究"。该研究建立在与反应堆低水平辐射风险相关的、所有可能的疑问基础之上，对婴儿乳牙进行为期六个月的独立研究。

匹兹堡大学医学院将对婴儿乳牙中锶-90的含量进行测量。过去，该医学院曾成功地测量过婴儿乳牙中的铅含量，结果显示其与学习障碍之间存在高度相关性。柏林国际防止核战争医生组织赞助的一项研究显示，婴儿乳牙中锶-90的高含量与德国核反应堆附近的儿童白血病高度相关。

已经有迹象表明，布鲁克海文附近的私人水井中长期存在锶-90，其浓度至少是布鲁克林的六倍。布鲁克林的饮用水来自卡茨基尔（Catskill）流域，远离韦斯切斯特的印第安角反应堆（Indian Point Reactor），不大可能受到污染。布鲁克林区和萨福克郡婴儿牙齿中锶-90水平的显著差异，也可以解释目前两地癌症水平的显著差异。

我们的乳牙调查刚刚开始，但它似乎已经触动了人们敏感的神经。康涅狄格州、威斯特切斯特和新墨西哥州反应堆附近的母亲们，忧心忡忡地向我们提供了孩子的乳牙。我相信，它将表明，我们不需要受制于一个愿意为了对他人拥有无限权力而杀害自己人民的核机构。

请为这项研究准备一颗乳牙：当它脱落时，用肥皂和水清洗，用纸巾包好后寄到RPHP, PO Box 60, 尤宁维尔（Unionville, NY 10988）。电话（914）726-3380。随信附上孩子的出生日期、地址、电话号码和在该地的居住时间等详细信息。所有个人信息将被保密，结果将出现在统计表中，可能有助于确定国内的高风险和低风险地区。

19. 九条腿的青蛙、海湾战争综合征与切尔诺贝利研究

沙漠风暴行动的退伍军人以及伊拉克和科威特人民，都是最近在人类身上进行的一项军事试验的受害者。我认为，这种忽视是无知和有罪的。

罗萨莉·贝特尔博士

我是从俄克拉荷马州戈尔市的美国土著组织"清洁环境"（NACE）那里，第一次听说军队使用贫铀弹的。克尔·马吉（Ker Magee）在那里经营着一家工厂，在一次液体废弃物泄漏事故中，一个大约21岁的年轻人因被喷上了这种混合物而死亡。许多公众也被暴露，并被带到俄克拉荷马大学进行医学检查和粪便分析。看来这些废液主要含有铀和其他重金属。

当地人发现这家工厂污染很严重。当我到镇上去看看发生了什么，思量是否能帮上忙时，他们给我看了散落在他们汽车表面的锈迹，那是工厂例行公事地释放出的有毒腐蚀性喷雾对油漆造成的影响。人们抱怨喉咙和眼睛有灼烧感，有些人的抱怨甚至更

严重，但几乎没有系统的信息表明工厂是他们问题的根源。

我遇到了一个小男孩，他给我看他捉到的一只青蛙——这只青蛙有九条腿。它在一瓶福尔马林里。我想把它拿去做一些组织和骨骼分析，但这是他最珍贵的财产，他并不想将其交给我。

我了解到，在这个以农业为主的农村地区，克尔·马吉一直在用深井注入法处理工厂中的危险废弃物。人们对这种威胁地下水的行为感到震惊，于是申请了法院的禁令来制止这种行为。但是克尔·马吉很快采取行动，对当地农民进行反击。他通过美国核管理委员会辩称他们的废弃物是"实验肥料"，并且这种"实验肥料"仅仅撒在这块土地的表层上。这些故事有力地证明，这种所谓的肥料有时被排放到当地的河流里，或者工厂的某个地方，甚至连播撒到土地里的虚假借口都没有。

年轻的男孩在已经成为"实验田"的山上找到了他那只九条腿的青蛙。猎人发现了一个长有两颗心脏的兔子。而当地动物标本的剥制师则告诉我，他曾经试图制作两个鹿头的标本，可是手所触及的皮毛却成簇脱落。在他的整个职业生涯中，从来没有见过这样的事情。

由于当地人生病并开始抱怨，克尔·马吉买下并接管了他们的土地。当地土著决心保护他们的土地，建立了白人和土著关切联盟（Coalition of Whites and Natives Concerned），并开始与公司进行长期的法律斗争。他们学习环境评估听证会、许可听证会等，开始认真地参与其中。他们还对住在离工厂4英里以内的所有家庭（大约有400户）进行了人体健康调查。每个家庭都参与了内容全面、管理仔细的健康调查。

国际公共卫生关注研究所同意为公民分析这些数据。该地区最突出的疾病是呼吸系统和肾脏问题。不仅如此，数据分析进一步显示——有呼吸道疾病的人们更多的是住在该工厂的下风向，而有肾脏疾病的人则更多的是住在该工厂的下游。

我们打算对这项调查进行临床随访，并与新泽西大学医学院的职业健康和呼吸系统部门合作设计了这项研究。我们没能获得这项研究的资金。然而，由于之前的健康调查和当地人做出的大量努力，克尔·马吉的工厂搬走了。我认为试图接管这家工厂的是通用动力公司（General Dynamics），但它失败了。

在这次研究期间，我了解到了很多关于贫铀弹的知识：

它们是可燃的。也就是说，它们在穿透目标后会突然着火。

它们是破碎的。它们在人的身体里裂碎成小的碎片，并且很难被移除。

它们比铅还要致密。它们可以穿透防弹背心、轻型装甲车或坦克。

因为"敌人"也可能使用它们，军方还制造了贫铀装甲作为保护。

它们是很便宜的，因为贫铀是核弹计划的废弃物。

它们是有放射性的，这意味着即使是处理它们也是有风险的，但似乎没有人担心这一点！

海湾战争综合征的研究

海湾战争结束六年之后，关于海湾战争退伍军人为何出现严重的身体健康问题仍在深入的争论之中。美国政府很不情愿地慢慢公开了有关退伍军人在伊拉克可能接触到的化学品的数据，但是许多医生认为这些信息并不能作为退伍军人身体健康症状发生变化的解释，有些医生还报告称自己的工作受到了威胁。

海湾战争后不久，在来自得克萨斯州圣安东尼奥的受害者——卡罗·皮考上士的请求下，帕特里夏·阿克塞尔罗德（Patricia Axelrod）着手研究这种疾病的可能原因。

这项研究是由美国国立卫生研究院、妇女健康办公室联合赞助的。这份报告于1993年5月10日被提交给了美国卫生部，并贴上了"仅供内部分发"的标签。这项研究意在成为进一步研究该问题的指南，因此仅供内部分发的限制并没有意义。

我们的期刊——《公共卫生的国际展望》于1994年发表了该文件的全文。

当时，美国国防部正把这种疾病当作创伤后应激障碍（PTSD），并且建议军医用肌肉松弛剂和安眠药进行治疗，于此同时进行精神疾病的评估。阿克塞尔罗德女士的《海湾战争疾病指南》中的信息大部分来自采访，对象包括了毒理学博士托马斯·卡伦德（Thomas Callender）、巴特尔太平洋实验室的巴里·威尔逊博士（Barry Wilson）、马里兰州的黑人和少数族裔健康委员会专员鲁迪·阿雷东多（Rudy Arredondo）等人。阿克塞尔罗德女士也采访了许多退伍军人，仔细研究了在公共媒体上的相关文章和报告。利什曼病（leishmaniasis）的相关信息则是由世界卫生组织提供的。

海湾战争综合征的潜在原因

在这种复杂情况之下，任何或者所有的潜在因素都可能是在相互作用的，导致退伍军人出现特定症状。显然，各种因素的组合因人而异，因此很可能对所有症状没有单一的解释。然而，以下几类可能与退伍军人报告的疾病之间存在因果关系：

（一）三种防范伊拉克军队生化武器袭击的疫苗

1. 吡啶斯的明。通常用于治疗重症肌无力，已知有严重的副作用，尤其是当服用该药的人暴露在高温环境时。众所周知，接触农药和残杀威、地亚农、西维因等杀虫剂的人被禁止服用吡啶斯的明，因为它们会强化药的毒性。一些女性在她们怀孕和哺乳喂养期间服用这种药，对其孩子产生了副作用。

2. 五价肉毒杆菌疫苗。其能否对抗肉毒杆菌尚未经证实，在美国还未获得批号。

3. 炭疽热疫苗。这显然是在战争期间有选择性地供给军队，注射这一疫苗的妇女被警告在三四年之内不要生育。

（二）贫铀

贫铀在这场战争中首次被使用，它被装入坦克装甲，火箭弹，飞机配重、导航设备，还有坦克炮、防空炮和杀伤人员的火炮。威廉·夏普博士（Dr. William D. Sharpe）的文章《镭骨炎与骨肉瘤：致命案例的年表和自然的历史》（Radium Osteitis With Osteogenic Sarcoma: The Chronology and Natural History of Fatal Cases），发表于《纽约医学学院简报》（*Bulletin of the New York Academy of Medicine*）第 47 卷第 9 号，1971 年 9 月，介绍了这种致命物品的信息。没有理由进行人体实验，因为这种暴露的影响是已知的。

（三）油井大火不断释放的大量烟尘和化学污染物

美国环境保护署的一个特别工作组研究了空气中煤烟、一氧化碳和臭氧的含量。全国有毒物质运动（National Toxics Campaign）在马萨诸塞州的贝斯顿（Beston）发现了五种不同的有毒碳氢化合物（1,4-二氯苯、1,2-二氯苯、邻苯二甲酸二乙酯、邻苯二甲酸二甲酯和萘），其中任何一种都会对健康造成严重影响。

（四）利什曼病

这是一种通过蚊虫叮咬来传播的寄生疾病，由发源地向其他地区传播。那些进入感染区的非本地居民，受这种寄生虫病的影响会比本地居民更严重。如果因为未能确诊而没有及时治疗，将危及生命。确诊需要骨、脾活检，而且这种病有三年无任何症状的潜伏期。这种病主要是血液传播和母婴传播。据报道，利什曼病在伊拉克和沙特阿拉伯广泛传播。有人认为，这种病导致了五角大楼1991年11月颁布的反对海湾战争退伍老兵献血的禁令。不知是何原因，这个禁令在1993年1月11日被废除了。

（五）农药和杀虫剂

农药和杀虫剂在战争中被密集使用，以图抵抗传染病。目前已知使用了大量的 DDT、马拉硫磷、溴氰菊酯和菊酯。这些都是神经毒剂，而且很多被怀疑是致癌物质和诱变物质。

（六）伊拉克生化武器

多国部队对伊拉克军队生化武器的摧毁，导致这些毒素遍布各地。这个问题现在至少部分被美国国防部记录了下来。他们专注于这个潜在的原因，好像它就是唯一的可能原因！

（七）电磁环境

老兵们战争期间暴露在广谱的电磁辐射中。电磁辐射是通过电力产生的，以支持高科技仪器、成千上万的无线电和雷达设备的使用。这种强烈的电磁场会引起热效应和非热效应，并可能与战场上的其他危险暴露和压力相互作用。电磁辐射可以改变激素（神经递质）的产生，与细胞膜相互作用，增加钙离子流量，刺激淋巴细胞中的蛋白激酶，抑制免疫系统，影响控制"生物钟"所需要的褪黑素的产生，并引起血脑屏障（blood-brain barrier）的变化。

低水平辐射的危害

在过去的几年里，有关低水平辐射暴露对健康的影响的可用信息有所增加。我们不用再依赖公司或军方的核研究者，他们自1950年以来一直声称，研究低水平辐射的影响是不可能进行的。这些新信息让人感到不安，因为它证明了那些对这一产业的批评可能是正确的，活体组织遭受着严重的潜在危害。

对广岛和长崎原子弹进行的研究也发布了重要的新发现，并被认为是辐射健康影响方面的"经典研究"。我将在本文的最后列出这些文件，以及来自核工业的研究。

在回顾这些研究文件时，总剂量较低、辐射传递缓慢的高剂量反应令人震惊。传统观点认为，在低剂量／低剂量率下，人体能够很好地修复辐射造成的大部分伤害。一些核问题的辩护者甚至宣称这样的接触是"有益的"。

因为核工业总是保持着这种看法：低剂量辐射的影响，小到了进行无法研究的地步。他们提出从高剂量中的观察来推断影响，使用直线 0（零剂量，零效应），其中包含了低剂量／低剂量率的校正因子。

这种"校正"的效果是降低了 D. L. 普雷斯顿（D. L. Preston）计算出的致命癌症估计值，普雷斯顿是时任广岛辐射效应研究基金会（Radiation Effects Research Foundation at Hiroshima）主任。使用新的剂量测定方法后，原来的每拉德辐射下每百万人中有 17 人死亡，变成了每拉德辐射下每百万人中有 5 人死亡。相应的估计，建立在核工业工人的实际测定值基础之上时，该值为在每拉德辐射下有 10—30 人死亡。显然，对于健康的成年男性而言，其剂量反应的估计值应为每拉德辐射下每百万人中有 20 人死亡。核监管机构的官方估计，是每拉德辐射下的每百万人中，核工业工人（或军人）有四种致命的癌症，公众有五种致命的癌症。（Rad 是辐射剂量单位，1 拉德相当于一次 X 射线医学检查的剂量）

然而，尽管我们有充分的理由将"官方"估计的伤害提高 4 倍，但这并不能解决非致命癌症、免疫系统受损、局部组织损伤（尤其是呼吸道、消化道和尿道）、皮肤损伤和生殖问题。辐射会导致大脑损伤，对产生血液的干细胞造成损害。放射性物质以一种重金属（铀）的形式存在，它可以储存在骨骼中，辐射到周围的身体器官和神经。

切尔诺贝利的影响

关于低剂量 / 低剂量率水平的剂量反应的详细研究，E. B. 布拉科娃（E. B. Burlakova）博士向我提供了一本由她主编的书《切尔诺贝利灾难的影响：人类健康》。在这本书的一章中，布拉科娃博士和其他 14 位科学家发表了他们的新发现：动物和人在低剂量 / 低剂量率电离辐射下的健康影响。他们仔细检查了暴露在电离辐射下的以下生物反应：

- 淋巴细胞和肝脏 DNA 的碱性洗脱

- 硝酸纤维素滤膜上脾脏 DNA 的中性洗脱和吸附

- 限制性核酸内切酶对脾脏 DNA 的限制

- 核，线粒体，突触，红细胞和白细胞膜的结构特点（使用 ESR 自旋探针技术）

- 醛缩酶和乳酸氢化酶的活性和异构体

- 乙酰胆碱酯酶、超氧化物歧化酶、谷胱甘肽过氧化物酶的活性

- 超氧阴离子自由基的形成速率

- 上述膜的脂质组成及抗氧化活性

- 细胞、细胞膜、DNA 和有机体对其他有害因素作用的敏感性

　　"对于所有的这些参数，我们发现了一个双峰剂量效应的依赖关系，这种影响在低剂量下逐渐加强，达到它在低剂量的最大值，然后减少，再随着剂量的增加而增加。"（布拉科娃，第 118 页）

　　布拉科娃博士推测，这项研究使用的是最低的实验剂量，所以细胞的修复机制没有被触发。修复机制在低剂量的最大值点被激活，提供了一个"好处"，直到被压倒。之后随着剂量的增大，伤害又开始增加。情况很可能就是这样。

　　然而，暴露于低剂量 / 低剂量率电离辐射的意外效应也可归因于生物机制，而不是辐射物理学家通常使用的直接 DNA 损伤假说。这些次级机制特别适用于低剂量 / 低剂量率条件。科学家已经观察到三种次生机制：佩考效应、单核细胞耗竭和变形红细胞。

　　佩考效应是由加拿大原子能有限公司的亚伯拉罕·佩考（Abram

Petkau）发现的。1972年，佩考博士在加拿大马尼托巴省的怀特谢尔核研究机构（Whiteshell Nuclear Research Establishment）发现，在每分钟 26 拉德（高剂量率）的情况下，需要 3 500 拉德总剂量才能破坏细胞膜。然而，在每分钟 0.001 拉德（低剂量率）的情况下，只需 0.7 拉德总剂量就能破坏细胞膜。在低剂量率下的机制，是通过辐射的电离作用产生自由基氧（O_2 带负电荷）。

在低剂量率下产生的稀疏分布的自由基，比在高剂量率下产生的密集分布的自由基更有可能到达细胞壁，继而与细胞壁发生反应。后者迅速重组。此外，细胞膜的轻微电荷在反应初期（低总剂量）会攻击自由基。计算机计算表明，自由基浓度越高，细胞膜对其攻击力就越弱。传统的辐射生物学家只测试了高剂量的反应，并寻找辐射对细胞膜的直接损害。

单核细胞耗竭：核裂变产生的放射性核素往往被人类和动物储存在骨组织中，准确地说，锶-90、钇、铀和超铀酸盐都有这种特点。这些放射性核素储存在骨骼中后，会靠近产生白细胞的干细胞，长时间释放低剂量 / 低剂量率的辐射，干扰正常的血细胞生成。少量中性粒细胞或淋巴细胞（数量最多的白细胞，通常由放射物理学家"计数"）并不引人注意。正常成年人每微升血液中大约有 7780 个白细胞——其中，中性粒细胞约 4300 个，淋巴细胞 2710 个，单核细胞只有 500 个。

如果骨髓中的干细胞被放射性核素的低水平辐射破坏，导致每微升血液中的白细胞减少 400 个，相当于白细胞出现了 5% 的耗损，可以说是微不足道的。如果所有的消耗都是中性粒细胞，这将意味着减少 9.3%，血细胞计数仍然保持在正常范围内。淋巴细胞也会保持在正常范围内，即使它们每微升消耗 400 个细胞，即 14.8%。然而如果单核白细胞减少 400 个，就相当于损耗了 80%。因此，在低剂量 / 低剂量率辐射下，观察单核细胞比研究淋巴细胞或中性粒细胞所受的影响更加重要（现在通常是这样做的）。单核细胞严重减少的影响有二：

1. 缺铁性贫血。因为红细胞死亡时，是单核细胞回收了红细胞中大约 37%—40% 的铁。

2. 抑制细胞免疫系统。因为单核细胞分泌激活淋巴细胞免疫系统的物质。

变形红细胞：新西兰的雷·辛普森（Les Simpson）博士在电子显微镜下观察了到变形的红细胞，发现红细胞会引起从严重疲劳到大脑功能障碍等一系列症状，最终导致短期记忆丧失。他在慢性疲劳患者身上发现了这种细胞的数量在增加。据推测，由于外形肿胀，它们无法轻易进入细小的毛细血管，从而使肌肉和大脑得不到足够的氧气和营养。在广岛和长崎，以及切尔诺贝利，人们都观察到了慢性疲劳综合征，即"布拉布拉病"（bura bura disease）。

在放射生物学的官方方法中，只有对 DNA 的直接损伤被认为是"相关的"，只有高剂量 / 高剂量率的实验或观察被用来估计剂量反应率。正如前文所指出的，"共同的智慧"是不研究低剂量 / 低剂量率的影响，而必须从官方接受的高剂量 / 高剂量率研究中做出判断。现在这种方法已经被布拉科娃博士和其他研究者所抛弃。

一个人将其理论建立在不可能研究这一现象的基础上，肯定是一种特殊的科研方法！这个神话已经被证实是多么的轻率，同时它也要对忽视负刑事责任。

不幸的是，沙漠风暴行动的退伍军人以及伊拉克和科威特人民，都是最近在人类身上进行的一项军事试验的受害者。我认为，这种忽视是无知和有罪的。

现在关于低水平辐射的研究

我想提请大家注意以下关于低水平辐射影响的重要新成果：

《切尔诺贝利事故的健康后果》（*Health Consequences of the Chernobyl Accident, Results of the IPHECA Pilot-Projects-and Related National Programs, Scientific Report*），日内瓦：世界卫生组织，1996 年。

E. B. 布拉科娃主编：《切尔诺贝利灾难的影响：人类健康》（*Consequences of the Chernobyl Catastrophe: Human Health*），莫斯科：俄罗斯环境政策中心和俄罗斯科学院放射生物学科学委员会（Center for Russian Environmental Policy and the Scientific Council on Radiobiology Russian Academy of Science），1996 年。

1994 年《辐射研究》第 137 卷补编（Volume 137, Supplement, *Radiation Research*, 1994），首次发表了广岛和长崎原子弹爆炸幸存者癌症发病率的剂量—反应数据。在此之前，只有癌症死亡数据被报道。

《电离辐射的生物学效应 V》（*Biological Effects of Ionizing Radiation V: BEIR V*），华盛顿：美国国家科学院，1990 年。该书根据原子弹幸存者研究中新分配的辐射剂量，提供了新的辐射风险估计。

现在还有对核工业工人的长期跟踪。这个行业在美国、英国都已经有 50 多年的历史。成果包括：

R. 努斯鲍姆和 W. 科胡莱恩的论文《低剂量电离辐射的健康影响的不一致性和开放性问题》，《环境与健康展望》，第 102 卷，第 8 期，1994 年 8 月（R. Nussbaum and W. Kohnlein, "Inconsistencies and Open Questions Regarding Low-Dose Health Effects of Ionizing Radiation", *Environmental Health Perspectives*, Vol. 102, No. 8, August 1994）。

D. L. 普雷斯顿和 D. A. 皮尔斯的技术报告 TR9-87，广岛：辐射效应研究基金会，1987 年（D. L. Preston and D. A. Pierce, Technical Report TR9-87, Hiroshima: RERF, 1987）。

D. L. 普雷斯顿和 D. A. 皮尔斯：《剂量学变化对原子弹幸存者癌症死亡风险评估的影响》，《辐射研究》，第 114 卷，第 3 期，1988 年（Dale L. Preston and Donald A. Pierce, "The Effect of Changes in Dosimetry on Cancer Mortality Risk Estimates in the Atomic Bomb Survivors", *Radiation Research*, Vol. 114, No. 3, Jun. 1988）。

G. M. 肯达尔：《死亡率和职业性照射：辐射工作人员国家登记处的第一次分析》，《英国医学杂志》，第 304 卷，1992 年（G. M. Kendall, "Mortality and Occupayional Exposure to Irradiation: First Analysis of the National Registry for Radiation Workers", *British Medical Journal*, Vol. 304, 1992）。

S. 温：《橡树岭国家实验室工人的死亡率》，《美国医学会杂志》，第 265 卷，1991 年（S. Wing, "Mortality Among Workers at Oak Ridge National Laboratory", *Journal of the American Medical*

Association, Vol. 265, 1991）。

G. W. Kneale 和 A. Stewart 的《对汉福德 1944—1986 年死亡数据的重新分析》,《美国工业医学杂志》, 第 23 卷, 1993 年（G.W. Kneale and A. Stewart, "Reanalysis of the Hanford Data, 1944－1986 Deaths", *American Journal of Industrial Medicine*, Volume 23, 1993）。

参考文献

1. Graeub, Ralph, *The Petkau Effect*, Revised Edition, 1990, Translated from German by Phil Hill, and Published by Four Walls Eight Windows, New York, 1994. ISBN: 1-56858-019-3.

2. Benell, R. "Internal Bone Seeking Radionuclides and Monocyte Counts," *International Perspectives in Public Health*, Vol. 9, 1993, pp. 21－26.

3. Simpson, Les, has published several papers in the *New Zealand Medical Journal*, and wrote a Chapter in the *Medical Textbook on Myalgic Encephalomyelitis* (Ml), edited by Dr. Byron Hyde.

20. 贫铀的传播与海湾战争老兵平民的受害

在空气中悬浮的贫铀气溶胶，沉降范围几乎无限。这些微粒很容易被吸入和摄入，这使得它们对人类健康构成威胁。

伦纳德·迪茨

摘要

我们通过贫铀的背景知识来构建一个物理模型，该模型描述了在科威特和伊拉克的战场上，达到危险剂量的贫铀如何轻而易举地进入了大批无防护的海湾战争老兵体内。

我们研究了铀－238——贫铀成分里99%以上都是它——是如何通过放射性衰变产生两种衰变子体的。这两种衰变子体常与铀－238伴生，并且显著增加了其放射性。金属铀的自燃特性，使贫铀在受到撞击或在火中加热时会燃烧（迅速氧化），形成肉眼看不见的气溶胶颗粒，并在空气中传播。

我们参考了已经完成的、对铀气溶胶在大气中远至25英里（42公里）风载传输的科学测量数据。斯托克斯（Stokes）著名的物理定律有助于解释贫铀微粒在空中的远距离传输是如何发生的。

我们描述了γ射线和高能粒子如何被人体组织吸收，并能穿过大量的人体细胞，潜在地损害活细胞细胞核中的遗传物质。我们描述了一个由国际辐射防护委员会提出的生物动力学模型，解释了铀微粒是如何进入人体并扩散到重要器官的。该模型预测，急性摄入铀颗粒可导致其后数年尿铀水平高。

我们回顾了海湾战争期间发射的贫铀弹药吨数估计值。即使最低估计值——300吨贫铀——中只有1%到2%发生燃烧，也会产生3000—6000千克的贫铀气溶胶。这一背景知识，使我们能够在具体的战场检测点建立一个合理的污染模型。它包括三个步骤：

1. 对伊拉克装甲部队的集中打击，瞬间产生了数百千克贫铀气溶胶；

2. 在风的作用下，贫铀气溶胶微粒迅速扩散；

3. 在战场上无保护的美国军人吸入和摄入了贫铀颗粒。

美国军方及其代理人声称，贫铀弹药是安全的，但他们没有公开说明贫铀弹药发射后的健康和安全问题。显然官方认为在战斗情况下，无保护的人员暴露于贫铀弹药的燃烧产物时所承担的健康风险是在可接受范围之内的。

我们提到，据报道有22名美国军人被"友军火力"误伤，体内嵌入了贫铀碎片。海湾战争过去五年多了，他们体内的碎片几乎没有被移除，其长期健康状况还没有确定。我们注意到，在密西西比州的海湾战争老兵家庭中，严重出生缺陷的发生率高得惊人。

最后，我们提到飞机上常用的飞行控制配重物和贫铀弹药如何在烈焰中燃烧，以及由此产生的可吸入和摄入的贫铀气溶胶微粒在空气中的危险浓度。

导论

　　媒体广泛报道说，许多参加过海湾战争的老兵得了海湾战争综合征。在战争期间，他们暴露于有毒化学物质、实验药物、杀虫剂和贫铀之中。众所周知，铀的化学毒性和放射性都很高。

　　目前还不能确定贫铀在多大程度上导致了他们的疾病，以及他们的孩子在战后怀孕和出生时的遗传缺陷。在发生铀暴露和患病之前，很少有老兵知道贫铀弹药被使用过。一些人被告知贫铀会有 γ 射线，但并未被告知吸入贫铀穿甲弹击中装甲时产生的氧化铀微粒会危害健康。[1]炮击停止 8 天后，陆军总部才首次发出指南，告诉部队如何处理遭到放射性污染的车辆。[2]

　　这篇论文的主要目的，是建立一个物理模型，研究达到危险剂量的贫铀如何轻而易举地进入了大批无防护的海湾战争老兵体内。为此，我们回顾了金属铀的自燃性质及其放射性。我们展示了在大气风的作用下，铀气溶胶微粒是如何轻易地到达很远的地方，贫铀气溶胶微粒进入人体并被吸收的路径，以及在海湾战争中发射的贫铀弹药的吨数。

　　这些信息被用来构建一个污染模型，解释大量士兵很可能在

---

[1] "Operation Desert Storm: Army Not Adequatedly Prepared to Deal with Depleted Uranium Containmination," U. S. *General Accounting Office Report GAO/NSIAD-93-90*, Jan. 29, 1993.

[2] Headquarters U. S. Army Armament, Munitions and Chemical Command memorandum on DU, Mar. 7, 1991, to Persian Gulf commanders, photocopy in the book, *Uranium Battlefields Home and Aboard: Depleted Uranium Use by the U. S. Department of Defence*, Bukowski, G and Lopez, D. A. Mar. 1993, pp. 91-94.

科威特和伊拉克战场上受到污染的原因。我们展示了美国军方如何看待贫铀弹药的安全性，最后提到一些已知的经历过贫铀暴露的美国士兵，并指出海湾战争老兵的许多家庭孕育的儿童患有严重出生缺陷的比例很高。

金属铀的自燃性质

金属铀的自燃特性是众所周知的。据美国陆军战地指挥官估计，当贫铀穿甲弹高速击中装甲时，约有 10% 会燃烧，形成微米大小的可被吸入或摄入的氧化铀颗粒。然而，美国陆军环境政策研究所在一份涉及硬目标测试的研究报告中指出，"当一枚贫铀穿甲弹击中坦克时，最多会有 70% 变成烟雾……"。[1]

铀可以以其他方式燃烧，产生氧化铀气溶胶微粒。铀元素是可以自燃的，当金属铀在空气中加热至 500 摄氏度时，它会迅速氧化并维持缓慢的燃烧。例如，贫铀弹药储存点火灾的影响已经得到了研究。[2]帕克（Parker）研究了贫铀飞行控制配重物在飞机失事地点燃烧，以及大量人员暴露于氧化铀微粒而引起肾脏中毒的可能性。[3]

1992 年一架波音 747 飞机坠毁在荷兰阿姆斯特丹的一幢公寓

---

[1] "Health and Environmental Consequences of Depleted Uranium Use in the U. S. Army: Technical Report," prepared by the Army Environmental Policy Institute at the request of the U. S. Congress, Jun. 1994, p. 78.

[2] J. Mishima, M. A. Parkhurst and D. E. Hadlock, *Potential Behavior of Depleted Uraniurn Penetrators under Shipping and Bulk Storage Accident Conditions*, Battelle Pacific Northwest Laboratory, Richland, WA, Report PNL-5415, Mar. 1985, p. 138.

[3] R. L. Parker, "Fear of Flying," *Nature*, Vol. 336 22/29 Dec. 1988, p. 719.

楼里，并发生了剧烈燃烧。据估计波音 747 飞机尾部大约有 273 千克贫铀，真实数字不得而知。贫铀的燃烧污染了附近地区。[①]

铀的放射性衰变

我们简要地看一下铀的衰变链。表一总结了天然铀和贫铀的同位素组成。同位素组成在诺尔斯原子能实验室（Knolls Atomic Power Laboratory）用高灵敏度和精确的质谱计进行了测量。[②]

表 1　天然铀和贫铀原子中的同位素组成百分比

	铀－234	铀－235	铀－236	铀－238
天然铀	0.0055	0.7196	0.0000	99.2749
贫　铀	0.0008	0.2015	0.0030	99.7947

再加工核燃料中残留的铀－236 可能存在于一些贫铀库存中。贫铀的 α 活性比天然铀低 43%，因为铀－234 和铀－235 更少，但贫铀总是以高度浓缩的形式出现，大大弥补了它较低的 α 活性。相比之下，天然铀在土壤中的重量占百万分之一至百万分之三。它以非金属形式存在于矿物中，对化学反应呈相对惰性的特点。

① Henk Van der Keur, "Uranium Pollution from the Amsterdam Plane Crash," *Konfrontatie*, Feb. 1994; translated by Wendie Kooge and Kemp Houck.

② L. A. Dietz, CHEM-434-LAD, "Investigation of Excess Alpha Activity Observed in Recent Air Filter Collections and Other Environmental Samples," Jan. 24, 1980, p. 7; unclassified technical report, Knolls Atomic Power Laboratory, chenectady, NY 12301; obtained under the Freedom of Information Act. copies available upon request from Cathy Hinds, Director, Military Toxics Project, P. O. Box 845, Sabattus, ME 04280, or from Grace Bukowski, Citizen Alert, P. O. Box 5339. Reno, NV 89513.

在铀衰变链或以铀－238 为主的铀衰变链中，只有前三个同位素对确定铀的放射性有重要意义。[1] 铀－238 衰变为钍－234（Th－234），钍－234 衰变为镤－234（Pa－234），镤－234 衰变为铀－234。铀－234 的半衰期长达 24.6 万年，在我们的一生中它不会衰变太多，也不会产生大量的衰变子体。

铀－238 衰变链在六氟化铀还原成贫铀金属的过程中断裂了，并在熔化和加工成穿甲弹芯的过程中再次断裂。为了确定在部分衰变链中恢复平衡所需的最大时间，我们假设一个最初只包含铀－238 同位素、没有衰变子体的铀固体样品。我们使用贝特曼方程（Bateman's equation）[2] 计算了钍－234 和镤－234 活动的增长与经过时间（以周为单位）的函数。结果见表 2。

表 2 最初没有衰变子体的 1 克铀－238 的放射性（衰变／秒）

半衰期：
铀－238 ＝ 4.47×10^9 年 ＝ 44.7 亿年
钍－234 ＝ 24.10 天
镤－234 ＝ 1.17 分钟，6.69 小时（两个衰变状态）
铀－234 ＝ 2.46×10^5 年 ＝ 24.6 万年

周	铀－238 →	钍－234 →	镤－234 →	铀－234
0	12430	0	0	0.000
1	12430	2270	2150	0.000
5	12430	7890	7840	0.001

---

[1] G. Bukowski, and D. A. Lopez, *Uranium Battlefields Home and Aboard: Depleted Uranium Use by the U. S. Department of Defence*, Mar. 1993, p. 59.

[2] H. Bateman, "The Solution of a System of Differential Equations Occurring in the Theory of Radioactive Transformations," *Proc. Cambridge Phil. Soc. 16*, 1910, p. 423.

周	铀-238 →	钍-234 →	镤-234 →	铀-234
10	12430	10770	10750	0.004
15	12430	11830	11820	0.007
20	12430	12210	12210	0.010
25	12430	12350	12350	0.013
30	12430	12400	12400	0.017

25 周后，钍-234 和镤-234 的衰变速率相当于它们的母同位素——铀-238——衰变速率的 99.4%，实现了长期平衡。这种长期平衡意味着铀-238 的衰变子体正在被其衰变子体以同样的速率所取代；25 周后，三种同位素的衰变速率大致相同。这是衰变速率最大的时刻。在现实中，由于这两种同位素永远不可能从铀-238 中完全分离出来，所以三者平衡会更快地实现。同位素铀-238 释放出 α 粒子，也释放出一些 γ 射线。它的衰变子体——钍-234 和镤-234——则都会释放出 β 粒子和 γ 射线。α 粒子是一个快速的、被移除了两个电子的氦原子，β 粒子是一个高速电子，γ 射线则与 X 射线类似。

六个月的大量辐射

从对固体贫铀样品的分析中我们可以得出结论：在贫铀穿甲弹或坦克的贫铀装甲被制造出来，以及在贫铀微粒进入人体之内后，六个月时间内会有大量以 β 粒子和 γ 射线形式存在的额外辐射。事实上，贫铀发出的大多数穿透性 γ 射线和所有 β 粒子并非来自铀-238，而是来自它的衰变子体。[1] 仅 1 毫克贫铀一年时间里就可以产生超过 10 亿 α 粒子、β 粒子和 γ 射线。

美国陆军已经调查了装甲车辆被贫铀弹药击中后产生的贫铀气溶胶。其调查人员报告"……在被贫铀弹药击中的车辆内，人员的吸入剂量可能为几十毫克"。[2] 这种铀暴露将会达到急性剂量。

γ 射线在人体组织中被吸收的过程如下：如果它们的能量超过 40 千电子伏特，部分 γ 射线的能量就会转移到一个原子电子上，使其处于高速运动状态；剩余的能量被新的 γ 射线带走。这个过程被称为康普顿效应（the Compton Effect）。它不断重复，直到 γ 射线的能量低于 40 千电子伏特，光电效应使剩余的能量可以转移到光电子上。

例如，使用戈夫曼（Gofman）的方法，我们可以计算出人体组织每吸收 850 千电子伏特的 γ 射线，会产生一组高速的康普顿电子和一个快速的光电子，平均可以穿过 137 个人体细胞。相比之下，根据戈夫曼的说法，通常用于医学诊断的 X 射线的峰值能量为 90 千电子伏特，平均能量为 30 千电子伏特。人体组织中 30 千电子伏特的 X 射线可以转化为该能量的光电子，平均只能穿过 1.7 个细胞。在人体组织中，沿高速电子轨道进行的电离作用会对细胞核中的遗传物质造成损害。[3]

---

[1] *Handbook of Chemistry and Physics*, The Chemical Rubber Co., 50th ed., 1969−1970, p. B−535.

[2] "Health and Environmental Consequences of Depleted Uranium Use in the U. S. Army: Technical Report," p. 119, op. cit.

[3] For a detailed description of the physics and method used in calculating average Compton electron and photoelectron energies, their ranges in body tissue, and estimating the number of living cells traversed by these highspeed electrons and by beta particles, （转下页）

因此，来自镤-234的高能γ射线比普通的医用X射线穿透性强得多，可以伤害更多的活细胞。镤-234释放的每个β粒子能量可以达到2.29百万电子伏特，不仅数量多，而且极具穿透力。根据戈夫曼的实验数据，每一个这样的粒子都可以穿过五百多个体细胞。

α、β和γ辐射会对细胞和器官产生同样的生物效应，而且其辐射对人体造成的损害可以在暴露期不断累加。[1] 因此，在评估可能的癌症风险和基因损伤时，不仅必须考虑铀-238的α粒子对人体组织的持续辐射，还必须考虑其衰变子体——钍-234和镤-234——的高能β粒子和γ射线。

铀粒子在空气中的传播

在空气中悬浮的贫铀气溶胶的沉降范围几乎无限。这些微粒很容易被吸入和摄入，对人类健康构成威胁。贫铀加工厂或贫铀弹药测试场地的环境评估，通常会淡化贫铀微粒沉降物广泛传播的可能性。

例如美国陆军弹道研究实验室（U. S. Army Ballistics Research Laboratory）1992年进行的一项环境影响研究认定，"贫铀粒子由于其质量和密度，在空中只能飞行很短的距离。这两个因素中的任意一个都可以阻止贫铀的异地释放"。[2] 然而，对于金属铀或

（接上页）see J. W. Gofman's book, *Radiation-Induced Cancer from Low-Dose Exposure: an Independent Analysis*, 1990: 1st ed., Committee for Nuclear Responsibility, Inc. Book Division, P. O. Box 11207, San Francisco, CA 9410 I, Chapters 32 and 33.

[1] J. Schubert, R. E. Lapp, *Radiation: What It Is and How It Affects You*, Compass Books Edition, Viking Press, 1958, pp. 6, 8, 16 and 18.

[2] Report No. NV-89-06, "Environmental Assessment for the Depleted Uranium Testing Program at the Nevada Test Site by the United States Anny Ballistics Research Laboratory," U. S. Dept. of Energy, Nevada Field Office, Las Vegas, Nevada, March 1992, p. 12.

其氧化物微米大小的颗粒来说，情况并非如此。事实上，在陆军弹道学研究实验室环境影响研究报告出台之前，空气中悬浮颗粒的传播就早已为人所知，1976 年就有研究估计其传播距离为 8 公里。[1] 只是 1976 年的人们可能还没有完全认识到，气溶胶微粒可以通过风的作用传播到更远的地方。

1979 年，我在纽约州斯克内克塔迪的诺尔斯原子能实验室工作。在解决一个放射性问题的过程中，我和同事在质谱仪组件中偶然发现了贫铀气溶胶，这些气溶胶收集在诺尔斯的环境空气过滤器中。[2] 贫铀微粒的污染源被证明是国家铅业公司（National Lead Industries）的一个工厂，该工厂位于纽约州奥尔巴尼市的科洛尼（Colonie, Albany, NY），在诺尔斯工厂以东 10 英里（16 公里）处。当地一家报纸称，国家铅业公司正在制造 30 毫米口径贫铀穿甲弹和飞机金属配重块。[3]

我们分析了三个不同地点的总共 16 个空气滤清器的数据，涵盖了 1979 年 5 月至 10 月内 25 周的暴露时间。空气滤清器都含有微量的贫铀，其中三个在该工厂西北方向 26 英里（42 公里）的地方暴露了四周。这绝不是贫铀气溶胶微粒的最大沉降距离。

1980 年 2 月，纽约州的法庭命令国家铅业公司的工厂停产，不

---

① D. A. Dahl, L. J. Johnson, LA-UR-77-681, "Aerosolized U and Be from LASL Dynamic Experiments," Los Alamos Scientific Laboratory, 1977, p. 2.

② L. A. Dietz, CHEM-434-LAD, op. cit.

③ B. Hines, "Colonie Uranium Plant Closes as Radiation continues Unchecked," *Schenectady Gazette*, Feb. 6, 1980, photocopy in G. Bukowski and D. A. Lopez, *Uranium Battlefields Home and Abroad: Depleted Uranium Use by the U. S. Department of Defense*, May 24, 1991, p. 120.

过这与我们在诺尔斯原子能实验室空气过滤器中发现贫铀毫无关系。该厂在某个月里的放射性物质排放，超过了纽约州规定的150微居里的限制。该工厂于1983年关闭，目前正在进行净化和拆除。

150微居里等量于387克贫铀金属。打个比方，A-10攻击机上30毫米机炮使用的GAU-8/A穿甲弹，每发含有272克贫铀金属。

贫铀微粒顺风可飞数英里

我们利用一种特殊的裂变径迹分析技术，从诺尔斯原子能实验室的几个空气过滤器中提取了26个含铀微粒，并分别对它们的铀同位素含量进行了分析。其中四个大小约为4—6微米的微粒含有纯贫铀，三个形状较为规则，第四个是直径为3.8微米的球体，很可能是由熔化态的二氧化铀凝固而成的；另外22个微粒，是与放射性排除问题有关的浓缩铀。

大气中广泛存在的痕量贫铀污染（trace contamination of DU），低于允许限度的1%。与被风吹了10英里、从奥尔巴尼市到诺尔斯原子能实验室的四个贫铀微粒相比，影响可以忽略不计。这四个贫铀微粒接近可吸入大小的上限，约为5微米。可吸入性是指颗粒物通过上呼吸道进入肺，并在肺的各个区域内存留多年。一个5微米的二氧化铀微粒产生的高能α粒子会对肺组织造成经年累月的局部辐射，并在肺部形成辐射热点。[①]

金属铀的密度是每立方厘米19克；二氧化铀的密度是每立

---

① L. A. Dietz, "Estimate of Radiation Dose from a Depleted Uranium Oxide Particle," in G. Bukowski and D. A. Lopez, *Uranium Battlefields Home and Abroad: Depleted Uranium Use by the U. S. Department of Defense*, May 24, 1991, pp. 153−155.

方厘米 11 克，等于铅的密度。如此密度的二氧化铀微粒，或者密度为铅 1.7 倍的金属铀微粒，如何能在空气中停留足够长的时间，被风吹 26 英里（42 公里）远？回答这个问题似乎是一个艰巨的挑战，但并不需要复杂的物理理论。就像一个跳伞者在低空自由落体时，可以迅速达到约每小时 120 英里的恒定终端速度一样，一个微米大小的铀微粒在引力的作用下通过静止空气下落时也会达到恒定的终端速度。

对于微米大小的贫铀颗粒如何可以在空中保持好几个小时的问题，斯托克斯定律提供了准确和有说服力的科学诠释。这个物理定律是乔治·斯托克斯在 1846 和 1851 年提出和发表的，已被研究流体力学的科学家和工程师们所知晓，并在流体流量的入门教材中有所介绍。它由以下公式给出：

$$V = \frac{2GR^2(S-A)}{9C}，\text{其中}$$

R^2 意味着 R 的平方

G = 980.4 厘米每平方秒，是重力加速度

R = 以厘米为单位的球体的半径

S = 以克每立方厘米为单位的球体的密度

A = 1.213×10^{-3} 克每立方厘米，是在一个大气压、18 摄氏度时空气的密度

C = 1.827×10^{-4} 泊（poise），是在一个大气压、18 摄氏度下空气的黏度

如果 G、R、S、A 和 C 都是所示的单位，那么 V 是以厘米每秒为单位的终端速度。我们用斯托克斯定律可以计算一个已知半

径和密度的金属铀或铀氧化物的精密圆球，从静止空气中落下的终端速度。

0.1 以下的雷诺兹数（Reynolds）适用于斯托克斯定律对流体流量描述。实验证实了这个上限。[①] 一个球体的无量纲雷诺兹数 Re 是

$$Re = \frac{2RAV}{C}$$

由上述定义的公式中可知，一个直径为 10 微米的铀金属球在静止的空气中下落速度为每秒 5.7 厘米，$Re=0.038$，远远小于 0.1。因此，斯托克斯定律对所有经由空气沉降的可吸入球形铀金属或直径小于 10 微米的氧化物颗粒是准确的。表 3 列举了不同微粒尺寸的下降率。

表 3　二氧化铀球形颗粒在静止空气中的终端（常数）速度。
　　　　直径单位为微米

直径	厘米每秒	英尺每小时
5.0	0.82	97
4.0	0.52	62
3.0	0.30	35
2.0	0.13	15
1.0	0.033	4
0.5	0.0082	1

① B. S. Massey, text book, *Mechanics of Fluids*, 6th Ed., Van Nostrand Reinhold, 1989, p. 172; R. W. Fox and A. T. McDonald, text book, *Introduction to Fluid Mechanics*, 4th Ed., Wiley, 1992, p. 444.

当密度和重量相同时，不规则形状的微粒比一个球体下落得更慢。1微米以下的贫铀微粒其实是飘浮在空中的，并且可以长时间保持悬浮状态。经诺尔斯原子能实验室分析，直径为3.8微米的二氧化铀球形颗粒，下降速度为每小时56英尺。它先是被国家铅业公司排到200英尺（61米）的高空，然后微风以平均每小时3英里（4.8公里）的速度把它带到10英里（16公里）远的诺尔斯原子能实验室去。

另外，两种自然现象可以大大增加沉降物的范围。首先，空气中的摩擦力或铀原子释放出的粒子，会使贫铀微粒带电。例如，众所周知，高速离子撞击金属氧化物表面将从表面逐出次级电子脉冲。[①]

α粒子是一种高速的氦离子，当它通过铀氧化物粒子的表面时，会在其表面下产生大量的二次电子。许多表面以下的无动量电子会从空气中的氧化铀粒子中逃逸，使其处于正电荷状态。

就像静电集尘器在室内收集灰尘一样，带电的"二氧化铀粒子"和相反位置带电的尘埃粒子会相互吸引并结合在一起。这两个粒子的平均密度将大大低于每立方厘米11克，沉降范围也将会大大增加。

沉降物颗粒也可以附着在地面的沙尘颗粒上，然后通过风或车辆的作用，重新悬浮在空中并被运送到新地点。[②]而海湾地区

① L. A. Dietz, and J. C. Sheffield, "Secondary electron emission induced by 5–30 keV monatomic ions striking thin oxide films," *Journal of Applied Physics*, Vol. 46. No. 10, Oct. 1975, pp. 4361–4370.

② For a discussion of resuspension of radionuclides, see *Enewetak Radiological Survey*, U. S. Atomic Energy Commission, Nevada Operations Office, Las Vegas, NV, Report NVO-140, Vol. 1, Oct. 1973, pp. 507–523.

的沙漠，沙子是非常细的。[1]

此外，大气每秒几厘米的随机运动，与微米级氧化铀或金属微粒通过空气下落的终端速度相同。

贫铀及其辐射进入人体的途径

铀粒子进入人体的途径包括呼吸道、胃肠道、皮肤，以及擦伤或大伤口。国际辐射防护委员会开发了一种生物动力学模型，描述了铀在人体中的行为。[2]模型考虑到气溶胶颗粒大小、化学形态，以及从人体重要器官和骨骼中吸收铀的排泄率。放射性微粒通过摄取和从呼吸道转移到胃肠道。该模型显示，急性吸入二氧化铀或八氧化三铀（黄饼）的铀气溶胶微粒后，尿铀症状可以持续数年。

暴露于γ射线照射，是贫铀进入人体的另一种途径。在装备有贫铀弹药的艾布拉姆斯坦克中的乘员所接受的辐射量，相当于每20—30小时就接受一次胸部X光检查。[3]美国陆军在贫铀穿甲弹表面测量到每小时250毫雷姆的γ剂量率。[4]这一剂量率与美

---

[1] Korenyi-Both, Col. A. L., MD, Ph. D, "Al Eskan Disease-Persian Gulf Syndrome," synopsis of a medical report.

[2] International Commission on Radiation Protection Publication 54, book, *Individual Monitoring for Intakes of Radionuclides by Workers: Design and Interpretation*, Pergamon Press, 1988.

[3] G. Bukowski and D. A. Lopez, *Uranium Battlefields Home and Abroad: Depleted Uranium Use by the U. S. Depa rtment of Defense*, Mar. 1993, p. 50.

[4] D. P. Skogman, Headquarters, U. S. Army Armament, Munitions and Chemical Command, Rock Is., IL 61299, May 24, 1991, photocopy in G. Bukowski and D. A. Lopez, *Uranium Battlefields Home and Abroad: Depleted Uranium Use by the U. S. Department of Defense*, p. 98.

国劳工部发给核金属公司的材料安全数据表上未指定质量的剂量率（每小时 233 毫拉德）一致——在表示 γ 射线剂量时，拉德和雷姆是两个相等的单位。[①] 在发生身体接触时，每小时 250 毫雷姆相当于每小时接受了 50 次胸部 X 光检查的量。完整的贫铀穿甲弹，以及从坦克炮上射出并留在战场上的穿甲弹碎片，都有如此程度的表面辐射。

对贫铀弹药发射吨数的估计

在海湾战争中发射的贫铀弹药的实际吨数很难确定。战争期间，所有战争新闻被审查，并且 A-10 攻击机发射的贫铀弹数量也是保密的。[②] 据估计，这些飞机发射的贫铀弹在沙漠盾牌和沙漠风暴行动中占到 95%。现在美军确认"沙漠盾牌和沙漠风暴行动大约消耗了 1.4 万发大口径贫铀弹。训练中消耗了 7000 发，科威特多哈兵营的火灾中损失了 3000 发。"[③]

这 1.4 万发大口径贫铀弹中约含 60 吨贫铀。威廉·阿金（美国具有重要影响力的核战略专家、前军事情报分析家和顾问）根据《信息自由法》公布的信息估计，科威特和伊拉克的战场上大

---

① G. Bukowski and D. A. Lopez, see pp. 131-132 for photocopy of Material Safety Data Sheet, op. cit.

② J. Osterman, "Potential Hazards of Depleted Uranium Penetrators," a Pentagon report to Congressman Les Aspin, Chm. House Armed Services Comm., photocopy in G. Bukowski and D. A. Lopez, *Uranium Battlefields Home and Abroad: Depleted Uranium Use by the U. S. Department of Defense*, pp. 86-89.

③ Summary Report to Congress, "Health and Environmental Consequences of Depleted Uranium Use by the U. S. Army," prepared by the U. S. Army Environmental Policy Institute, Jun. 1994, p. 10.

约留下 300 吨贫铀。[1] Laka 基金会估计总数为 800 吨。[2] 考虑到有些贫铀弹并未射中目标，即使最低估计的 300 吨中只有 1% 或 2% 燃烧殆尽，也可能会有 3—6 吨的贫铀气溶胶微粒在战场上空飘散——这一数量仍是相当可观的。

污染模型

我们现在可以提出一个可行模型——以说明退伍老兵在海湾战争期间是如何遭受贫铀弹污染的。它有三个步骤：

1. 来源：在战场某处，美国飞机和坦克对伊拉克装甲部队进行了集中打击，瞬间产生了数百千克微米大小的贫铀气溶胶；烟柱从燃烧的坦克和车辆上带走了贫铀气溶胶微粒，使其呈区域型分布。

2. 扩散：在风的作用下，由贫铀气溶胶微粒形成的云被散布到战场的空中。据诺尔斯原子能实验室的测算，这些贫铀微粒的扩散范围可以达到 25 英里（45 公里）或更远。

3. 吸入和摄入：在战场上无保护的美国军人可能会吸入和摄入大量贫铀颗粒。这些微粒进入他们的肺和身体，其中大部分会被重要的器官和骨骼吸收。国际辐射保护委员会的生物动力学模型已经向我们展示了铀的气溶胶是怎样进入身体并被吸收的。[3]

---

[1] W. M. Arkin, "The desert glows: with propaganda," *Bulletin of the Atomic Scientists*, May 1993, p. 12.

[2] The LAKA Foundation: Dutch national center for critical documentation on nuclear energy; No. 2 in a series of fact sheets on the Gulf War, Jun. 1994.

[3] International Commission on Radiation Protection Publication 54, book, *Individual Monitoring for Intakes of Radionuclides by Workers: Design and Interpretation*, Pergamon Press, 1988.

美国陆军和老兵事务部，显然不乐意研究贫铀微粒被吸入或摄入身体所造成的健康影响。他们拒绝对大批这样的老兵进行检测，只有很少一部分老兵接受了检测。然而根据劳拉·弗兰德斯的调查，截至 1995 年 1 月，至少已经有 4.5 万名曾在海湾作战的士兵出现了严重的症状。[1]

在贫铀加工厂工作的工人，以及这些工厂附近社区的居民，也已经被贫铀微粒的沉降物污染了。污染传播的速度取决于空气中铀微粒的浓度与大小。微粒越小，就越容易进入人体。

在为 1982 年纽约州海军协会工业意见听证会准备的证词中，国家癌症研究计划的首要调查人——卡尔·约翰逊（Carl Johnson）博士证实，一些在海军工厂工作的工人，尿铀浓度被检测出为每公升 30 微居里（77 微克铀/升）。他说这样的浓度水平表明（被检测的工人们）身体已经在承受来自铀的沉重负担。[2]

美军如何看待贫铀武器的安全性

美国空军代表在给参议员山姆·纳恩（Sam Nunn）的一封信中写道："这些军用物资在储存、运输和使用中，并不比那些由铅和铜制成的军用物资危险到哪去。"[3] 美国陆军在致国会的报告中呼应了这个观点："使用贫铀对健康的威胁在和平时期是微乎

---

① L. Flanders, "A Lingering Sickness," *The Nation*, Jan. 29, 1995, pp. 94, 96.

② G. Bukowski and D. A. Lopez, p. 35, op. cit.

③ Lt. Col. W. M. Washabaugh, U. S. Air Force, Congressional Inquiry Div., Office of Legislative Liaison, letter to Sen. Sam Nunn, Chm. Senate Armed Services Comm., Nov. 8, 1990.

其微的。这些威胁包括在和平时期内运输、储存和处理完整的贫铀弹和贫铀装甲。"①

美国空军和陆军都没有向公众展示士兵和其他吸入放射性贫铀微粒的人们受到的健康威胁的分析数据，也没有展示在贫铀弹被发射后生活在贫铀污染地区的人们受到的健康威胁：这是真正的安全问题，然而他们选择了忽视。而且，审计总署在提交给国会的报告中指出："陆军指挥官们相信，在战争期间或是其他危险时刻，有关贫铀的防护措施会被忽略，因为来自贫铀的威胁远不及来自战争本身的威胁大。"②

陆军必然知道，为所有士兵提供可以有效防止贫铀颗粒吸入的呼吸面罩是非常困难的。尽管高效率的空气过滤器已经投入军用，但是军人周围仍然很容易受到污染。无论何时，地表、植被、武器、制服和其他表面受到贫铀气溶胶污染的材料被使用或移动后，它们都将成为贫铀微粒在空气中传播的次选媒介。因此，这给在战场上投放可靠的放射性物质吸收器带来了困难。

依据陆军环境政策研究中心的报告，③陆军认为军事人员在战场或其他地方以无防护的方式接触贫铀军事物资，是可以接受的。这份报告包含了大量贫铀武器的技术信息，但大量声明与结论并不为已发表的科技数据所支持。"军用毒物项目"针对陆军

① Summary Report to Congress, p. 3, op. cit.

② "Operation Desert Storm," p. 4, op. cit.

③ "Health and Environmental Consequences of Depleted Uranium Use in the U. S. Army: Technical Report," op. cit.

环境政策研究中心的报告，提出了不少重要的反驳意见。[1]

有暴露经历美国老兵及其家人的疾病

36 名士兵中，有 22 人体内有贫铀碎片，他们都在寻求药物治疗。他们所在的车辆被贫铀武器袭击了。[2] 另一则报道则称，在"友军火力"误伤美国坦克与布拉德利战车的事件中，共导致了 35 名士兵死亡和 72 人受伤，上述 36 人也在其中。[3] 这是被官方承认的，因为这些老兵都由大量贫铀气溶胶和贫铀碎片而经历了贫铀暴露。

在全国广播公司的一次每日新闻节目中，达里尔·克拉克中士（Sergeant Daryll Clark）讲述了跟贫铀有关的经历：他和 12 个战友在沙漠中抵达预定位置时，有人用无线电通知他们有 20 辆伊拉克坦克正在靠近他们前方的雷达部队；他呼叫了空军支援，于是很快飞来了一架 A-10"疣猪"攻击机，使用 30 毫米口径贫铀炮弹摧毁了地面上的所有坦克。

克拉克描述了他和战友们在燃烧的坦克中，如何被烟尘呛得剧烈咳嗽甚至于窒息，其中掺杂的贫铀气溶胶导致他们呼吸困难。战争结束后，克拉克长期存在呼吸系统问题。他的女儿肯尼迪在 1992 年 9 月出生，生下来脸上和身上就遍布紫色的瘢痕，一

---

[1]　"Radioactive Battlefields of the 1990s, the United States Army's use of Depleted Uranium and Its Consequeces for Human Health and the Environment," by the Military Toxics Projects Depleted Uranium Citizens' Network, Jan. 16, 1996.

[2]　Summary Report to Congress, p. 2, op. cit.

[3]　J. C. Helmkamp, "United States Military Casualty Comparison During the Persian Gulf War," *Journal of Occupational Medicine*, Vol. 36, Jun. 6, 1994, p. 614.

些身体器官也有这样的瘢痕，这些都是血管瘤。肯尼迪有严重的呼吸系统问题，而且天生没有甲状腺。克拉克说，一个基因学家告诉他，他可能已经吸入了放射性物质并影响了他的精子细胞。在克拉克经历贫铀武器暴露将近三年后，他的尿铀检测结果依然呈现阳性。

战地护士卡罗·皮考上士也被全国广播公司的一部纪录片重点介绍过。她和 7 名女医疗兵在前沿阵地执行任务时，她们被燃烧的伊拉克坦克和车辆包围着。由于去路被拦住，她们便停了下来，暴露在使伊拉克装甲车辆起火燃烧的贫铀面前。路易斯安那州拉法耶（Lafayette, Louisiana）的托马斯·卡伦德医生（Dr. Thomas Callender）检测皮考的病情后在节目里说，她的受伤症状与其他吸入放射性元素的病患高度类似。皮考已经因为健康原因被军队免职。

皮考和这 7 名医疗兵，还有克拉克及其 12 名战友，都被贫铀武器污染了，然而这 21 人并不在美国政府确认的受到贫铀武器污染的人员名单中。美国在伊拉克和科威特的战场上使用了大量贫铀穿甲弹，这使大批美国士兵有可能被贫铀污染。美国陆军和老兵事务部拒绝通过尿检与体内检测（全身 γ 射线剂量）来测量海湾战争老兵肺部和其他器官中的贫铀量。

海湾战争老兵们的生育缺陷概率高到令人瞠目，这是一个严重的问题。举个例子，根据劳拉·弗兰德斯的调查报告，美国老兵事务部曾经对密西西比州的 251 个海湾战争老兵家庭进行调查，[①]

---

① L. Flanders, "Mal de Guerre," *The Nation*, Mar. 7, 1994, p. 292.

发现这些家庭在战争之后孕育的孩子里，67% 存在严重的疾病，以及失明、失聪、血液感染、呼吸系统疾病或手指畸形等。弗兰德斯认为，这些先天缺陷主要归结于贫铀的辐射影响和沙漠飞虫的咬伤，其余原因还有实验性的疫苗、化学武器、杀虫剂和油井燃烧的烟尘等。

结论

我们已经证明了微米级的贫铀微粒可以很容易地大范围扩散，并通过辐射和化学方式毒害许多人。美国军火制造商（在美国政府的支持下）和其他军火制造商更新和售卖贫铀武器，供多国空军和陆军使用，会导致大量士兵在未来的军事冲突中吸入和摄入急性剂量的贫铀气溶胶，而那些被贫铀穿甲弹击中的装甲车辆里的人，多数也会因体内的贫铀弹片无法取出而遭受危险剂量的损害。

在冲突中使用贫铀武器导致的人员损失成本，要远远高于使用贫铀武器形成的短暂优势，特别是当老兵和其他受害人染上了疾病，并使其后代出现遗传缺陷的时候。我们应该对所有海湾战争老兵及其家庭进行全面的流行病学研究，寻找他们身体中残留贫铀的证据，以及他们子女遗传缺陷的原因。与贫铀弹药相关的健康问题，应由独立的医生和科学家进行调查和评估，这些专家应与五角大楼、老兵事务部、国家实验室、美国军方及其承包商完全分离。

第六部分

海湾战争给伊拉克人和
其他人带来的环境损失

21. 坟墓：伊拉克环境的退化

海湾战争造成的死亡链条是一件很可怕的事情。但是，真正可怕的部分在海湾战争之后——也就是现在，我们发现那些看起来鲜活的事物实际上已经死去或是在劫难逃。

芭芭拉·尼米尔·阿齐兹

1996年春天，一个阳光灿烂的下午，我站在伊拉克北部的一个山坡边上眺望一块像是刚刚种上麦苗的田地。这片田地被绿色和淡黄色覆盖，一直延伸到目光所及之外。从远处看，它像一块宁静的乡村景观；从表面看，它显得平静且安逸。

我跋涉400公里，仅仅是为了逃离丑陋的巴格达和那里经常出现的乞丐吗？我到这片绿色的天地，只是为了屏蔽那些关于食品价格无止尽的抱怨，以及我被当作旅行记者时被迫回答"联合国的制裁何时结束"等乏味的问题吗？我尽我所能回答过那些话题。现在，我从事的是我自己的日程——去调研农业生产。

我想知道为什么联合国要进行经济制裁，从1990年的8月开始执行到现在，依旧严厉地阻止当地的食品生产。于是我到了摩苏尔（Mosul）附近的北部小麦产区，还有巴格达南北两边的小型家庭农场。

和我一起踏上旅途的，是一位来自摩苏尔农业中心的农学家。摩苏尔是整个北部省区的行政中心，它所在的这片区域是伊拉克的面包篮——拥有1 900万人口的国家的粮食生产中心。伊拉克人答应会向我展示他们的农场。当我们把车停在路边，走上斜坡的时候，我等他们带我去看麦田。但直到我请求观看麦子的时候，这个人才从我们站的地方向前走了两步。

"这就是了，"这个官员看着这片土地，静静地说道，"这就是庄稼。"

我低头看了看脚下的植物，然后环视整个山丘，最后看着伊拉克东道主。我迷茫了。

"我真不敢相信这是一片麦田。"这句话脱口而出后，我大吃一惊，同时觉得非常尴尬——就好像是我在指责这个人骗我。

穆罕默德·希特（Mohammed Sheet）是位训练有素的农学家，也是摩苏尔主要的植物保护官员。他和他的助手对我的言论都没有任何回应。他们可以回答些什么呢？

我打破了这可怕的沉默，询问我们能否进一步深入田地，好像与路边的远近在某种程度上导致了周围这些植物的病态生长。他们答应了我的请求，我们走了500米，上到一个高坡。这里别无二致，我也没有说任何东西。"是的，这还是麦子。"官员如此回答。这和我第一眼看到的生长状况毫无差别。现在，我们所有人都保持着沉默，盯着这片土地，就好像站在了一座坟墓上。

从震惊中恢复过来后，我向他们道歉。我知道成熟的、健康的粮田是什么样的，也可以辨别出生长期的麦子。在世界其他地方，我也见到过糟糕的粮食产地，那里的作物 70% 由于干旱而死亡；我也观察过那些贫瘠的土地上种的劣种，或是被害虫吃掉的作物。但是，我从来没有见过有什么地方能糟糕到如此地步。

我请求希特先生指出哪些是麦子。他弯下腰，然后抚摸着这些植物中显而易见的嫩芽，更多的嫩芽很难长出地表。它们甚至不到 4 英寸（10 厘米）高，而正常的作物在这个季节应该有 18 英寸（46 厘米）高。低产量只是一个事实。这些麦子被严重地侵扰，甚至可以说事实上已被摧毁。而且，这种状况看起来并不是偶然的。

我们脚下生长的植物大部分是深黄色的芥菜，以及另一种看着粗壮而丑陋的植物。它们都是杂草。他们在一起几乎完全湮没了麦子。第二种针刺状杂草的落叶遍布四周，几乎覆盖了整个地面。将粮食作物和这些杂草分开几乎是不可能的。现在不行，将来这片土地收获的时候也不行。这些杂草，还消耗掉了相当一部分农民施放的珍贵且有限的化肥。

杂草四处构成威胁，如果不加控制，将是毁灭性的。它们很难被人工或者机器铲除，只有化学方法能控制它们。

除草剂和杀虫剂可以拯救一部分麦子，但是它们却没被使用。为什么？因为联合国禁止进口这些产品，以及其他的农业产品和工具。很长一段时间，它们几乎在伊拉克绝迹。可以说当前如此程度的侵扰，正是这种忽视长期累积的结果。只有经过位于纽约的联合国制裁委员会的允许，（伊拉克）才能获取这些必需的化学药剂。但是这种允许并未来临。今年和去年一样，在联合国驻巴格达的食品和农业办公室收到杀虫剂之前，就已经错过了最为关键的喷洒时间。

粮食缺乏，农民其实很清楚。事实上，在离开希特先生在摩苏尔的办公室到达这片田地之前，我私底下看到了几十个愤怒和焦虑的农民在向政府官员恳求杀虫剂。

真正可怕的部分

海湾战争所造成的死亡链条，是可怕的。我不是在谈科威特大火熊熊的油井上的黑色天空，或是沙漠中烧焦的士兵尸体，或是那些在轰炸中被烧死在防空掩体中的家庭。这些是为人熟知的、可以被感知的死亡图景，尽管很痛苦，但又是有限的。随着战争结束，它们也会消失。

真正可怕的部分在海湾战争之后——也就是现在，我们发现那些看起来鲜活的事物实际上已经死去或是在劫难逃。

我说的是在我们身上蔓延的致命的污染链条。首先是莫名的不舒服，然后是持续的怪病，再之后是更多的相似病例。我们逐渐意识到，那些起初看上去毫无关联的零星报道，实际上是密切相关的。

令人作呕的是这一值得重视的问题在不受任何限制地扩散时，却又被隐藏到无法触及的深度。我们的询问遭到了拒绝和否认。所以我们首先要做的，就是面对它。我们只是想站在这样的墓地上——为人所知的，且有明确范围的。

五角大楼 1991 年在战争中使用了贫铀武器。我们得知越来越多的文件在评估其与海湾战争综合征之间的关系。我认为，这就是我们的想法。证据在不断地增加，发现自己患病的士兵数量也在增加。这些拒绝接受政府说辞的人们，在日益壮大的运动中联系和团结起来——这些士兵被否认是五角大楼新近使用的危险材料的受害者。

当一场禁用贫铀的公共运动引起了众多美国媒体的关注时，在伊拉克，却几乎没有关于伊拉克人经历了贫铀暴露后会受到哪些影响的只言片语。当然，很多伊拉克人被那些攻击运输工具和掩体的武器彻底杀死了。那些从袭击中幸存和逃离的人，肯定摄入或者携带了轰炸产生的毒气和烟尘。同时据报道，也有300吨核废料被遗留在了战场上。

今天，所有伊拉克人都被疾病困扰着。我们知道，在伊拉克，许多已知疾病、消瘦症和死亡都要归咎于水里的寄生虫、细菌，以及营养不良。然而对孕妇流产、癌症和其他"新疾病"剧增的报告又该如何解释呢？伊拉克卫生部正有计划地对其中一些健康问题进行调研。

但是就我所知，寻找伊拉克国内可能存在海湾战争综合征的证据，并且系统研究伊拉克全境高发新生儿先天缺陷的，只有奥地利国际黄十字组织的西格沃特-霍斯特·冈瑟博士。或许伊拉克政府也在汇集这方面的情况，但是为了避免给公众造成更大的恐慌而隐瞒着信息。伊拉克也缺乏足够的诊断设备来从事必要的研究。或者就像五角大楼一样，它可能也试图对其士兵染上的无法解释的疾病采取轻描淡写的态度。

伊拉克科学家最担心辐射

尽管如此，最担心辐射和其他形式污染的或许就是伊拉克人了。他们所有人可能都遭受着折磨。对肆虐于伊拉克的怪病进行必要的比较研究，最好由伊拉克的科学家们进行。伊拉克拥有——或者说曾经拥有——一个训练有素的群体，该群体包括生物学家、环境学家、能源专家、癌症研究者等，他们中的大多数都在美国或英国取得了高级学位。如果能够调研全境，他们可以胜任这一必要的研究。

在禁运和战争爆发前，这些学者都是国际科学界的成员，他们著作广泛，并且参加国际科学会议。然而由于禁运，他们的成果和发现不为我们所知。这些男男女女与其海外同侪的专业联系中断了，其政府也已无力赞助他们的游学。而且更重要的是，国际禁运实际上已经延伸到了科学交流的领域。伊拉克科学家现在发现他们既无法获得海外会议的邀请，也没有参加会议的签证。

与此同时，伊拉克的健康和环境状况在恶化，战争引发的糟糕境况也在扩散并导致灾难——规模扩大，未知结果增加。此时来自伊拉克国内的数据是非常必要的，伊拉克人也可以提供一手资料和重要的对比资料。

五角大楼已经尽力去压制其国民中关于海湾战争综合征扩散、出现和来源等内容的消息，毫无疑问，他们也想让所有伊拉克的舆论在这个问题上保持沉默。即使是一个正在研究战争危害的科学家也会发现，报道重要的重大发现是被禁止的。

胡达·阿玛什博士[1]是那些本应与国际同行展开对话的众多

---

[1] Huda Ammash，伊拉克生化学家，被西方媒体称为"炭疽夫人"。2003 年伊拉克战争中，阿玛什被美军扑克牌通缉令列为红桃 5，她在投降并被关押两年后于 2005 年获释。她公开否认自己与萨达姆的生化项目有关，称其在海湾战争后一直研究贫铀武器的危害问题。还有报道为她被污名化鸣不平，质问"臭名昭著的伊拉克科学家没有受到美国指控并被悄悄地释放，难道这不应是个更大的新闻？"——译者注

伊拉克科学家中的一位。她现在是巴格达大学的环境生物学家和教授，之前曾在美国学习，并在密苏里大学获得了博士学位。

阿玛什目前与政府的农业、健康、环境部门合作，正在伊拉克从事研究工作。当我在1995年见到她的时候，她很热心地跟我分享了她的研究。她最关心的，是1991年40天战争期间大规模轰炸产生的巨大能量和光能，以及由此导致的电离作用。

"我们知道，电离会导致辐射，"她说，"现在它已经在整个伊拉克的上空扩散，并且很可能已经传播到我们的邻国，或许还可能北至俄罗斯的南部边界。"

根据阿玛什博士的计算："十几年来，电离作用的长期效应等同于一百次切尔诺贝利事故。"

阿玛什博士和其他人注意到，"在巴格达的一个地区，儿童出现集中暴发脑膜炎的极其反常的现象，可能是电离水平高的表现。这种状况在之前的伊拉克从未出现过，在禁运的情况下，伊拉克对这种状况没有任何抵抗力"。她指出，她所采访的医生们警告说"这种疾病的最大受害者99%都是孩子"。阿玛什搜集了一些报告，这些报告显示出癌症正以飞快的速度和反常的比率增长；在伊拉克南部的一些地区，儿童白血病近年来增长了四倍，显得尤为猖獗；在伊拉克的某些地区，年轻妇女（30岁及以下者）患乳腺癌的情况也比1990年高出许多倍。

此外，由于战争的间接结果，伊拉克的环境也受到释放到大气中的大量其他化学和微生物污染物的影响。例如，阿玛什指出："遭到轰炸和破坏的工业设施如何导致数百万升化学污染物泄漏到大气中——原油、燃油、液态硫、浓硫酸、氨和杀虫剂。

对 380 多个油井的轰炸催生了毒气和酸雨。"

轰炸化学工厂破坏了他们的气体净化装置，因此也造成了巨大的空气污染。如果这些过滤器不能发挥作用，危险的气体就会从水泥厂泄漏出来。到目前为止，制裁的实施阻碍了这些工业过滤器的维修。工业中心未经处理的重水是细菌滋长的媒介，这些细菌主要是伤寒、波状热和其他致病菌。

阿玛什还报告了 14 种农作物疾病——包括黑穗病、飞蛾、黄皮病、干旱病、黑穗病和倒伏——这些在伊拉克的历史上从未出现过。这些病毒现在正在感染枣树和柑橘树。"没有什么，没有什么能对这些毒素免疫。"

现在让我们回到麦田。

回到巴格达后，我继续在摩苏尔进行研究，与当地农业官员进行了讨论，并参观了当地从事混合农业的小型农场。我与联合国粮农组织（FAO）的专家进行了交谈。他们的任务是帮助所有国家增加粮食产量，他们正试图在这方面帮助伊拉克。

现在，由于无法从国外获得粮食，伊拉克比以往任何时候都需要以积极的粮食生产计划来扭转其被忽视的农业政策。自从实行禁运以来，伊拉克一直在努力使更多的土地用于粮食生产和改善灌溉。

伊拉克能够自给

粮农组织官员对前景持明确态度。主任阿米尔·哈利勒（Amir Khalil）说，"伊拉克的粮食可以自给自足。它有水，它有土地，它有专业知识"。然而尽管做出了努力，粮食危机却仍在继续，产量也在下降。这是为什么？

对于农业专家和农民来说，原因很简单："没有除草剂，没有杀虫剂，没有化肥，没有改良种子。"畜牧业和家禽的情况与粮食危机一样严重。如果没有疫苗和其他药物，伊拉克就无法自给自足，生物——包括人类和动植物——也无法生存。

根据粮农组织的一份报告，自1990年以来，奶牛数量下降了40%。在战前，奶牛数量是151.2万头；到1995年，这个数字降到了100万。水牛的命运更加悲惨。此外，山羊群从130万降到了25万以下。伊拉克曾经拥有1.06亿只母鸡的家禽系统，几乎在一夜之间就被轰炸摧毁了，当时全国有8400个单位的畜棚被断电。更糟糕的是，没有疫苗和经过处理的专门食物，母鸡们也活不了太久。

为什么破坏如此之大？很大程度上是因为农业进口无法获得，而农业进口在当今任何一个国家的粮食生产中都是必不可少的。

与植物疾病一样，动物疾病也几乎是完全无法控制的。1995年，在由联合国委任的粮农组织的调查中，所有这些都有文件可询。这个组织与联合国一样，其制裁委员会要么果断拒绝允许进口（粮农组织申请的），要么就是（无论如何）无法在关键时刻成功推进其通过。

如果我们相信粮农组织自己的报告，那么这场怯懦的秘密战争的另一个武器，似乎就是拒绝提供农业必需品——一种破坏——以确保伊拉克不能实现粮食自给自足。

与此同时，不受控制的虫害正在伊拉克境外蔓延。这些由风传播的疾病预计会传染到与伊拉克接壤的邻国地区的每个角落。

伊拉克官员希望土耳其、约旦、伊朗和其他国家能够足够警惕，呼吁国际社会采取行动。但是到目前为止，阿玛什和其他人都说："我们没见到伊拉克以外的国家对于控制其发展做出任何努力。"这位伊拉克生物学家不知道，约旦正在进行相关研究。"我们完全没有办法和其他人取得联系。"她沮丧地说。

不幸的是，在我对农业社区的调研中，我发现了一个在人群中很少被讨论的令人震惊的证据。

在巴格达附近的小型家庭农场观察那里的作物生产情况时，我再次看到田野里杂草丛生并感到很恼火。即使是果园也无人照料。这次我不再问那些愚蠢的问题了。我可以看到拖拉机坏了。我知道化肥的短缺使苹果、谷物和蔬菜的产量减少了一半。我可以看到喷洒机是闲置的。它坏了，农夫解释说。不管怎样，即使它能起作用，农夫又到哪里去弄化学喷雾剂呢？

在我视察完田野之后，我们在农舍里进行了长时间的交谈，我们谈到了社会生活。一个农民说现在结婚的人少了。"为什么？"我问。答案很简单："年轻人害怕畸形胎儿和死胎的出生。"这是什么意思？

他们说："我们看看自己的村子，过去四年里哪些夫妇生了畸形儿，村里人都知道。"

在几位农民和当地教师的帮助下，我进行了一次专项调查。他们在这里有160所房子，其中有20所是畸形婴儿出生的地方。我的东道主们解释说他们村庄里的这些死婴和畸形婴儿的父亲大多都曾在海湾战争中服役。他们指出了许多自然流产的事例，但我们没有计入这些。我在巴格达听说，现在全国各地的自然流产率比 1990 年以前高得多。

　　伊拉克卫生部无法向我提供有关这一进展的任何统计数字。但我在摩苏尔、巴格达和克尔巴拉的五家医院里的调查显示，医院记录的异常分娩数量大幅增加。

　　与我交谈的所有医生回想他们的个人经历，都估计畸形婴儿的出生率与五年前相比增长了十倍。一个摩苏尔的医生说，1991年以前她每年能看见两个案例，而现在她每月能看见四五个。什么样的症状呢？"婴儿生来就没有耳朵，没有眼睛，没有四肢或者有的只是缩短的肢体，没有发育完成的生殖器，有唇腭裂，有马蹄内翻足，有大头病。"还有一个医生报告了关于一例先天白血病的亲身见闻。

"我怎么能有任何计划呢？"

　　一个研究家禽学的教授陪同我们去了摩苏尔的田野。从他走路和站立的样子，我就已经怀疑他自己身体不舒服。尽管如此，我还是询问了他关于未来研究的计划。我还记得我问他这个问题时，他脸上困惑的表情。"计划？夫人，"他轻声说，"我在设法养活我的家人；我在为我生病的父亲找一种药。我怎么能有这些计划呢？"

　　我问了阿玛什博士同样的问题。"每个人都很难有一个计划，"她平静地解释道，"当你有一个安定的环境时——在已知的情况下，你有一个计划。在伊拉克的任何地方，我们都没有那些。我最近的计划是为我的孩子们提供明天的生活保障，帮助我的学生们迎接另一个成功的一天。在那之后，我就不知道了。"

　　至于她的研究，教授说一项主要研究已经完成了。她想扩大电磁场方面的研究，但那项研究需要外面的器材和专门技术；由于制裁，研究无法继续。她呼吁伊拉克以外的其他科学家加入伊拉克人的行列，要求那些实施制裁的国家允许进行这项研究，并要求邻国的专家开始与她合作。

22. 贫铀弹使沙漠闪闪发光

五角大楼一口咬定，贫铀具有"非常非常微量的放射性"，而且贫铀弹的放射性不足以被描述成"放射性武器"。

埃瑞克·霍斯金斯

海湾战争还在继续，本周对伊拉克的空袭证明了这一点（1993年1月21日）。但是，冲突的范围超出了伊拉克在禁区部署导弹的范围。它可怕地延伸到1991年初多国部队使用的贫铀弹。这个炮弹可能就是出现在伊拉克孩子们身上的致命疾病的原因，包括癌症和神秘的新胃病。由于制裁和战争，5岁以下儿童的死亡率增加了两倍。仅在1991年的前八个月，就有5万名儿童死亡。

这种被称为贫铀穿甲弹的炮弹，是20世纪70年代末由五角大楼研发的反坦克穿甲弹。充当这种炮弹弹芯的贫铀，是制造原子弹和核燃料棒的浓缩过程中产生的放射性副产品。这种材料极其坚硬和丰富，由核工业免费提供给武器制造商。

一旦发射，弹芯就会迸发出灼热的火焰，穿透坦克和其他军事目标的装甲。燃料箱内的柴油蒸汽被点燃，然后全员都被活活烧死。

在对伊拉克为期六周的空中和地面战争中，美国和盟友的坦克、大炮和攻击机至少发射了 1 万枚这种 6 英寸（15 厘米）、6 到 8 磅（2.7 到 3.6 千克）的炮弹。一份由英国原子能管理局（the United Kingdom Atomic Energy Authority）写于 1991 年 4 月的机密报告，于当年 11 月被泄露给了伦敦的《独立报》。该报告估计，战争期间至少有 40 吨贫铀被散布在伊拉克和科威特。

此外，当在被毁坏的多国部队车辆上发现了放射性物质的痕迹时，贫铀弹迫使五角大楼承认了额外的友军火力误伤，因为伊拉克军队没有贫铀穿甲弹。

虽然现在证明两者之间的联系还为时过早，但许多健康专家怀疑，战后儿童癌症和神秘的腹部肿大至少在一定程度上是由贫铀弹造成的。联合国工作人员和救援人员都看过孩子们玩空弹壳、遗弃的武器和毁坏的坦克。在巴士拉，一个外国医生看到一个孩子用贫铀弹作为布袋木偶。

五角大楼一口咬定，贫铀具有"非常非常微量的放射性"，而且贫铀弹的放射性不足以被描述成"放射性武器"。它声称发射这些炮弹的多国部队坦克乘员只受到很微量的辐射，相当于每天接受一次胸部 X 光检查。

大多数医生和科学家都认为，即使是轻微的辐射也是危险的，并会增加患癌症的风险。炮弹一旦被发射出去，其健康风险会变得更大。它们被点燃后，破碎的外壳会释放出铀粒子。空气中的微粒很容易进入人体。铀会沉淀在骨骼、器官和细胞中。儿童尤其脆弱，因为他们的细胞在成长过程中分裂得很快。在孕妇体内，吸收的铀可以穿过胎盘进入胎儿的血液。

除了放射性危险，铀还有和铅一样的化学毒性，可以损害肾脏和肺部。也许伊拉克儿童中流行的致命的腹部肿胀是由铀中毒引起的肾衰竭所致。无论贫铀弹的影响如何，营养不良和糟糕的健康状况使情况变得更糟。

英国的报告称，贫铀在伊拉克和科威特的存在是一个"大问题"，结论是那里残存的铀足以造成"数万人的潜在死亡"。幸运的是，科威特还没有出现与贫铀有关的疾病的报道。这可能是因为那里使用的贫铀弹更少——大部分激烈的地面战斗都发生在伊拉克南部——而且这个国家在战后被清理干净了。

这枚炮弹——它的放射性已被两个实验室所证实——被密封在一个衬铅盒（lead-lined box）中。不用说，伊拉克没有多少衬铅盒。

贫铀可能已经污染了伊拉克的土壤和饮用水。如果是这样的话，伊拉克人可能会在未来几代人的时间里暴露在铀的放射性和毒性影响之下。

当然这样的担忧不是没有根据的。在军方曾经试射铀弹的新墨西哥州，已经有人提出了地下水污染的问题。在 1986 年，时任土地管理局副局长詹姆斯·帕克（James Parker）告诉国会，用于测试这些武器的土地可能会被永久污染。

尽管贫铀存在风险，但它对战后伊拉克和科威特的影响几乎没有引起什么争论。联合国环境规划署（UN Environment Program）对海湾战争造成的生态破坏进行了调查，但却一直保持沉默。迄今为止，它没有做出任何努力去评估贫铀在伊拉克造成的放射性污染程度，也没有去寻找并清除这些炮弹。同样，尽管国会已命令军队监测暴露于科威特石油火灾烟雾中的士兵的健康状况，但对于贫铀暴露却没有类似的指示。

应该做些什么？一旦海湾地区的紧张局势平息下来，像1991年哈佛大学研究小组这样有资格的研究小组就应该去伊拉克分析土壤和水，以寻找铀污染的证据。流行病学家应该探索贫铀弹和癌症之间的联系。联合国必须在调查这些炮弹所构成的危险方面发挥更积极的作用，并开始清理伊拉克和科威特境内所有剩余的放射性炮弹。

还应考虑，按照化学和放射性武器的有关国际条约，禁止使用贫铀穿甲弹。

这篇文章刊登在1993年1月21日《纽约时报》的社论对页版，是在美国主流媒体上发表的第一篇关于贫铀弹对伊拉克影响的文章。在此之后涌现出更多信息

23. 贫铀弹残留荼毒伊拉克、科威特和沙特阿拉伯

我在伊拉克发现的一枚用过的贫铀弹，被一队人数众多的德国警察没收，在极其严密的安全防范措施下运走，并被储存在一个特别屏蔽的存放处。我为检查它所做的努力，给我带来了很大的麻烦。

西格沃特·霍斯特·冈瑟教授

在1991年海湾战争期间，贫铀弹由多国部队第一次使用，带来了毁灭性的影响和后果。

1991年3月初，我在伊拉克的一处作战区域发现了一些炮弹，形状和尺寸如同雪茄，但是格外沉重。在后来的某个时间点，我看到孩子们在玩这种弹丸，其中一人死于白血病。

早在1991年年底，我就在伊拉克人口中诊断出迄今未知的由肝肾功能障碍引起的疾病。

在德国，我试图对这些迄今未知的弹丸中的一枚进行检查，结果却给我带来了很大麻烦：这些材料具有剧毒和放射性。弹丸

被一队人数众多的德国警察没收，在极其严密的安全防范措施下运走，并被储存在一个特别屏蔽的存放处。

在过去的五年里，我在伊拉克进行了尽可能广泛的研究。研究结果提供了充分的证据，表明接触贫铀弹将会有以下结果，特别是对儿童来说：

1. 在相当一部分人口中，严重的免疫缺陷引起的传染病大量增加；

2. 频繁遭受大规模的疱疹和带状疱疹折磨，儿童也一样；

3. 艾滋病综合征；

4. 由肾脏和肝脏功能障碍引起前所未有的综合征；

5. 白血病、再生障碍性贫血和恶性肿瘤；

6. 由遗传缺陷引起的先天性畸形，这也在动物体内发现。

我的研究结果与最近美国和英国士兵及其子女的所谓"海湾战争综合征"所描述的临床情况相似。在美国和伊拉克的儿童中，由遗传缺陷引起的畸形也是相同的。

根据美国的报告，预防炭疽、肉毒杆菌和疟疾的疫苗，用来灭虱的苯，预防治疗神经毒气索曼的吡啶斯的明，杀虫剂避蚊胺或百灭宁，以及贫铀弹，被认为是导致这种综合征发生的原因。直到战争结束九天之后，多国部队才被告知贫铀弹对健康的危害。

铀是有毒的

铀与铅和镉等重金属类似，都是有剧毒的，人体不能与它们接触。有报纸报道说，许多参加了海湾战争的美国士兵感到不安和害怕，他们可能被用作辐射实验的"豚鼠"。在美国核科学家伦纳德·迪茨看来，贫铀弹的武器技术是革命性的，就像第一次世界大战期间的机关枪一样。然而，正如他所说，海湾战争也是历史上最具毒性的一场战争。

美国陆军的报告显示，在海湾战争期间大约发射了 1.4 万枚大口径贫铀弹。根据英国原子能管理局估计，约 40 吨这种类型的弹药散落在伊拉克和科威特之间的边境地区。其他专家则估计有多达 300 吨留在该地区。

这些炮弹中被探测到的不超过百分之十。它们中的大部分已经被风吹倒并被沙子覆盖，或是躺在深深的地下。随着沙漠地区的降雨到来，有毒物质也会渗入地下水，从而进入食物链。从长远来看，这是沙特阿拉伯、科威特和伊拉克地区的一个危险来源。一家英国公司拒绝了移除贫铀弹药的命令，因为其员工面临的健康风险太大。

来自科威特战场和美军训练场的贝都因人报告说，有数百只骆驼、绵羊和鸟类在沙漠中死亡。负责检查的美国兽医——专门研究传染病——表示，动物的死亡既不是因为子弹，也不是由于疾病。有些尸体布满了昆虫，但昆虫也死了。

沙特阿拉伯要求美国陆军收集所有在其领土上被贫铀弹摧毁的坦克、车辆和战争工具。然而将这些材料运走或运回美国之前，它们已经被埋在沙漠里了。

国家海湾战争资源中心一直忙于研究所谓的"海湾战争综合征"。其症状包括器官损害、遗传表现、慢性疲劳、耐力丧失、频繁感染、喉咙痛、咳嗽、皮疹、夜间盗汗、恶心呕吐、腹泻、头晕、头痛、记忆力丧失、精神错乱、视力问题、肌肉痉挛和痉挛，新生儿关节疼痛、活动能力丧失、肌肉酸痛、腺体肿胀、牙齿问题和畸形。

该中心估计有 5 万—8 万美国海湾战争老兵患病，还有 3.9 万现役军人已经被要求退役。大约 2400—5000 人已经死亡。贫铀弹污染可能已经孕育了癌症。士兵报告他们回国通过机场安检时，有些状况下探测器"已经疯了"。在英国，3 500 名士兵患有海湾战争综合征。澳大利亚、加拿大和法国士兵中也有患者。

此外，科威特也出现了类似的症状，而且正在蔓延。据信，在伊拉克，25 万名男性、女性和儿童可能会受到影响，且死亡率很高。据说，1993 年由三名美国科学家进行的一项研究表明，在海湾战争后的头八个月里，大约有 5 万名伊拉克儿童死于贫铀弹的有害影响。

1994 年 3 月，大约 251 个住在密西西比州的美国海湾战争老兵的家庭生活状况被公布。在这些家庭中，67% 的儿童出生时就有先天性畸形：他们的眼睛、耳朵或手指缺失，或者患有严重的血液病和呼吸系统疾病。

与此同时，其他一些进行实证研究的人也采纳了我的观点，认为可以把这一情况与 1986 年切尔诺贝利核反应堆事故进行比较。从那时起，（贫铀相关）癌症发病率急剧上升，尤其是在儿童中。他们的死亡率很高，出生时畸形的比率也很高。

我们不能不指出，1988 年一架美国陆军 A-10 攻击机在德国雷姆沙伊德坠毁后，德国出现了令人不安的局面。1992 年，一架以色列 El Al 运输机在阿姆斯特丹坠毁后，荷兰也出现了类似的情况。据怀疑，两架飞机都载有放射性物质。在以上两个坠毁地域周围，皮肤病、肾脏机能失调和儿童患白血病、新生儿出现畸形的几率大大增加。

据报道，1996年11月，在前南斯拉夫大约有一千名儿童患有一种不明疾病：头痛、肌肉酸痛、腹痛、头晕、呼吸问题和其他疾病。这和所谓的"海湾战争综合征"的症状是类似的。其中大约有六百名儿童正在接受医院治疗。携带贫铀弹的美军飞机同样曾在南斯拉夫行动过。[①]

大约十年前，我在德国的一家温泉疗养中心工作，那里水质的一大特点就是放射性有一般矿物的两倍之多。我被那里治疗的患者的症状所震撼，他们出现各种副作用，尤其各种传染病和带状疱疹，表明他们的免疫系统已经崩溃。

作为一个内科医生和科学家，我呼吁相关责任方和国际社会禁止使用贫铀弹，已经有几个国家在这么做了。这也同样适用于最近开发的激光武器，使用这种武器会导致受者永久性失明。

① 美军曾在1994年至1995年的波黑战争中使用贫铀弹空袭地面目标。本文写于1999年科索沃战争之前，故未涉及科索沃战争。——译者注

24. 伊拉克常驻日内瓦联合国人权中心代表团 1996 年 5 月 21 日的说明

驻伊拉克专家团队已经证实，多国部队使用了放射性武器来对付伊拉克军队，尤其是装甲部队和机械化部队。

关于多国部队使用放射性武器及其对伊拉克环境和人口的影响的一些事实

现在大家都知道，1990 年 8 月科威特事件后，多国部队在攻击伊拉克时使用了国际禁止的大规模毁灭性武器。因此，在这份文件中，我们不打算详细说明这些部队违反既定的国际人道法则原则，特别是生命权的情况，尽管这一问题因公然侵犯人权而性质严重；我们也不打算谈论对伊拉克所有地区，包括离战场很远的城镇和村庄进行的密集和毫无道理的轰炸，尽管这已经被证明对伊拉克人民的经济、社会和文化权利极为有害。伊拉克已经在人权委员会的前几届会议上提供了这些侵犯人权行为的细节。

贫铀的危害

然而，在多国部队打击伊拉克近五年之后，令人震惊的事实开始出现，即使用放射性武器对环境和人口造成极其危险的影响。放射性武器，尤其是贫铀弹，是被国际社会在 1980 年签订的《禁止或限制使用某些可被认为具有过分伤害力或滥杀滥伤作用的常规武器公约》（简称《特定常规武器公约》，Prohibition or Restrictions on the Use of Certain Conventional Weapons Which May Be Deemed to Be Excessively Injurious or to Have Indiscriminate Effects）条款所禁止使用的。

事实上，这类武器弹药对平民和交战国造成了不合理的伤害与痛苦，是一种仇恨和欲望的表达，其所进行的任意摧毁和屠杀近乎已被国际社会禁止的种族灭绝行为，这种犯罪者必须被惩罚。它们的使用也公然且恶劣地侵害了人权。

1994 年 12 月 6 日，英国国防大臣马尔科姆·里夫金德（Malcolm Rifkind）在给英国议员戴维·斯蒂尔（David Steel）的信中承认，英国部队使用贫铀是为了提高其对抗伊拉克装甲车辆的能力。国防大臣在信中还说，美国部队在其装甲部队和 A−10 攻击机上使用的贫铀弹药量比英国部队多得多。

英国国防大臣在信中承认，贫铀弹在撞击坚硬的表面时会释放出少量有毒的放射性物质，如果吸入或摄入这些物质会对健康造成危害。但是他认为，除被炮弹击中的目标之外，人们不太可能接触到足以危害其健康的剂量。英国国防大臣在信中声称，这些炮弹曾在人烟稀少的沙漠地区使用，直接和即刻的危险——即这些炮弹产生的尘埃——可以迅速消散，尽管接触被摧毁的车辆仍然是危险的。他声称，伊拉克和科威特境内残余的危险被认为是有限的。

就此而言，1995 年 4 月出版的《世界外交报》（*Le Monde*

Diplomatique）援引华盛顿科学与国际安全研究所所长威廉·M.阿金（William M. Arkin）的话说，美军 A-10 攻击机共发射了 94 万发 30 毫米口径贫铀弹，每发含贫铀 300 克；美军坦克共发射 120 毫米口径贫铀弹 4000 发，每发含贫铀 1 千克。照此计算，留在伊拉克和科威特的贫铀总量估计约有 300 吨。

这份报纸还引用了 1991 年 11 月英国原子能管理局向英国政府提交的机密报告，称一些特定区域由于被摧毁的车辆和土壤中存在多发贫铀弹，污染可能已经超过了允许的范围，并将威胁到当地居民。根据这份报告，真正的危害缘于吸入贫铀弹撞击和烧毁装甲车辆时产生的铀的放射性气溶胶。炮弹爆炸时很大一部分金属会变成粉末，从而形成悬浮颗粒。它们很容易被吸入，进而毒害肾和肺。

《世界外交报》的同一篇文章指出，美国全国广播公司 1994 年 2 月的一个节目回顾了贫铀可能造成污染的两个案件。第一个是达里尔·克拉克中士（Sergeant Daryll Clark）的案件，他回忆说，当 A-10 攻击机用 30 毫米口径炮弹摧毁伊拉克坦克时，他的部队就在坦克附近。他的小女儿在战后出生，患有胆囊肿瘤，没有甲状腺。第二个是卡罗·皮考的案件，她所在的医疗队曾进入伊拉克坦克的滚滚浓烟中。据治疗她的医生托马斯·卡伦德（Thomas Calender）说，她的情况与摄入放射性物质的人非常相似。

报纸上的文章确认了美军已承认贫铀可能是危险的。美军不可能对公众隐瞒这一事实，即回收了 29 辆被这种类型的炮弹击中的车辆，以便在美国领土上进行洗消作业，35 名士兵因此受到辐射。

除了上述事实，来自三个美国社团的三名专家也一直在研究多国部队打击伊拉克的过程中，美国方面使用贫铀的情况——他们分别是"农村军事问责联盟"的格蕾丝·布科夫斯基（Grace Bukowski, Rural Alliance for Military Accountability），"社区环境进步联盟"的达马乔·洛佩兹（Damacio Lopez, the Progressive Alliance for Community Environment）和"公民警报"的菲尔丁·麦吉（Fielding McGehee, Citizen Alert）。他们的研究证实，在现代战争史上，第一次使用贫铀弹是在海湾战争期间，无数伊拉克士兵不是直接死于贫铀弹，就是死于辐射暴露。他们估计，在1991年的头八个月里，可能有5万名伊拉克儿童死于各种疾病，包括癌症、肾衰竭和以前不知道的由贫铀引起的内科病。

研究人员注意到，根据五角大楼的说法，有为数不详的美国士兵在被贫铀弹弹片击中时受伤或烧伤，还有一些士兵在坦克被击中燃烧时吸入铀而死亡。研究人员指出，贫铀原子裂变产生 γ 射线，导致了辐射暴露。他们还表示，政府，特别是美国政府不愿研究和宣传贫铀弹的危害，是因为他们希望逃避辐射受害者赔偿——贫铀弹的使用导致了各种各样的健康危害和无法治愈的疾病，从癌症到肾功能衰竭，呼吸系统疾病，先天性异常，皮肤病和其他复杂、未知和致命的疾病。

当氧化铀进入肺部时，它会在那里停留很长时间，从而使肺活量减少一半，并在一年多时间里导致肺功能失常和呼吸系统完全崩溃。只要患者还活着，肺部组织中持续存在的氧化铀颗粒就会使前者持续肿胀。随着时间的推移，即使不能确定，患者也极有可能患上肺癌。他们的研究表明，一辆坦克装载了5万磅（22吨）贫铀弹，美国及其盟友的飞机和坦克所使用的弹药数量大到足以确保它们的危险和损害不仅限于战场,而是可以扩展到远离战场的地区。在伊拉克境内,可以发现大量的铀沉降物。

他们补充说,美英战机和坦克在对伊战争中使用和消耗的贫铀数量一直被列为机密信息而从未公开过。他们强调,根据英国原子能管理局的报告,真正的危险来自贫铀弹击中和烧毁伊拉克装甲车辆时产生的铀尘埃和大量的氧化铀颗粒,它们随风飘散到很远的地方,进入呼吸系统引起肺癌。

研究人员援引美国陆军武器弹药和化学武器司令部发给战场指挥官兰迪(Landri)上校的一份电报如下:

请考虑以下信息:

1. 任何用于储存和发射贫铀武器的设备无疑是被污染的;

2. 任何被贫铀武器击中的设备无疑是被污染的;

3. 在确认洗消完毕之前,任何人不得进入被污染设备;

4. 在处理怀疑被贫铀污染的尸体时,应戴防护手套。

伊拉克专家进行研究

已经成立的伊拉克专家组,针对军事行动区的辐射值进行了专项调查。他们还对被毁的装甲车辆和其他机动车辆(包括损毁的和被拉到维修处的)进行了类似测量和调查,并采集了土壤样本,以测量其污染程度。这些小组获得的确凿物证证明,多国部队曾对伊拉克武装部队,特别是装甲部队和机械化部队,使用放射性武器。

专家组通过对从被摧毁的装甲车内取出的环境样本,以及鲁迈拉、艾尔塔维北部地区和边界及非军事区的一些其他环境样本进行光谱分析确定，辐射污染是由使用贫铀弹芯引起的。因为从被摧毁的装甲车内取出的样本具有很强的辐射性，该地区的环境样本中铀－238浓度非常高。

伊拉克当局从医学和其他科研机构组成专门小组，进行医学与科学领域的临床测试和调查，评估对伊战争中多国部队使用的辐射武器对人类健康的影响。在伊拉克，已经发现病理上不常见的病例情况，包括白血病发生率的异常增多，呼吸道、消化系统和皮肤疾病，以及先天性疾病和胎儿畸形，如畸形器官的增加，脑积水、无脑畸形、眼部疾病，甚至是无眼畸形的发生率显著提高。

除了骨骼异常、先天性综合征和染色体三体症之外，在轰炸中受伤或住在被轰炸地区附近的人们，还出现了患有唐氏综合征的双胞胎婴儿的病例，以及不明原因的头发脱落和罕见的皮肤病病例。患眩晕症和伴有恶心、失去平衡的严重眩晕症的人数，以及伴随严重偏头痛的斜视或部分失去视觉的人数都有所增加。此外，不明原因的不育、流产、早产和难产的发病率也在增加。

大规模使用如此非正义的武器，事实上与多国部队所标榜的"只使用了常规武器""这是一场干净的战争"恰恰相反。

这些威力巨大的武器导致了对个体的大肆屠杀，而军事区之外的人们也由于受到放射性物质的毒害，从而患上病理奇怪、前所未有的疾病。此外，它们还对伊拉克的环境造成了广泛的污染。饱受痛苦折磨的人也不仅仅是这一代人，他们的后代同样将因这些武器的使用而遭殃。

副标题由编辑添加

25. 美国率先攻击核反应堆

我们攻击每一个核、生、化目标时，都非常谨慎地选择了破坏手段，这是在听取了很多非常杰出的科学家的建议之后做出的决定。

——诺曼·施瓦茨科普夫将军，1991 年 1 月

苏西·T. 凯恩

海湾战争的一个事实似乎是用隐形墨水记录的：美国是历史上第一个故意轰炸正在运转的核反应堆的国家。

当被问及五角大楼在核反应堆作为军事目标问题上的立场时，国防信息中心的海军上将尤金·卡罗尔（Eugene Carroll）并不知道伊拉克图瓦萨核研究中心（Tuwaitha Nuclear Research Center）的反应堆在运转中遭到了轰炸。卡罗尔承认："这是一个合理的担忧理由。""一旦战争开始，价值体系发生变化，你可以做任何事情伤害对手，让他陷入麻烦，你会找到这样做的理由。"

卡罗尔回忆起他听过的一句妙语，其间的军事优势体现得很明显："你不必去炸敌人；当你摧毁他的核电站时，爆炸就已经

发生了。"①

克图瓦萨核研究中心位于巴格达东南仅 10 公里处，被美军摧毁的是由俄罗斯制造的小型研究反应堆，这样的研究反应堆在西方大学里也很平常（比如伯克利、芝加哥大学、纽约大学等）。它与世界上另外 300 个研究反应堆和近 500 个更大的用来发电的核反应堆一旦成为军事目标，是非常容易受到攻击的，而且后者可能会被用于蓄意制造切尔诺贝利那样的事故。②

"我们知道克图瓦萨在多次空袭中受到严重打击，"毛里齐奥·齐费雷罗（Maurizio Zifferero）回忆说，"第一次空袭发生在 1991 年 1 月 17 日晚上，毁灭了这个俄罗斯制造的反应堆。"

齐费雷罗是意大利人，曾任国际原子能机构副总干事。海湾战争后，他帮助在伊拉克建立了常驻核查小组。作为联合国特别委员会 687 行动小组（687 指的是联合国关于销毁伊拉克大规模杀伤性武器的第 687 号决议）的领导人，齐费雷罗在过去五年里指挥了 30 次国际原子能机构对伊拉克的核查。③

齐费雷罗介绍说，克图瓦萨位于底格里斯河左岸，"装备了三个研究核反应堆，法国提供了塔姆斯 1 号和 2 号（Tammuz 1 & 2），俄罗斯提供了 IRT-5000 号""其中只有俄罗斯的反应堆在海湾战争开始时处于运转状态；法国的反应堆则在以色列 1981 年 6 月的一次空袭中被摧毁（没有释放放射性物质），当时它们仍处

---

① Admiral Eugene Carroll, *Telephone Interview*, July 9, 1996.

② Ruth Leger Sivard, *World Military and Social Expenditures*, Washington: World Priorities, Inc., 1993, p. 13.

③ Dr. Maurizio Zifferero, *Fax Interviews from Vienna*, June 21 and July 8, 1996.

于冷调试阶段"。

"除了俄罗斯反应堆的堆芯和乏燃料池中包含大量放射性裂变产物之外，在克图瓦萨，还有许多其他放射源，比如产量稳定的医用放射性同位素、少量钚，以及贫铀、铀矿石和浓缩铀（最终在国际原子能机构的监管之下）。"

齐费雷罗不同意由美国完全承担首次故意轰炸一个正在运转的核反应堆的责任。他认为，责任应由参加行动的各国共同承担。但是 1 月 17 日《纽约时报》头版的报道称，布什总统强调"美国飞机袭击了伊拉克的核武器和化学武器生产基地"。

在 1991 年 1 月 31 日的新闻发布会上，海湾战争多国部队司令、美国将军诺曼·施瓦茨科普夫如此回应对伊拉克核设施的摧毁："我们攻击每一个核、生、化目标时，都非常谨慎地选择了破坏手段，这是在听取了很多非常杰出的科学家的建议之后做出的决定。所以我们选择了这样一种破坏方式，我们几乎可以99.9% 地保证没有污染。"①

然而克图瓦萨几乎没有受到污染，只是因为炸弹没有击中反应堆的堆芯罢了。"回过头来看，"齐费雷罗认为，"俄罗斯反应堆的堆芯没有遭到破坏，这几乎就是个奇迹。看过多国部队的炸弹在克图瓦萨造成的破坏后，我对在那里实施精确打击的说法表示怀疑。我相信，这完全是偶然。否则克图瓦萨周边建筑物间的空地上遍布的弹坑又应如何解释呢？"

一些核扩散专家，如卡内基国际和平基金会的高级研究员

① "Excerpts from Report by Schwarzkopf on the Fighting in the Persian Gulf," *The New York Times*, January 31, 1991, A12.

伦纳德·斯佩克特（Leonard Spector），怀疑伊拉克可能是为了隐藏其用于制造核弹的浓缩铀的生产，才没有转移核反应堆中的燃料。[①]

如果伊拉克俄罗斯反应堆的堆芯被击中，放射性污染就会扩散到反应堆建筑周围的区域。"高辐射水平造成的健康危害，"齐费雷罗认为，"将仅限于克图瓦萨的中心区域，对周围的农业区的影响会极小。"

"从辐射水平的角度来看，克图瓦萨现在是一个相对干净的地方，"齐费雷罗断言，"在国际原子能机构的监督下，最危险的物质——俄罗斯反应堆用过的燃料——已在 1993 年和 1994 年间从伊拉克安全地运回了俄罗斯。所有的一切都已记录在案，且没有丢失。"

据报道，俄罗斯最初并不想运回伊拉克的核废料。军备控制研究中心（ARC）指出，位于乌拉尔山克什特姆（Kyshtym）的玛雅克（Mayak）核燃料处理厂最终同意接收这些核废料。军备控制研究中心称，由于事故和肆意倾倒，克什特姆被描述为"世界上最具放射性的地点"。[②]

尽管齐费雷罗认为克图瓦萨的放射性物质泄露"可以忽略不计"，然而五角大楼最近解密的文件报告称，一个用来"处理乏燃料的生产车间"和"两个热室（hot cells）"被损毁所造成的核

---

① Leonard S. Spector, "Two Cautionary Thoughts as the U. S. Plunges into the Persian Gulf War," *The New York Times*, January 17, 1991, A23.

② Saul Bloom, John M. Miller, James Warner and Philippa Winkler, eds., *Hidden Casualties: Environmental, Health and Political Consequences of the Persian Gulf War*, San Francisco: ARC/Anns Control Research Center, 1994, p. 253.

污染足以要求克图瓦萨在被轰炸后关闭两天。

核安全监督组织"弥合缺口委员会"（Committee to Bridge the Gap）的研究主任班尼特·拉姆伯格（Bennett Ramberg）认为，放射性污染还取决于爆炸的烟云、风向和气候条件。[①]

当被问及最近的《不扩散核武器条约》是否会考虑讨论禁止攻击核反应堆时，海军上将卡罗尔回答称："关于核电站成为战争中的军事目标这一问题，不存在任何谈判的余地。在已有的武器装备讨论中，这并不是一项议题。"

然而，班尼特·拉姆伯格回忆道，在十多年前的《不扩散核武器条约》第三次审议会议上，轰炸核反应堆的问题确实被提了出来。"伊拉克人和伊朗人提出了这个问题，"拉姆伯格回忆说，"会议几乎开不下去了，因为五角大楼不希望他们想打哪就打哪的能力受到限制。"1980年，拉姆伯格写的《作为敌人武器的核电站：一个未被承认的军事危险》首次印刷，这使拉姆伯格成为较早的吹哨人。他认为美国已经开创了危险的先例。

当乌克兰切尔诺贝利爆炸事故发生9天后，华盛顿州斯波坎市（Spokane）降下带有辐射污染的雨水时，我们才知道"那里"（over there）是不存在的。[②]

或者就像威廉·斯隆·科芬（William Sloane Coffin）所说的

[①] Dr. Bennett Ramberg, *Telephone Interview*, July 10, 1996. See also Ramberg's *Nuclea. Power Plants as Weapons for the Enemy: An Unrecognized Military Peril*, University of Califomia Press. 1984; also "Nuclear Plants-Military Hostages?", *Bulletin of the Atomic Scientists*, March 1986, pp. 17-21.

[②] Jay M. Gould and Benjamin A. Goldman, *Deadly Deceit, Low-Level Radiation, High-Level Cover-up*, New York: Four Walls Eight Windows, 1991, p. 15.

那样，他把我们这个小小的星球上的所有人视为同舟共济的乘客，"如果你在船的另一边打个洞，我们会一起沉下去"。

　　这篇文章最初发表在 1997 年 1—2 月的《团契》（*Fellowship*）杂志上。该杂志是位于纽约奈阿克（Nyack）的唯爱社（Fellowship of Reconciliation）的官方期刊

第七部分

以法律武器展开禁用贫铀的斗争

26. 医生在废除核武器上的作用

我认为，那些关注废除核武器的集团应该扩大其议程，包括废除贫铀武器和其他不区分对象和不人道的武器，如杀伤人员地雷。

医学博士维克多·W. 席德尔

社会责任医师组织（PSR）和国际医生防止核战联盟（IPPNW）的工作

1961 年，波士顿的一群医生详细分析了当时新研制的热核炸弹的潜在健康影响，牵头者是著名的心脏病学家伯纳德·劳恩医生（Dr. Bernard Lown）。

多年来，这个医生群体一直在主动关注广岛和长崎核爆之后的健康影响，探讨未来使用此类武器的影响。20 世纪 50 年代，更为强大的核武器被研发出来，进而加剧了这种担忧。这些新型武器使用核聚变而不是核裂变原理，被称为氢弹或热核炸弹，爆炸威力比 1945 年使用的原子弹大 1000 多倍。

20 世纪 50 年代末，当这些新型武器的能量分布（energy distribution）见诸公开出版物时，波士顿的一个研究小组分析了在美国城市上空引爆这些武器可能产生的健康影响，我有幸是其中的成员。1962年，这一影响分析发表在了《新英格兰医学杂志》上，[①] 其结论是：使用热核武器将会严重摧残人体健康和环境，伤害医疗人员，破坏医疗设施，以至于在核爆之后，专业的医疗人员做出的所有回应和尝试几乎完全是徒劳的。

报告指出，医生担负着协助禁止使用核武器的特殊责任，因为他们有专门知识了解这些武器的健康影响，而且保护病人及其社区的健康也是他们的社会责任。该报告引起了全世界的关注，由作者和其他专业医疗人员组成的"社会责任医师组织"得以迅速发展。这一组织已经为禁止使用核武器奋斗了30多年。[②]

该报告记录了核武器巨大的爆炸能量、热辐射和电离辐射所造成的短期和长期健康影响。爆炸产生的冲击波会造成严重的创伤，如建筑物倒塌、碎片飞扬、人被吹走；巨大且直接的热辐射，以及由此引发的燃烧和火灾，会导致严重的烧伤和肺损伤；初始爆轰产生的中子和 γ 射线流，以及来自放射性核素沉降物的影响范围大小不一的 α、β、γ 辐射，会对组织和器官造成损害；幸存者还将在短期和长期内经受严重的心理伤害摧残。

我们指出，使用核武器将会对婴儿、老人和体弱多病的人造成极大伤害，这也是对国际法一项基本原则的直接违背。我们还注意到，放射性沉降物将不可避免地被风裹挟着跨越国界，对

[①] Physicians for Social Responsibility, "The Medical Consequences of Thermonuclear War", *New England Journal of Medicine*, No. 266, 1962, pp. 1126-1155.

[②] Victor W. Sidel, H. Jack Geiger, and Bernard Lown, "The Physicians' Role in the Post-Attack Period", *New England Journal of Medicine*, No. 266, 1962, pp. 1137-1145.

中立国人民造成辐射伤害，这同样也是对国际法基本原则的直接违背。

1980年，劳恩医生和苏联心脏病学家叶甫盖尼·查佐夫医生（Dr. Yevgueni Chazov）共同创立了"国际医生防止核战联盟"。目前该组织在80个国家有分支组织，约有20万名支持者；"社会责任医师组织"就是"国际医生防止核战联盟"在美国的分支。"国际医生防止核战联盟"及其附属机构在1985年获得了诺贝尔和平奖，颁奖词的部分内容如下：

"国际医生防止核战联盟"通过传播权威信息和让人们意识到核战争的灾难性后果，为人类做出了巨大的贡献。这反过来又有助于增加公众反对扩散核武器的压力，并有助于重新确定优先议题，对健康和其他人道主义问题给予更大的关注。公众舆论一旦觉醒……能够给目前的军备限制谈判带来新的前景和新的认真态度。

世界各国的核武器储备超过2万件，其爆炸威力相当于110亿吨TNT，相当于地球上每人2吨TNT。即便只是其中的一小部分发生爆炸，也可能导致灾难性的环境破坏，包括大火和短暂的核辐射等造成的短期破坏，以及钚等半衰期为2.4万年的放射性核素造成的长期破坏。

有可能出现所谓的"核冬天"，即半球或全球范围内的表面温度急剧下降。这是由于大火向高层大气中注入了数百万吨的烟灰，阻挡了阳光并吸收了热量。即使是最近的计算预测了温和的温度下降（一些人称之为"核秋天"），也足以严重破坏农业，使幸存者营养不良，或造成饥荒的威胁。

广泛的电离辐射也有可能对人体免疫系统造成损害，导致传染病流行和失控，同时对人类基因库有可能造成损害，并对尚未出生的后代产生影响。除了对人类和人类基因库的这种破坏，过去 20 年来国际社会为保护生物多样性和非人类基因库所做的努力也有可能在短短几天内付之东流。我们注意到，这些世界范围的环境和生态后果所带来的损害是不分参战国和中立国的，这同样是对国际法基本原则的违背。

即使核武器的使用仅限于军事目标——例如指挥掩体和导弹发射井——威力巨大的武器还是可能在地面引爆，如此产生的放射性沉降物比在城市上空引爆要多得多；放射性尘埃还会对距离袭击地点数百甚至数千英里外的人类造成伤害。这种后果，即使"附带"攻击了军事目标，也会影响中立国家的人民，因此违反了国际法。

使用核武器对医务人员和医疗设施造成的损害，违反了 1949 年的《日内瓦公约》，因此也是对国际法的违背。1987 年，世界卫生组织有报告研究了"核战争对健康和医疗服务的影响"，声明即便单独使用一枚核武器也会让任何医疗服务应接不暇，给无辜平民造成不加区别和不人道的痛苦，并造成广泛和长期的环境破坏，影响到将来几代人。

1987 年世界卫生组织的报告继续指出，世界上没有任何一个国家的医疗服务能够充分应付哪怕只是一枚核武器造成的伤亡，因此"唯一可能的解决办法是从源头预防，也就是防止核战争"。世界卫生组织认为"使健康水平尽可能达到最高，是一项基本人权"，使用核武器无差别地伤害医务人员、破坏医疗设施，大规模增加伤病、残疾和死亡，事实上是对这项人权的侵犯。

废除核武器的运动

总之，"社会责任医师组织"和"国际医生防止核战联盟"认为，使用核武器将造成公共卫生和环境灾难。"国际医生防止核战联盟""国际律师反对核武器协会"（International Association of Lawyers Against Nuclear Arms）与"国际和平局"（International Peace Bureau, IPB）等组织与世界卫生大会（世界卫生组织的最高权力机构）的代表们一道支持一项议案，即要求世界卫生组织总干事以联合国专门机构的名义，向海牙国际法院（"世界法院"）提出咨询：鉴于核武器对健康和环境的影响，在战争或其他武装冲突中，一个国家使用核武器是否违反了包括《世界卫生组织法》在内的国际法义务？

1993 年 5 月 14 日，第四十六届世界卫生大会通过了采用这一措辞（上文的咨询）的历史性决议（WHA46.40，"核武器对健康和环境的影响"）。1993 年 8 月 27 日，世界卫生组织正式向国际法院提出这一问题。9 月 13 日，国际法院要求世界卫生组织的会员国就此问题发表书面声明。除了核大国及其盟国，其余会员国普遍声明敦促国际法院积极响应决议。

之后，参加不结盟运动的国家发起了一项由联合国大会通过的决议，要求国际法院宣布使用和威胁使用核武器均为非法。全世界有超过 1 亿人（包括 4300 万日本人）就这个问题签署了良心声明。作为"国际医生防止核战联盟"的联合主席，我个人有幸参加了在海牙和平宫（the Peace Palace）向国际法院提交签名的仪式。

1996 年 7 月，国际法院宣布，使用或威胁使用核武器将"违反武装冲突中适用的国际法规则，特别是人道主义法的原则和规则"。这一声明对于非法的定义也有例外，法院认为："国家在其生存受到挑战，出于自卫目的而使用或威胁使用核武器的极端情况下，法院不能肯定地断定这属于合法还是非法。"法院还一致认为各国有义务"从各个方面真诚地进行并完成核裁军谈判"。

1996 年，"社会责任医师组织"和"国际医生防止核战联盟"多年的工作又取得了新成果：8 月，澳大利亚政府成立的堪培拉消除核武器委员会（Canberra Commission on the Elimination of Nuclear Weapons）发布了一份报告，呼吁消除核武器应有更大的进展。9 月，联合国大会以 158 票赞成、3 票反对通过了在日内瓦谈判达成的《全面禁止核试验条约》草案，并交由世界各国签署和批准。12 月，在一项前所未有的行动中，来自多个国家的退役高级将领集体呼吁世界各国废除核武器。如果我们要实现"社会责任医师组织"和"国际医生防止核战联盟"自成立之日起就在为之奋斗的终极目标——消除核武器——就需要开展更多的工作。为了实现这一目标，"国际医生防止核战联盟"设立了许多阶段性目标。这些目标本身就很重要，而且有助于推动实现消除核武器。这些目标包括：

- 停止生产裂变材料，包括钚和高浓缩铀；对所有库存进行国际监管，并作为高放射性废料进行处理。
- 加强对裂变材料和核武器出口的国际监管措施，使其成为国际法和国内法的一部分。

- 在第一、第二和第三阶段（包括英、法、中三国）《削减战略核武器条约》（Strategic Arms Reduction Treaty, START）的框架下，完成核武器的销毁。

- 到 2000 年，世界各国就谈判缔结一项与 1993 年《化学武器公约》类似的，禁止发展、生产、试验、拥有、转让和使用核武器的公约达成时间表。

　　简而言之，"社会责任医师组织"和"国际医生防止核战联盟"敦促世界上拥有核武器的国家尽快销毁其库存，并保证在任何情况下不再使用这些武器。"社会责任医师组织"和"国际医生防止核战联盟"还敦促世界上的无核国家不要获得核武器，并坚持要求所有国家通过庄严的协议宣布，按照规定的期限在不久的将来销毁核武器。[①]

　　废除核武器——就像一个多世纪前废除人类奴隶制一样——已在我们的掌控之中。美国高级将领、空军上将查尔斯·A. 霍纳（Charles A. Horner）公开呼吁废除核武器。霍纳是北美防空司令部（U. S. North American Aerospace Defense Command）的司令，负责保卫美国和加拿大免受核武器威胁。"核武器已经过时；我想把它们都处理掉。"他继续说道："想想我们因为没有核武器而拥有的道德制高点吧。""我们很难对朝鲜说，'你们是可怕的人，你们在开发核武器'，因为美国有成千上万的核武器。"据我们所

---

① Victor W. Sidel, "The Role of Physicians in the Prevention of Nuclear War", in Charles B. Strozier and Michael Flynn, eds., *Genocide, War, and Human Surviva*, Lanham: Rowman and Littlefield Publishers, 1996, pp. 193−205.

知，这是美国现役高级军官第一次如此明确地呼吁废除核武器。

获得了诺贝尔奖的"国际医生防止核战联盟"，延续了一个伟大的传统。诺贝尔和平奖得主、医生、人道主义者阿尔伯特·施韦泽①明言"核武器违反国际法，必须废除"。但他也警告说："所有有关废除核武器的谈判都没有成功，因为没有国际舆论要求废除核武器。"他的朋友阿尔伯特·爱因斯坦（Albert Einstein）是诺贝尔物理学奖得主，我工作的医学院以他的名字命名。他警告我们说："除了我们的思维方式以外，核裂变的爆炸力改变了一切。因此我们会走向空前的灾难。如果人类想要生存下去，我们就需要一种全新的思维方式。"

劳恩医生作为"国际医生防止核战联盟"的创始者之一，曾和查佐夫医生代表联盟领取了诺贝尔奖。他对爱因斯坦的这一警告做了补充："新的思维方式必须是一种觉醒，涉及我们共同的初心、问题和命运。如果我们想取得胜利，就决不能在挑战面前推脱逃避，在错误面前低声耳语。"②

本书是关于贫铀的，因此在这里必须明确表示书中使用的术语"核武器"是传统意义上的，并不包括美国在海湾战争中使用和向其他国家出售的贫铀武器。正如本书其他文章所指出的那

---

① 阿尔波特·施韦泽（Albert Schweitzer, 1875年1月14日—1965年9月4日），德裔法国医生，拥有神学、音乐、哲学及医学四个博士学位。他在中非西部的加蓬创立了阿尔伯特·施韦泽医院，被称作"非洲圣人"。1953年获得诺贝尔和平奖。——译者注

② Bernard Lown, *Never Whisper in the Presence of Wrong: Selections from Speeches on Nuclear War and Global Survival*, Cambridge: International Physicians for the Prevention of Nuclear War, 1993.

样，使用贫铀材料的武器对健康极为有害，因为它们具有放射性和潜在的化学毒性。

必须对已使用的贫铀武器的健康后果进行认真调查，并禁止使用这种武器。但是，由于贫铀武器不涉及核裂变、核聚变或核爆炸，它们不被认为是通常意义上的"核武器"。尽管如此，我认为，那些关注废除核武器的社团应该扩大其议程，包括废除贫铀武器和其他不区分对象和不人道的武器，如杀伤人员地雷。[1][2]

---

[1] Victor W. Sidel, "The International Anns Trade and Its Impact on Health", *British Medical Journal*, No. 311, 1995, pp. 1677–1680; Barry S. Levy, Victor W. Sidel, eds. *War and Public Health*, New York: Oxford Unversity Press, 1997.

[2] 1997 年 9 月 17 日，国际地雷大会在挪威奥斯陆举行，通过了《关于禁止使用、储存、生产和转让杀伤人员地雷及销毁此种武器的公约》。同年 12 月 3 日，121 个国家的代表在加拿大的渥太华签署了这一公约，因此又称《渥太华禁雷公约》。公约于 1999 年 3 月 1 日正式生效。——译者注

27. 联合国人权小组委员会投票禁用贫铀

美国政府的观点是：战争行动，即便是非法的战争行动，不会成为受害者的诉讼对象。若真如此，那将没有人或政府会受到战争罪的追究。

菲利帕·温克勒

1996 年 8 月，一项呼吁禁用贫铀武器和某些其他武器的议案，在联合国人权委员会防止歧视及保护少数族裔小组委员会[①]获得通过（15 票赞成，1 票反对，8 票弃权）。这个决议是由英国任命的代表克莱尔·帕利（Claire Palley）提出的，也是众人共同努力的结果：凯伦·帕克在小组委员会人权与伤残人士议程上发言；碧翠丝·柏克特医生（Dr. Beatrice Boctor）做了关于贫铀对海湾地区人口基因影响的报告；帕克、柏克特和意大利社团

[①] Sub-Commission on Prevention of Discrimination and Protection of Minorities，由联合国人权委员会于 1947 年设立。小组委员会由 26 名专家组成，他们以私人身份在委员会工作。2006 年 3 月 14 日，联合国大会通过决议，人权理事会取代人权委员会。人权理事会下设的咨询委员会取代了小组委员会。——译者注

"巴格达之桥"（Bridges to Baghdad）的法比奥·马尔切利（Fabio Marcelli）进行了大量游说工作。贫铀与制裁问题，最早是玛格丽特·帕潘德里奥（Margarita Papandreou）领导的希腊"为了共同安全的女性"代表团在 1996 年 4 月的小组委员会上提出的。

小组委员会 1996/16 号决议的正文 ①

题目：国际和平和安全作为享受人权，特别是生命权的一个基本条件

防止歧视及保护少数小组委员会，

遵循《联合国宪章》的原则、《世界人权宣言》《国际人权盟约》、1949 年 8 月 12 日的日内瓦各项公约及其附加议定书，

回顾大会 1987 年 12 月 7 日第 42/99 号及 1988 年 12 月 8 日第 43/111 号决议，其中重申所有人民都有固有的生命权，

对于据称有人对军队成员和平民使用大规模毁灭的或滥行毁灭的武器，造成死亡、困苦和伤残一事，表示关切，

还关切述及使用上述武器对人的生命、健康和环境的长期影响的多次报道，

并关切对环境的物质影响，单独或联合使用这种武器而造成的碎片，以及受到污染的弃置设备对生命构成的重大威胁，

深信生产销售、使用这种武器不符合《禁止酷刑和其他残忍、不人道或有辱人格的待遇和处罚公约》的各项规定，

---

① 此处译文及其格式完全参照了联合国文件 E/CN.4/Sub.2/1996/L.18 的中文版。下载链接 https://digitallibrary.un.org/record/236804/files/E_CN-4_Sub-2_1996_L-18-ZH.pdf。 ——译者注

相信必须继续努力，促使舆论关心注意这种武器不合人道、不分皂白的破坏作用，并认识到有必要彻底加以取缔，

1. 敦促所有国家都使其政策服从这一需要，即必须控制大规模毁灭的或滥行破坏的武器的生产和日益增多，尤其是核武器、化学武器、油雾炸弹、凝固汽油弹、集束炸弹、生物武器和含贫铀武器；

2. 请秘书长：

（a）从各国政府、其他联合国机构和非政府组织收集以下信息：核武器、化学武器、油雾炸弹、凝固汽油弹、集束炸弹、生物武器和含贫铀武器的使用，其重大及累积的作用，其对生命、人身安全及其他人权的威胁；

（b）向小组委员会第四十九届会议提交一份关于所收集信息的报告，并提出他可能得到的、关于有效取缔这种武器的方法的建议和意见；

3. 决定在其第四十九届会议上，根据秘书长向小组委员会或其他联合国机构所提交报告中，或各国政府、非政府组织会向小组委员会提交的报告中可能载有的其他信息，进一步审议这一问题。

小组委员会的这项决议于 1996 年 8 月 9 日提出，1996 年 8 月 29 日通过 [15 票赞成，1 票反对（美国），还有 8 票弃权]。

共同的倡议者是来自印度、智利、希腊、罗马尼亚、尼日利亚、英国、摩洛哥和埃塞俄比亚的小组委员会成员。值得注意的是，绝大多数弃权票都来自西欧国家。

决议的重要性

凯伦·帕克说："小组委员会成员由各国任命。戴维·魏斯布罗德（David Weissbrodt）——美国任命的小组委员会成员——先是试图阻止这个决议，继而试图从正文中删除贫铀，避免提及日内瓦各项公约，以及对酷刑和其他残忍和不人道行为的惩罚。他一直诬蔑和抨击提出这项决议的克莱尔·帕利——英国任命的成员——不够专业。这是男人针对女人的典型伎俩，让她们看上去没有能力、毫无理性、不够机敏和没有学问。"

"我提醒克莱尔·帕利，即便是在美国，酷刑也已经很明确地被纳入强制法规。在美国的法庭上有一些成功的诉讼，援引了其他国家的酷刑案例，所以说这是一个特别有用的参考，因为人权诉讼和索赔成为可能。美国政府的观点是：战争行动，即便是非法的战争行动，不会成为受害者的诉讼对象。若真如此，那将没有人或政府会受到战争罪的追究。"

小组委员会能投票使决议被送入人权委员会，并依次把它送到联合国大会，这是在这个问题上改变国际法的良机。1996/16号决议也可以被关注贫铀的所有公开材料、给编辑的信等援引。

敦促所有有关方面向联合国秘书长提交关于贫铀的报告

小组委员会 1996/16 号决议要求非政府组织提交关于贫铀及其对健康的影响和消除方法的数据。联合国秘书处将根据这些信息以及联合国其他机构和政府提交的信息提交一份报告。

这份报告将由在日内瓦的联合国人权中心的职员起草，非政府组织有大量机会施以援手。

最后期限：虽然官方提交数据的最后期限是 5 月 8 日，即在 1997 年 8 月会议召开之前，但非政府组织的最后期限应该是 1997 年 3 月，即在小组委员会成员会面之时。

呼吁关注贫铀的社团提交报告和任何其他文件。

联系人：人权干事　亚历山大·奥西亚克先生（Mr. Alexander Ovsiak）

邮寄地址：瑞士日内瓦 10，CH-1211，联合国办公室，D404 室。

电话：22-917-3417；传真：22-917-0212

报告的封面应注明引用的决议标题和编号。副本应送交人权委员会毒物问题特别报告员——法特马·佐赫拉·克森蒂尼夫人（Mme. Fatma Zohra Ksentini）

电话：22-917-3358；传真：22-917-0092

无电子邮件地址。

28. 贫铀武器与国际法

真正的目标应该是废除战争……在此期间，可以对某些违反战争法的行为或武器，包括贫铀武器，加以禁止。

阿林·威尔

"国王在战斗中与敌厮杀，决不应对敌使用奸诈兵器，如内藏尖锥的棍棒，或有钩刺的、涂毒的箭，或燃火的标枪。"（《摩奴法典》第七卷）

在历史中的大部分时间里，有一场论战始终在进行着：一些人认为战争是一种必要的政治工具，另一些人认为战争是一种必须废除的大规模屠杀罪行。在 20 世纪以前，战争可能受到大众的反对，但被强大的统治者视为政治的另一种形式。然而，欧洲战争和两次世界大战的破坏，甚至使当权者也看到了战争的不人道，并考虑禁止战争的可能性。

1899 年和 1907 年的海牙和平会议，以及日后成立的国际联盟和联合国，尽管有摒弃战争的想法，但却未能实现。武力被继续用于获取利益，而自卫需要武力也是无可辩驳的常识。不过他们也取得了一些共识：某些战争行为是"不人道的"，对打败敌人来说是不必要的。因此，他们同意禁止那些行为。其他方案，如国际红十字会所做的工作，已经列出了许多被禁止的行为。

因此，这种已经出现且正在发展的大量国际法律，被称为人道主义战争法。它禁止战争期间的某些"不人道"行为，但不禁止不人道的战争本身。国际法院最近对使用或威胁使用核武器的合法性寻求咨询意见，人们就这种法律进行了认真的辩论。国际法院的结论是："使用或威胁使用核武器，普遍违反了国际法关于军事冲突的条约，尤其是人道主义法的原则和条例。"①

由此产生的问题是，在武器系统中使用贫铀，是否违反了这部分法律。而且如果是这样的话，法律是否可以被有效地用来束缚和禁止贫铀武器使用。

人道主义战争法

世界各地的许多文化和国家，包括一些最好战的国家，即使没有普遍遵守但也已接受了战争中人道主义的普遍原则。雨果·格劳秀斯（Hugo Grotius），有时被称为"战争法之父"，注意到古罗马和古希腊军队中都禁止一些非人道的战斗方法。②

---

① *Advisory Opinion of the International Court of Justice on the legality of the threat or use of nuclear weapons.* ICJ General List No. 95, July 8, 1996, p. 36.

② Hugo Grotius, *De Jure Belli Ac Pacis* (1625) as cited in Weiss, Weston, Falk and Mendlovitz "Draft Memorial in Support of the Application by the World Health Organization for an Advisory Opinion by the International Court of Justice on the Legality of the Use of Nuclear Weapons Under International Law, Including the W. H. O. Constitution," *Transnational Law and Contemporary Problems,* Vol. 4, Number 2, Fall 1994.

《古兰经》中也有类似的禁令。^①1139 年召开的拉特兰会议（The Lateran Council）禁止使用弩，称它是"对上帝的亵渎，基督徒不应使用的东西"。^②

在美国，将这些原则编纂成法律文书始于 1863 年。^③美国总统亚伯拉罕·林肯颁布了弗朗西斯·利伯（Francis Lieber）所著的《美国军队在战场上的作战指南》(*Instructions for the Government of Armies of The United States in The Field*)，后者通常被称为"利伯法典"（Lieber Code）。^④第一次将这些原则编纂成国际协议，是 1868 年的《圣彼得堡宣言》(Declaration of St. Petersburg)，旨在"使战争的必要性与人道法则相调和"。

随后的一些协议，包括 1899 年和 1907 年的《海牙公约》(*the Hague Conventions*)，1925 年和 1949 年的《日内瓦公约》，1945 年的《纽伦堡宪章》(*the Nuremberg Charter*)，以及前南斯拉夫问题法庭（the Tribunal for the former Yugoslavia），^⑤都已经确认在国际法中禁止下列行为：

1. 使用武器或战术，造成不必要的或严重的破坏或痛苦；

2. 使用武器或战术，对非战斗人员滥杀滥伤；

---

① E. Meyrowitz, *Prohibition of Nuclear Weapons: The Relevance of International Law*, Transnational Publishers, 1990, p. 209.

② Weston Weiss, Falk and Mendlovitz, *op. cit.*, p. 739.

③ 也就是把一些习惯法变成条约。

④ Donald Wells, *The Laws of Warfare: A Guide to the U. S. Army Manuals*, Greenwood Press, 1992, p. 1.

⑤ Statute of the International Tribunal for the Prosecution of Persons Responsible for Serious Violations of International Humanitarian Law Committed in the Territory of the Fonner Yugoslavia since 1991.

3. 使用武器或战术，侵犯非交战国的中立管辖权；

4. 使用窒息性、有毒或其他气体，以及所有类似的物质（包括细菌战方法）；

5. 使用武器或战术，对环境造成广泛、长期和严重的破坏。

这些原则被大多数国家所接受，其中也包括贫铀武器的主要使用者——美国。美国在其陆军手册《陆战法》（1956年）中确认了上述原则。最近，美国、英国、法国和俄罗斯在提交国际法院的《关于使用或威胁使用核武器的合法性的咨询意见》中确认接受上述原则。[①]

对特定武器的战争法运用——以核武器为例

包括美国在内的一些国家持有的观点是，国际法中没有明确禁止的行为，就是被允许的——法无禁止即可为。具体禁止的内容，来自国家接受的公约或者习惯法。因此，美国接受《生物武器公约》[②]和《日内瓦毒气议定书》（1925年）禁止使用生化武器的规定。然而，美国表示，比生化武器具有更大破坏性影响的核武器不能被禁止。"无论是空军、海军还是陆军部队使用的爆炸性的'原子武器'，在没有任何国际法或国际公约限制它们的部署时，不能视其违反国际法。"[③]

[①] Statements made by France (November 1, 1996), Russia (November 10, 1996), U. S. (November 15, 1996) and UK (November 15, 1996) to the International Court of Justice.

[②] Convention on the Prohibition of the Development, Production and Stockpiling of Bacteriological (Biological) and Toxin Weapons and on Their Destruction, 1975.

[③] *Law of Land Warfare,* U. S. Army. 1956. paragraph 35.

　　然而，多数国家认为，战争法其实可以禁止特定武器的使用，即使法律条文没有明确禁止该武器。最明显的例证便是核武器。从 1961 年起，联合国决议通过并反复声明，任何使用核武器的行为"将超越战争范围，其结果将使人类及其文化普遍横遭荼毒与毁灭，因而是有违国际法规与人道法则"。①

　　1899 年和 1907 年的《海牙公约》编纂了许多战争习惯法，同时明确禁止使用扩张型子弹（"达姆弹"）和窒息性毒气，其中还有一项规定指出"凡遇有本条文中未规定之事项，则有种种国际法之原则，从文明人民之惯例上，从人道之原则上，自良心之要求上，发生事变之两交战国与其人民之间，都应在此原则之保护与支配下。"

　　这就是马顿斯条款（Martens Clause），国际法主体不可分割的灵魂条款，并在 1977 年的《日内瓦公约附加议定书》中再次得到重申。马顿斯条款确认战争法适用于未被特别提到的战争武器和作战方法，因此即使没有明文规定，仍可禁止使用某些武器。《海牙公约》的起草者显然明白，技术的进步很容易推动哪些要么像"达姆弹"一样不人道，要么同毒药一样不分青红皂白的武器的发展。国际法院在得出结论时提到了马顿斯条款，即使用或威胁使用核武器是违反普遍人道法则的，即便还没有具体的公约明确禁止使用核武器。

　　法院的结论明确指出，根据人道法则禁止某些武器取决于这些武器将产生的影响，以及使用这些武器将违反的人道主义原

① "Declaration on the Prohibition of the Use of Nuclear and Thermonuclear Weapons," United Nations General Assembly Resolution 1653 (XVI), 24 November 1961.

则。因此，如果一种新武器造成不加区分或不必要的痛苦，即使在诸如《日内瓦公约》或《海牙公约》等现有公约中没有具体提到这种武器，或者在这些公约通过时没有发明这种武器，使用这种武器也是非法的。

因此，战争法对贫铀武器具有直接适用性，并可作为禁止使用贫铀武器的依据。

贫铀武器会违反国际法吗？

使用贫铀武器会造成巨大的痛苦。现在已知，当贫铀粒子被军事人员摄入时会引发健康问题，即使不会伴随他们的整个余生，也会持续很长一段时间。[①]然而，这一论点的难点在于，使用贫铀武器的人会坚持认为，为了达到军事目的，除了使用贫铀之外没有其他选择，因此承担这种痛苦是必要的。没有像铀那样坚硬的其他金属可以用于军事，这一事实支持着使用者的观点。

禁止滥杀滥伤也许更具操作性，因为这一诉求无需在"军事必要"面前打折扣。贫铀弹中的贫铀散布到广阔的地区，潜在的杀伤力将持续成千上万年。虽然贫铀武器最初的影响可能被控制在目标区域内，但是之后贫铀的扩散却是无法被控制的。

"一枚铀金属弹丸在发生高速撞击后，会部分燃烧并产生大量微米大小的氧化铀碎片，就像尘土一样可以被风带到很远的地方。"[②]

[①] G. Bukowski, D. Lopez, and F. McGehee, *Uranium Battlefields Home and Abroad,* Citizen Alert, March 1993, pp. 43-54.

[②] *Ibid.* at p. 11.

因此，原本受到保护的平民，即使离目标有一段距离，也会受到威胁。

此外，从贫铀武器中摄入贫铀的军人的后代也会受到影响。[1]他们的后代并非战斗人员，贫铀给他们带去不加区分的伤害，有悖于人道主义原则。

"滥杀滥伤"论点面临的一个问题是，任何国家都承认，当军事设施和人员成为攻击目标时，平民遭受的一些伤害可能是"附带损害"的一部分。为了证明滥杀无辜的论点可以用来禁止贫铀武器，就需要证明后者对平民造成的伤害与军事目标有关的伤害是不成比例的。

贫铀通过风和水的传播是无法控制的，这一事实可能违反了保护中立国的法律。毫无疑问，贫铀武器的使用者会争辩说，自己并非有意向中立国扩散贫铀，因此不应禁止。

涉及中立的主要国际条约，1907年的海牙第五公约——《中立国和人民在陆战中的权利和义务公约》——没有讨论无意违反中立的情况，但也没有明确说违反中立必须是有意的。

国际法院的法官克里斯托弗·威拉曼特里[2]说，如果一项行动的后果是事先可以知道的，就不能声称这些后果是无意的，也不能逃避责任。"并不是说，这样的结果不是直接和故意的，而是'副产品'或'附带损害'……带来这些后果的始作俑者，在

---

[1] G. Bukowski, D. Lopez, and F. McGehee, *Uranium Battlefields Home and Abroad,* Citizen Alert, March 1993, p. 48.

[2] Christopher Weeramanty（1926.12.17—2017.1.5），斯里兰卡律师，曾任职于斯里兰卡高等法院，1991年到2000年担任联合国国际法院法官，也是"国际律师反对核武器协会"的主席。——译者注

任何法律体系中都无法逃避法律责任。这就像一个人驾驶机动车，以每小时 150 公里的速度通过闹市街道，面对没有计划杀死、但是已经倒在地上死去的人，他是逃脱不了责任的。"①

国际法院在其对使用或威胁使用核武器的合法性的咨询意见中引用了瑙鲁的声明："很明显，武装部队的入侵对中立国造成的越界损害，以及交战国使用武器对中立国造成的越界损害，都适用于中立原则。"② 即便如此，国际法院仍未确定，在任何情况下使用核武器对中立国可能造成的越界损害，是否足以证明在此基础上使用核武器是非法的。因此，尽管由于带来越界损害，某些使用贫铀武器的行为可能被视为非法，但尚不清楚是否在所有情况下都是如此。因此，根据越界损害的威胁来全面禁止贫铀武器，将是困难的。

禁止在战争中使用毒物或"有毒武器"的法律，乍一看似乎更为明确地禁止贫铀武器。贫铀显然是一种有毒的武器，其对人类健康的影响，比其他被禁止用于战争的毒物更易具有破坏性。不幸的是，这项禁令受到挫折，因为国际法院解释其要禁止的是那些"主要作用，甚至唯一作用是毒杀或使人窒息的武器"。③

贫铀武器的主要目的不是下毒，而是穿透坚硬的装甲。法院对这个问题的解释，遭到威拉曼特里法官和科罗马（Koroma）法官的坚决反对。他们坚持认为，几乎在所有的情况下，核武器的

---

① Advisory Opinion of the ICJ on the legality of the threat or use of nuclear weapons, *op. cit.* Dissenting Opinion of Judge Weeramantry, p. 43.

② ICJ opinion, *op. cit.*, p. 31.

③ *Ibid.*, p. 21.

毒性比明令禁止的毒物更具破坏性。威拉曼特里注意到"它的（辐射）毒害，确实是以一种比毒气更隐蔽的方式进行的，因为它的影响包括遗传疾病的世代传播"。[①]

尽管法院过于严格的解释造成了暂时的挫折，但是威拉曼特里和科罗马更为符合实际的解释，最终可能会成为规范。

可以认为，使用贫铀武器会对环境造成广泛、长期和严重的破坏。不利的一面是，国际法院认定，禁止破坏环境必须考虑到军事必要性和相称性（即军事行动是否与先前的挑衅行为成正比）。因此，国际法院声明不能以保护环境为理由，直接谴责每一次使用核武器的行为。而且，很难证明使用贫铀武器会比使用核武器对环境有更大的影响。

然而，从积极的方面来说，环境法是国际法中增长最快的领域之一，它制定了预防原则和代际之间的平等条款，这些条款可以适用于贫铀武器。正在成为国际环境法一部分的预防原则规定，当有理由相信某一特定做法可能造成越界的环境损害时，实施方有责任证明其安全性。代际公平条款则强调后代不应受到现行做法的威胁。贫铀武器的使用，特别威胁到后一项原则，因为其所释放的辐射会对后代造成遗传损害，而且铀的放射性会保持很久。

在确定某些武器的非法性方面，公众良心一直是一个至关重要的组成部分。公民们援引《海牙公约》的马顿斯条款，以400万份"公众良心声明"支持国际法院反对核武器的议案。6000万人签名支持广岛长崎的全面禁核呼吁。20世纪80年代纽约、

---

① ICJ opinion. Dissenting opinion of Judge Weeramantry, *op. cit.,* p. 56.

伦敦、波恩和其他主要城市的数百万人反对核武器游行，全世界成千上万的无核武器城市和数以千计的反核组织与"公众良心声明"一起，向国际法庭的法官证明了公众反对核武器的强烈愿望。那么公众对贫铀武器的类似谴责，将在很大程度上有助于确立它们的非法地位。

综上所述，似乎有理由声称使用贫铀武器违反了现有的国际法。虽然在目前的国际气候下，这些理由可能还不够充分，无法通过联合国大会或国际法院等国际机构来确认使用贫铀武器的非法性，但这种法律可以得到加强，特别是通过增加公众对贫铀武器的谴责。

然而这并不意味着，目前不能对某些使用贫铀武器的行为采取法律行动。尽管通过现行的战争法还不能禁止使用贫铀武器，但如果使用贫铀武器被认为存在疏忽大意等过失行为，那么就可以因为健康影响而要求赔偿。

使用法律武器

贫铀武器违反了国际人道法则的基本原则。这一事实可以作为禁止使用这种武器的一个动机因素。指摘法律的错误，是增加公民道德愤怒的另一种方式，可以促使他们采取行动。战争法认为在战争中"任何事情都会发生"，因此不可能反对任何武器系统，而这是一种错误的信念。

实现国际范围的禁用

真正的目标必须是废除战争，因为这种做法本身就是不人道的，应该被认定为非法的。然而这样的禁令需要一定时日才能实现。在此期间，可以对某些违反战争法的行为或武器，包括贫铀武器，加以禁止。

单方面禁止使用贫铀不太可能被接受，因为没有国家乐意看到自家军队的炮弹逊于对手，而且装甲很容易被贫铀武器击穿。然而，如果能确信其他国家打算放弃贫铀武器，那么各国政府和军队有可能会被说服。这将需要一项可能包括核查和遵守措施的国际协定。当然，在联合国或者任何使用贫铀的国家的裁军议程上，还没有出现这样的议题。

不过，反贫铀运动人士有可能会借助反核武器运动，将贫铀纳入可能在未来十年内谈判达成的国际废除核武器条约。

国际组织联盟"2000年废除"（Abolition 2000）正在争取于2000年之前缔结一项条约。它起草了一项示范性核武器公约，建议将放射性武器和贫铀武器都列入将被废弃的武器清单。公约设立的核查和执行机制，也足以取缔贫铀武器，无需另建一个单独的、费用高昂的体系。

然而，是否禁止贫铀武器，以及将其纳入废除核武器公约还是另签新的协议，最终都要由各国政府决定。反贫铀运动人士，需要像之前反核武器运动那样，在全球范围内施加公众压力，要求出台对贫铀武器的禁令。在那之前，使用贫铀的军队仍将继续使用其认为的绝好材料，以使他们的矛更锐、盾更坚。

附　录

附录一：有关贫铀的政府文件

　　本书下面所选取的引文，由"军事有毒物质项目"的"贫铀公民网络"协助，摘自与贫铀相关的美国政府文件。"贫铀公民网络"的工作，使曾被隐匿的美国陆军环境政策研究所报告——《美国陆军使用贫铀的健康与环境后果》于 1995 年 6 月公开出版。这里的引文和其他一些报告，反映了政府对使用贫铀武器的危险性的表述存在欺骗性。这表明，我们需要对贫铀污染物的健康和环境影响进行一次完全独立的调查。

　　　　没有什么技术能够有效地改变贫铀所固有的化学和放射性毒害。这是铀的本质特征。(AEPI, p. xxii)

　　　　贫铀是一种低辐射废物，因此必须被储存在一个有相关许可的仓库中。(AEPI, p. 154)

　　　　如果一辆战车的贫铀装甲被破坏，或者一辆战车被贫铀弹击穿，又或者装载的弹药燃烧起火，就可能会有一些内辐射或较高水平的外辐射。比如，当一颗贫铀弹击穿车辆装甲进入驾驶舱时，它会断裂、氧化、燃烧，使车辆被贫铀的氧化物粉尘所污染。当车辆起火时，贫铀弹药也会在高温中氧化，并对车辆造成污染。之后，在受污染的车辆里工作的士兵，就会被暴露在这种贫铀的氧化物粉尘之中。[*Operation Desert Storm: Army Not Adequately Prepared to Deal With Depleted Uranium Contamination*, United States General Accounting Office (GAO/NSIAD-93-90), January 1993, p. 14]

当一颗动能弹击穿一辆战车时，其产生的尘埃和碎片会污染车辆的内部……在击中一辆坦克时，一颗贫铀穿甲弹的 70% 都可以被雾化。（Fliszar et al., 1989）含有贫铀氧化物的气溶胶，可能会使顺风区域受到污染。贫铀碎片，可能也会使被击中车辆周围的土壤遭到污染。（Fliszar et al., 1989）（AEPI, p. 78）

当清洗或运输被贫铀氧化物所污染的设备时，附着在上面的氧化物会发生再悬浮或脱落，这就会使其成为一个污染源。（AEPI, p. 80）

陆军对海湾战争期间陆军人员被暴露在贫铀污染中的状况，缺乏全面的了解。（GAO/NSIAD-93-90, p. 3）

在受到贫铀污染的车辆内部和周围进行维修作业的士兵们，可能会吸入或吞入再悬浮的贫铀粒子。（AEPI, p. 101）

陆军与核管制委员会的官员说……，在低水平暴露下，辐射剂量和健康风险的关系尚不清楚，并且即便符合核管制委员会的限额，未来出现健康问题的风险也不会消除。（GAO/NSIAD-93-90, p. 4）

为了满足国防部的不同需求，过去和现在有五十多个地方参与了贫铀的生产、加工、研发、测试，以及存储。（AEPI, p. 26）

贫铀是一种有毒物质。它的毒性可以被抑制，但不能被改变。(AEPI, p. 113)

当车辆被弹药击穿或发生外部起火时，其所产生的剧烈高温会使贫铀生成其氧化物粉尘，带来辐射和中毒的危险。在受污染车辆的外部或内部工作的人员，会通过吸入或吞咽的方式与贫铀粉尘发生接触。(GAO/NSIAD-93-90, p. 17)

不可溶解的氧化物被吸入后会在肺部留存更长的时间，并且其辐射会带来潜在的致癌风险。被吞入的贫铀粉尘，也会带来辐射和中毒的危险。(GAO/NSIAD-93-90, pp. 17-18)

人员在被贫铀弹击中的车辆内部或者附近时，会受到强烈的体内照射。(AEPI, p. 119)

使用没有毒性的材料替换武器系统中的贫铀，会减少与贫铀有关的健康风险。(AEPI, p. 114)

陆军尚未评估在受到贫铀微粒污染的车辆内外工作的维修人员所面临的风险。吸入和吞咽是相关人员体内存留贫铀的潜在途径。(AEPI, p. 126)

国防部承认，当载有贫铀武器的车辆起火时或当车辆被贫铀弹击穿时，其所引发的贫铀污染，会带来一些危害。(DoD Response to GAO Draft Report-Dated November 25, 1992, GAO Code 393493, OSD Case 9266, Appendix Ⅲ, GAO/NSIAD-93-90)

健康危害主要是由内辐射造成的。可溶解成分主要会给肾脏带来化学危害，而颗粒大小的不可溶解成分所造成的电离辐射，是危害肺部的重要因素。……大剂量的短期影响，会造成死亡；而低剂量的长期影响，一直被认为与癌症有关。（Science Applications International Corporation report, included as Appendix D of AMMCOM's *Kinetic Energy Penetrator Long Term Strategy Study*, Danesi, July 1990）（SAIC, pp. 4-12）

截至 1994 年 2 月，承包商生产了 160 多万发用于坦克炮的贫铀弹，以及 5500 多万发用于小口径武器（20 毫米，25 毫米，30 毫米）的贫铀弹。一直以来，美军超过 99% 的贫铀弹被用在了美国空军的 30 毫米口径 GAU-8 复仇者机炮上。（AEPI, p. 26）

我们推断，当使用受到控制并很好地将有害辐射防护学用于实际管理时，贫铀弹的使用在健康和环境的层面是可以接受的。战斗状态下，会导致贫铀不受控制的释放。……我们重申我们的建议，对战斗时贫铀的环境与健康影响研究势在必行。我们最初的假设是，贫铀弹的使用不会在战时及战后给平民带来多大的影响。然而，战场上暴露在贫铀气溶胶中的士兵，会受到潜在的辐射和毒害。也许即便是进行更详细的研究，这种健康影响也不能被可靠地量化。我们的目的不是要夸大这一问题相比其他战争风险带来的危害，也不是说士兵的健康必须妥协让步。我们仅仅是强调，军事人员战时的贫铀暴露水平，是在和平时期的条件下不可被接受的。（SAIC, 4-5）［本报告完成于"沙漠风暴"行动前的六个月。］

陆军的官员认为，在战争和其他危及生命的情况下，贫铀的防护可以被忽略，因为与贫铀相关的健康风险，极大程度上被战斗本身的风险抵消了。（GAO/NSIAD-93-90, p. 4）

科威特一直都没有建立对俘获车辆内的有害及放射性物

质的长效管理。（AEPI, p. 84）

没有任何的国际法、条约、规章或惯例，要求美国清理海湾战争的战场。（AEPI, p. 154）

在未来的战场上，与贫铀相关的病患人数可能会大幅增长，因为其他国家也会使用含有贫铀的武器系统。（AEPI, p. 120）

由于贫铀武器在世界军火市场上是公开交易的，贫铀武器将会被用在今后的冲突中。（AEPI, p. 119）

当贫铀被指责是沙漠风暴行动中出现疾病的一个致病因素时，陆军必须有足够的数据将谎言与现实剥离开来。没有这样的深谋远虑和充分的数据，长时间的残疾抚恤和医疗费所带来的经费支出将会非常庞大。（AEPI, p. 4）

如果贫铀进入人体，就可能造成严重的医疗后果。贫铀在体内，既会造成化学性的危害，也会带来放射性的危害。（AEPI, p. 101）

没有什么已知的方式能够减少贫铀在体内的化学毒性。技术手段无法给一种不可控环境——如战地或一场大火中形成的铀氧化物的溶解性——造成太大影响。在战斗中，当弹药被发射或燃烧，以及装甲被击穿时，释放到环境中的贫铀会与附近的元素发生反应。这种化学反应可能产生具有多种化学毒性的复合物……在一种不受控制的环境下，火灾与动能弹的冲击会导致贫铀污染物不受控制的扩散……（AEPI, p. 114）

本报告结论中所建议的许多计划，在执行中会带来巨大的开支。（AEPI, p. 3）

尽管以上所有的引文都来自美国政府的手册，但在 1996 年 12 月总统顾问委员会关于海湾战争老兵疾病的最终报告中，却是这样陈述的：

委员会推断，目前海湾战争老兵所报告的健康影响，不太可能是由海湾战争期间所受到的贫铀辐射导致的。

美国政府的书籍和报告

想要获取 1995 年 6 月美国陆军环境政策研究所的报告——《美国陆军使用贫铀的健康与环境后果》复件，或 1994 年 9 月陆军环境政策研究所 ppr-1494 号报告《美国陆军使用贫铀的外部利益评估》（附录 1 未引用此报告）的复件，请联系：

陆军环境政策研究所

佐治亚理工学院（Georgia Institute of Technology）

430 Tenth St., N.W., Suite S-206 Atlanta, Georgia 30318-5768

电话：（404）892-3099

想要获取美国审计总署 93—90 号报告（GAO/NSIAD-93-90）或其他审计总署报告复本，请致信或致电：

美国审计总署

Gaithersburg, MD 20884-6015, 6015 号信箱

电话：（202）512-6000；传真：（301）258-4066

附录二：包含贫铀的弹药

"陆军在 25、105 和 120 毫米口径的动能弹中使用了贫铀合金。布莱德利装甲车的机枪使用 25 毫米口径子弹；M1 和 M60 系列的坦克使用 105 毫米口径炮弹；陆军还计划在 XM8 装甲火炮系统的主炮中使用 105 毫米口径炮弹；M1A1 和 M1A2 艾布拉姆斯坦克的主炮使用 120 毫米口径的炮弹……贫铀作为装甲的一部分，被用在了 M1 系列坦克的装甲上。少量的贫铀作为一种环氧树脂催化剂，被用在了 M86 断后威慑弹药（PDM）和区域封锁炮兵弹药（ADAM）当中。"断后威慑弹药和区域封锁炮兵弹药，都属于地雷的一种。（AEPI, *Health and Environment Consequences of Depleted Uranium Use in the U. S. Army: Technical Report*, June 1995, p. 26）

以下这些美国武器中的穿甲弹使用了贫铀：

1. GAU-8：美国空军的一种 30 毫米口径弹药，带有一个大约 300 克的穿刺合金制成的弹芯。弹芯为铀钛合金（9U-TI），含有 99.25% 的贫铀和 0.75% 的钛。（这种合金还被用在了下面谈到的所有美国陆军的弹药当中）美国海军同种类型的弹药（PGU-14 30 毫米），穿甲弹头材料含 98% 的贫铀和 2% 的钼。这两类弹药都带有金属推进剂容器。费尔柴尔德公司的 A-10 雷霆二式攻击机（疣猪），可以以每分钟 4 200 发的速度射出这种弹药。

2. M735A1：美国陆军的一种 105 毫米口径弹药，带有一个大约 2.2 千克的贫铀弹头。这种弹药作为 M774 之前的一种暂时的过渡，装备在 M68 坦克炮的坦克上。除了装配由穿刺合金制成的弹头以外，这种弹药与 M774 几乎是一样的。

3. M774：美国陆军的一种 105 毫米口径弹药，带有一个大约 3.4 千克的贫铀弹头。M375A1 和 M774 都带有金属推进剂容器。

4. M829（M829E1 & M829E2）：美国陆军的一种 120 毫米口径弹药，带有大约 4.9 千克的贫铀弹头和燃料推进剂容器。120 毫米口径的 M829A1 和 M829A2 脱壳尾翼稳定穿甲弹，也含有大约 4.9 千克的贫铀。

5. M833：美国陆军的一种 105 毫米口径弹药，带有一个大约 3.7 千克的贫铀弹头和一个金属推进剂容器。EX35 105 毫米炮兵系统采用了这种弹药。

6. XM 919：美国陆军的一种 25 毫米口径弹药，带有一个大约 85 克的贫铀弹头和一个金属推进剂容器。这种弹药被用于布莱德利装甲车。

7. XM900E1：美国陆军的一种 105 毫米口径弹药，带有一个大约 10 千克的贫铀弹头和一个金属推进剂容器。

8. 地雷：M86 断后威慑弹药（PDM）和区域封锁炮兵弹药（ADAM）当中含有约 0.1 g 的贫铀。其中区域封锁炮兵弹药，被用作 155 毫米口径榴弹炮中的子母弹。

含有贫铀的美军弹药见下表：

弹药	贫铀的大致重量
25 毫米 XM919	85 克，0.2 磅
30 毫米 GAU－8	300 克，0.66 磅
105 毫米 735A1	2.2 千克，4.84 磅
105 毫米 774	3.4 千克，7.48 磅
120 毫米 M827	3.1 千克，6.90 磅
120 毫米 M829（E1 & E2）	4.0 千克，8.69 磅
120 毫米 M829A1	4.9 千克，10.7 磅
120 毫米 M829A2	4.9 千克，10.7 磅
105 毫米 M833	3.7 千克，8.14 磅

这份军火表格经许可，摘自：*Uranium Battlefields Home & Abroad: Depleted Uranium Use by the U. S. Department of Defense*, March 1993 by Grace Bukowski and Damacio Lopez，1995 年 6 月陆军政策研究所编写的报告也引用了上表。

附录三：与贫铀武器研发、实验和存储相关的地点

与贫铀武器研发和实验相关的地点：

名称和位置	活动
1. Army Research Laboratory; Aberdeen Proving Ground, MD	贫铀弹和贫铀装甲研发
2. Battelle Pacific Northwest Labs; Richland, WA	贫铀武器研发中的冶金分析，及其环境和健康危害研究
3. Energetic Materials Research and Technology Center, formerly known as TEAR facility; Socorro, NM	阿连特技术系统、奥林军械公司和陆军在此进行测试
4. Ethan Allen Firing Range (General Electric); Burlington, VT	测试25毫米口径贫铀弹药
5. Jefferson Proving Ground; Madison, IN	测试针对软目标的贫铀弹药
6. Los Alamos National Laboratory; Los Almos, NM	膛内弹道学研究，以及环境和健康危害研究
7. Manufacturing Sciences Corporation; Oak Ridge, TN	贫铀装甲研发
8. U. S. Army Ballistics Research Lab, Nevada Test Site; Mercury, NV	陆军贫铀武器研发

名称和位置	活动
9. Picatinny Arsenal; Dover, NJ	贫铀金属冶炼的研究及研发场所，曾用于射程测试
10. Sandia National Laboratories; Albuquerque, NM	测试贫铀装甲、贫铀弹和弹药箱
11. Tonopah Test Range; Tonopah, NV	战斗部模拟测试
12. US Army Combat Systems Test Activity; Aberdeen Proving Ground, MD	贫铀弹和贫铀装甲的研发及测试
13. Yuma Proving Ground; Yuma, AZ	测试针对软目标的贫铀弹药

与贫铀武器制造和装配相关的地点：

名称和位置	活动
14. Aerojet Ordnance Company; Chino, CA	炮弹装配；25毫米口径贫铀弹药的装载、装配和包装（LAP）
15. Aerojet Ordance Tennessee; Jonesboro, TN	制造25毫米口径和大口径贫铀弹
16. Detroit Army Tank Plant; Lima, OH	重装炮塔的装配
17. Lima Army Tank Plant; Lima, OH	重装炮塔的装配
18. Martin Marietta Energy Systems-Milan Army Ammunition Plant; Milan, TN	大口径弹药的装载、装配和包装（LAP）
19. Mason and Hanger at lowa Army Ammunition Plant; Middletown, IA	弹药装载、装配、包装及报废
20. National Manufacturing Corporation; St. Louis, MO	炮弹装配

续 表

名称和位置	活动
21. Nuclear Metals, Inc.; Concord, MA	制造贫铀弹
22. Olin Ordnance Corporation; Red Lion, PA	炮弹装配
23. Specific Manufacturing Capability Facility Idaho National Engineering Laboratory; Idaho Falls, ID	制造贫铀装甲
24. Tank Automotive Command; Warren, MI	为贫铀装甲发放许可
25. Twin Cities Army Ammunition Plant, Alliant Tech Systems; New Brighton, MN	弹药生产机器的制造；25毫米口径贫铀弹的装载、装配和包装；地雷复合物的注塑
26. Whites Sands Missile Range; Green River, UT	导弹战斗部配重污染物
27. White Sands Missllile Range; White Sands, NM	导弹战斗部配重污染物

与贫铀材料的储存和清理相关的地点：

名称和位置	活动
28. Defense Consolidation Facility; Snelling, SC	贫铀清除和净化
29. Hawthorne Army Ammunition Plant; Hawthorne, NV	储存弹药
30. Hunter Army Airfield; Savannah, GA	储存120毫米口径贫铀弹药
31. Letterkenny Army Depot; Chambersburg, PA	储存弹药

名称和位置	活动
32. McAlester Army Ammunition Plant; McAlester, OK	储存贫铀弹药和有辐射的生产设备
33. Savanna Army Depot Activity; Savanna, IL	弹药的储存、清除和维护
34. Seneca Army Depot; Romulus, NY	弹药的储存和清除
35. Sierra Army Depot; Herlong, CA	弹药的储存、维护和清除
36. Tooele Army Depot; Tooele, UT	弹药的储存、维护和清除
37. U. S. Army Armament Munitions and Chemical Command; Rockk Island, IL	为大批量储存颁发许可
38. Watervilet Arsenal; Albany, NY	贫铀武器应用的研究

与贫铀处理相关的地点：

名称和位置	活动
39. Carolina Metals; Barnwell, SC	贫铀的清除，粗锭的制造
40. Sequoyah Fuels Corp.; Gore, OK	转化（利用高级氧化处理技术将六氟化铀转化为四氟化铀）

与贫铀废料处理相关的地点：

名称和位置	活动
41. Chem-Nuclear Systems Waste Management Facility; Barnwell, SC	废料处理
42. Envirocare of Utah; Clive, UT	处理受到贫铀污染的土壤
43. US Ecology; Hanford, WA	废料处理

曾经使用或储存贫铀的地点以及逐渐被弃用的地点:

名称和位置	活动
44. Alliant Tech Systems, Inc.; Elk River, MN	贫铀弹测试(1993 年关停,由核管制委员会进行清理)
45. Army Research Laboratory; Watertown, MA	前研发实验室(逐渐被弃用)
46. Camp Roberts Military Reservation; Bradley, CA	测试 120 毫米口径贫铀弹药。(逐渐被弃用)
47. Chamberlain Manufacturing; Waterloo, IA	炮弹装配(已关闭)
48. China Lake Naval Weapons Center Alliant Tech Systems; Ridgercrest, CA	测试 120 毫米口径贫铀弹药(逐渐被弃用)
49. Ford Aerospace and Communications Corp.; San Juan Capistrano, CA	开发并测试 25 毫米口径贫铀弹药
50. Fort Hood; Killeen, TX	储存 105 毫米口径贫铀弹(1989—1990 年)
51. Fort Riley; Junction City, KS	储存 105 毫米口径贫铀弹(1989—1990 年)(在受损后,设施被不当摧毁)
52. Lake City Army Ammunition Plant; Independence, MO	曾进行弹药的装载、装配和包装,以及 20 毫米、25 毫米贫铀弹药的射程测试(计划清理)
53. National Lead Industries; Colonie, NY[①]	1978—1979 年,生产研发了大量贫铀弹(1980 年关闭)

---

① 前面表格中列出的第 1—53 条,摘自 1995 年 6 月陆军环境政策研究所:《美国陆军使用贫铀的健康与环境后果》。

与贫铀研究、测试以及储存相关的其他地点：

54. Aero General Corporation; Lockwood, Nevada
55. Armtec Defense Products; Coachella, California
56. Bulova Systems; Valley Stream, Ny
57. Chamberlain Manufacturing; New Bedford, Massachusetts
58. Day and Zimmerman; Texarkana, Texas
59. Eglin Air Forcce Base's Munitions Test Facility; Valpariso, Florida
60. Feed Materials Plant, U. S. Department of Energy; Fernald, Ohio
61. General Defense; Red Lion, PA
62. General Dynamics; Detroit, Michigan
63. Hercules; Redford, Virginia
64. Honeywell Corporation; Hopkins, Minnesota
65. Honeywell Corporation; Minnetonaka, Minnesota
66. Hughes Heliocopter; Los Angeles, California
67. Hughes Heliocopter; Idaho Falls, Idaho
68. Kirtland Air Force Base; Albuquerque, New Mexico
69. Kisco; St. Louis, Missouri
70. NI Industries; Los Angeles, California
71. Remington Arms Company; Blue Springs, Missouri
72. Remington Arms Company; Lake City Army
73. Remington Arms Company Ammunition Plant; Independence, Missouri
74. Stresau Labs; Spooner, Wisconsin
75. Target Research, Inc.; Dover, New Jersey
76. U. S. Ecology, Department of Energy; Beatty, Nevada
77. U. S. Army Aberdeen Proving Ground; Aberdeen, Maryland
78. U. S. Army Camp Grayling; Grayling, Michigan
79. U. S. Naval Surface Weapons Center; Dahlgren, Virginia[①]

---

① 第 54—79 条摘自格雷斯·布科夫斯基（Grace Bukowski）和达玛西奥·洛佩兹（Damacio Lopez）的：*Uranium Battlefields Home and Abroad: Depleted Uranium Use by the Department of Defense*。

附录四：Laka 基金会的报告

Laka 基金会建立于 1982 年，是一家关于核能的文献中心，有超过 125000 份剪报，5000 册书籍，相当数量的期刊，以及电视纪录片等收藏。Laka 基金会根据学者、学生、新闻记者、国际组织等提出的请求，为其提供信息。Laka 基金会也会开展自己的研究，并在杂志和报纸上定期发表。

在对伊拉克的一次访问后，Laka 基金会更加密切地关注贫铀的使用。Laka 基金会收集有关贫铀的新闻，撰写文章，并与其他国家进行了一些接触，尤其关注的是贫铀的民间使用。对文献进行调查后，Laka 基金会公布，1992 年以色列航空公司（El Al）坠毁的波音 747 飞机上存在贫铀配重物。关于此次空难，以及在民用飞机中使用贫铀及其风险的相关文件，存放于 Laka 基金会的文献中心。

（以下内容是对 Laka 基金会 1992 年空难文章的摘录，收录时间包含在附录中）

1992 年阿姆斯特丹空难的铀污染

亨克·范·德·科尔（Henk Van Der Keur）

1992 年 10 月 4 日，以色列航空公司的一架喷气货机在阿姆斯特丹坠毁，造成 43 人死亡。一年后，位于阿姆斯特丹的 Laka 基金会核能文献研究中心宣布，这架飞机使用了由贫铀制成的配重物。[①] 由于当局一直对相关信息保持沉默，阿姆斯特丹东南部郊区庇基莫（Bijlmer）的居民对这一突如其来的消息感到非常恐慌。

即便是今天，关于这次空难原因和影响的许多细节仍然模糊不清。已知的是，这架坠毁的波音飞机上曾装载了 75 吨煤油，10 吨化学品，一些可燃液体、气体，以及腐蚀性物质。我们现在知道，大火烧掉了这些物资中的半数，可能还有一些贫铀。

对飞机上存在贫铀的判断，主要是基于保罗·勒文施泰因（Paul Loewenstein）发表的一篇文章[②]，当时他是波音公司的贫铀供应商——美国核金属有限公司（American company Nuclear Metals Inc.）——的技术总监和副总裁。勒文施泰因在这份文件中说，每架波音 747 带有 1500 千克贫铀配重物。其他一些公开文献解释说，在尾部的方向舵和机翼中也发现了这种用于飞行控制的贫铀内件。[③]

[①] "Crashed El-Al Boeing contained Depleted Uranium," Laka Foundation press release, Otober 12, 1993.

[②] Loewenstein, P., "Industrial Uses of Depleted Uranium," American Society for Metals. Photocopy in *Uranium Battlefields Home & Abroad: Depleted Uranium Use by the U. S. Department of Defense*, Bukowski, G. and Lopez, D. A., March, 1993, pp. 135−141.

[③] Parker, Robert L., "Fear of Flying," *Nature*, Vol. 336, 22/29 December 1988. Also, *Uranium Battlefields Home and Abroad*, and "RLD searches for uranium on the crash place," Trouw, December 3, 1993.

健康风险

在一份媒体声明中，Laka 基金会着重指出，由于残骸的燃烧而传播到空气中的铀，会给旁观者和庇基莫居民带来潜在的健康风险。勒文施泰因在他的文章中说："当在空气中被加热到大约 500 摄氏度时，大量的铀会迅速氧化并维持缓慢的燃烧。"这种化学反应的巨大危害在于，其释放出来的成千上万的二氧化铀微粒所形成的烟尘会被旁观者吸入或吞咽。[①]

美国物理学家罗伯特·L. 帕克（Robert L. Parker）在《自然》杂志（Nature）著文指出，在最坏的情况下，由于二氧化铀微粒的吸入或吞咽，一架波音 747 的坠毁会使大约 25 万人面临健康风险（或濒临中毒的状态）。帕克推断，一架波音 747 带有 450 千克的贫铀。他说"美国海军和美国国家航天航空局的延伸测试表明，在一次飞机事故中，火球的温度可以达到 1 200 摄氏度。如此之高的温度足以引起贫铀的迅速氧化。"[②]

论证

勒文施泰因说："配重物被用在飞机、火箭和直升机的空气动力操纵系统中，以保持飞行器的重心。为了使配重物的体积相对于机翼操纵面来说较小，高密度是很重要的。贫铀非常适合

① Bukowski, G. and D. A. Lopez, *Uranium Battlefields Home and Abroad: Depleted Uranium Use by the U. S. Department of Defense,* p. 136.

② Parker, Robert L., "Fear of Flying," *Nature*, Vol. 336, 22/29 December 1988. Also, *Uranium Battlefields Home and Abroad*, and "RLD searches for uranium on the crash place," Trouw, December 3, 1993.

这类用途，因此含铀配重物就被用在了许多民用和军用飞行器上。"[①] 报告中提到了波音 747 的例子，据其供应商说，这一型号的飞机含有 1500 千克的贫铀。在当时，这是一个标准数字。但在空难刚发生后，波音公司说，这架飞机只在尾翼上装载了 380 千克的贫铀。

Laka 基金会召集庇基莫的居民和荷兰绿色组织（Dutch Greens）进行了一项长期深入的流行病学研究，对服务人员和当地居民体内的铀含量进行了调查，并且还进一步检测了土壤和地下水中的铀含量。虽然市议会在最终报告中极力淡化贫铀对健康和环境的影响，但在 Laka 基金会的努力下，加入了着重强调贫铀的化学及辐射毒性的补充文件。

在这样特殊的情况下，最有趣的一个事情应该是荷兰国防部的辐射专家——伦纳德·A. 亨奈（Leonard A. Hennen）撰写的报告《铀暴露的健康风险》。巧合的是，在东南（Zuidoost）市议会关于贫铀的最终报告出台仅仅一周后，亨奈的报告就被发表了。作者彻底证明了贫铀辐射在人体中所造成的影响。亨奈的调查结果与东南市关于贫铀的最终报告有着很大的矛盾。他说，那些在贫铀暴露地点的人们面临着风险。他在报告中建议当出现疑似的贫铀体内照射时，要采集尿样并对机体指标进行测试。这正是我们所坚持，但至今尚未实现的。

[①] Loewenstein, P., "Industrial Uses of Depleted Uranium," American Society for Metals. Photocopy in *Uranium Battlefields Home & Abroad: Depleted Uranium Use by the U. S. Department of Defense*, Bukowski, G. and Lopez, D. A., March, 1993, pp. 135−141.

附录五：世界范围内的贫铀

贫铀武器带来的放射性污染已经引发了世界各地的反对。在此我们列举一些最近发生的例子。

日本

对美军继续占据冲绳的不满持续上升，并达到了一个新的高度。这是由于美国海军陆战队的 AV-8B "鹞" 式攻击机（AV-8B Harrier jets）曾在 1995 年底发射了 1520 枚贫铀弹，而美国政府很晚才予以承认。之后一年多时间里，美国政府都没有通知日本政府。1997 年 2 月 10 日的《华盛顿时报》首次披露了这一消息。之后美国政府承诺清除贫铀，但却向冲绳的官员保证贫铀武器不存在危险。新闻报道也未提及美国政府认定贫铀存在放射性危害的报告。

荷兰

1996 年 1 月 24 日的荷兰《人民报》(*Volkskrant*) 报道了贫铀弹药在波斯尼亚的使用。针对这篇报道，荷兰士兵的压力集团 "军人基督教联合总会"（General Christian Union for Military Personnel）询问荷兰国防大臣吉姆雷斯·迈林（Gmelich Meijling），荷兰士兵是否有危险。迈林确认了贫铀粒子可能带来放射性和化学危害，并且荷兰境内的美国坦克上同样含有贫铀。1996 年 12 月，荷兰士兵团体在他们的杂志上发表了一篇文章，题为"来自五角大楼的放射性子弹"（The Radioactive Bullet from the Pentagon）。这篇文章引起了荷兰媒体的注意和议会的讨论。

波斯尼亚

人们越发地认识到，美英组成的北约军队在波斯尼亚使用了含有贫铀的武器。在 1995 年的夏天和秋天，北约军队对波斯尼亚的塞族据点发动了 4000 余架次的空中打击。其中许多次的攻击，是由驻扎在亚德里亚海的美军航空母舰上的 A-10 攻击机进行的。这种 A-10"疣猪"攻击机每分钟可以发射 4200 发 30 毫米口径子弹，每发 30 毫米口径子弹含有 300 克贫铀弹芯。

驻扎在波斯尼亚全境的美国或北约的坦克部队上的装甲和弹药，也含有贫铀。同样，被广泛埋布在北约基地四周的地雷也含有贫铀。这会给巴尔干地区各民族民众，造成世世代代的毁灭性影响。

附录六：国际行动中心

国际行动中心，是由美国前司法部长拉姆齐·克拉克和其他一些反战积极分子于 1991 年创办的。此前，他们就曾在美国号召成千上万的人来反对美国或联合国对伊拉克的战争。该组织把消除美国境内的种族主义、性别歧视、同性恋恐惧，以及贫穷的诉求，与反对美国的穷兵黩武及其对世界的支配结合在一起。

在美国，国际行动中心作为一个主要力量，揭露了美国的轰炸给伊拉克的无辜民众带来的伤害，以及对伊拉克的基础设施造成的大规模破坏。该机构的组织者将证据进行汇编，并通过视频录像、国际论坛，以及题为《战争罪行》的书籍进行传播。

国际行动中心与一个国际战争罪法庭（International War Crimes Tribunal）合作，在 20 个国家和美国的 30 座城市举办了听证会，调查五角大楼对伊拉克的蓄意破坏。1992 年，国际行动中心发表了具有里程碑意义的著作《此次的战火》，记录了特别法庭上出示的证据，揭示了美国政府对国际法的严重背离。在书中克拉克讨论了海湾战争期间，美军对贫铀武器的使用及其给伊拉克人和海湾战争老兵带来的危险。

1993 年，当克林顿总统提议恢复核试验时，国际行动中心发起了题为"结束核试验从现在开始 / 远离核爆"（End Nuclear

Testing Now/Never Another Nuclear Explosion）的倡议书。超过 300
个组织，以及一些知名人士在这份倡议书上签字，这份倡议书被
作为广告刊登在《纽约时报》。一直与国际行动中心共用办公场
所的一个团体，世界铀听证会（World Uranium Hearing）于 1992
年在萨尔斯堡（Salzburg）举办了一次国际会议，揭露了铀的开采
和相关实验对全世界人民，尤其是贫困人口的影响。

最近五年来，国际行动中心一直是要求美国或联合国无条件
终止对伊拉克制裁运动的领导力量。1996 年出版的《孩子们正在
死去》（*The Children Are Dying*），是其最新的行动步骤。国际行动
中心还发起反对美国封锁古巴的动员运动，向古巴和伊拉克运送
了很多医疗物资，并极力反对美军干涉海地、索马里、巴拿马和
波斯尼亚。国际行动中心的一个主要工作，是揭露美军每次军事
干预前后所编造出来的重重谎言。该组织指出，美国的干预其实
是受利益驱动的，并且随着军费的扩张，可用于教育、医疗，以
及社会进步的资金就会减少。

贫铀教育项目组

1996 年年中，为了反对放射性废物、污染和核试验，国际行
动中心创建了贫铀教育项目组。项目组积极工作。其于 1996 年 9
月 12 日在联合国教会中心举办的非政府组织会议，揭露了贫铀
武器的健康和环境影响，并最终形成了这本《贫铀》。

国际行动中心是一家志愿者组织。在反对美国军事干涉的
运动中，其所依靠的中心力量完全是来自各个国家支持者的捐赠
和协助。如果想要成为不断增长的组织网络的一员，或是进行捐

赠、申请成为一名发言者，抑或是想要无私地提供你的支持，请联系国际行动中心。

国际行动中心

39 West 14th Street, Room 206, New York, NY 10011, USA

电话：212-633-6646；传真：212-633-2889

电子邮箱：iacenter@iacenter.org

网址：http://www.iacenter.org/

2489 Mission St., Room 28, San Francisco, CA, 94110, USA

电话：415-821-6545；传真：415-821-5782；电子邮箱：npcsf@
igc.org

访问国际行动中心的网站

国际行动中心在运营一个网站，可以使访问者获取关于国际行动中心最新活动的相关信息。在贫铀版块，访问者可以找到：《贫铀》中文章的转载；本书中相关信息的更新；其他贫铀及相关问题的文章、讲座和演讲。

网站中的其他版块，涵盖了一些其他问题，如：对伊拉克和其他国家的经济制裁；巴尔干地区对北约扩张的抵制；对古巴的封锁；海地问题；穆米亚·阿布·贾迈尔（Mumia Abu-Jamal）等其他政治犯的相关问题；公平工作（Workfairness）团体中的工作福利制工人（Workfare Workers）组织的问题，以及团结工会（Labor Solidarity）的相关问题。

访问者还可以获知即将召开的会议，以及其他政治事件和活动（的相关信息），订购图书和录像，寻找在线视频链接，获取在线志愿者服务，了解有关如何为国际行动中心赞助的重要项目提供支持的信息，其他相关网站链接。

网址：http://www.iacenter.org/

附录七：与贫铀武器及核废料相关的组织

美国：

Aberdeen Proving Ground Citizens Superfund Coalition

1443 Gorsuch Avenue, Baltimore, MD 21218

电话：410-243-2077；传真：410-235-5325

Alliance of Atomic Veterans (AAV)

Anthony Guarisco

Topock, AZ 86436, 32 号信箱

电话：520-768-6623

电子邮箱：aav1@ctaz.com

Black Veterans for Social Justice, Inc.

686 Fulton St., Brooklyn, N.Y. 11217

电话：718-935-1116；传真：718-935-1629

Center for Defense Information

1500 Massachusetts Ave., NW, Washington, DC 20005

电话：202-862-0700；传真：202-862-0708

Citizen Soldier/Tod Ensign

175 Fifth Avenue, #2135, New York, NY 10010

电话：212-679-2250；传真：212-679-2252

与老兵和现役士兵一起工作

Citizens Research & Environment Watch

Judy Scotnicki

52 Prairie St., Concord, MA 01742

电话：508-369-7146，508-369-8480

Citizens for Safe Water Around Badger

Laura Olah

E12629 Weignands Bay, South Merrimac, WI 53561

电话及传真：608-643-3124

Coalition for Nuclear Disarmament

40 Witherspoon St., Princeton, NJ 08542

电话：609-924-5022；传真：609-924-3052

Columbia River Education and Economic Development

Wilbur Slockish, Jr.

The Dalles, OR 97058, 184 号信箱

电话：509-748-2077

Leonard Dietz

DU Citizens' Network, Technical Advisor

1124 Mohegan Road, Niskayuna, NY 12309-1315

电话：518-377-8202

Global Resource Action Center for the Environment

15 East 26 th St., #915, New York, NY 10010

电话：212-726-9158

Healing Global Wounds

Gallup, NM 87301, 5058 号信箱

电话：408-338-0417；传真：202-544-1187

Indigenous Environmental Network

Bemidji, MN 56601, 485 号信箱

电话：218-751-4967；传真：218-751-0561

International Action Center

39 West 14th Street, Room 206, New York, NY 10011

电子邮箱：iacenter@iacenter.org

http://www.iacenter.org/

International Action Center

2489 Mission St., Room 28, San Francisco, CA 94110

电话：415-821-6545；传真：415-821-5782

电子邮箱：npcsf@igc.org

International Physicians for Prevention of Nuclear War

126 Roger St., Cambridge, MA 02142

电话：617-868-5050

Iraq Action Coalition, Rania Masri, Coordinator

7309 Haymarket Lane, Raleigh, NC 27615

电话：919-846-8264；传真：919-846-7422

电子邮箱：rmasri@ncsu.edu

http://www.lebnet.iac/

Lawyers' Committee on Nuclear Policy

Alyn Ware

666 Broadway #625, New York, NY 10012

电话：212-674-7790；传真：212-674-6199

Livermore Conversion Project

1600 Clay St., San Francisco, CA 94109

电话：415-567-4337；传真：415-512-8699

Damacio Lopez

Bernalillo, NM 87004, 1688 号信箱

电话：505-867-0141

可获得的小册子：*Friendly Fire*

Military Toxics Project, Dolores Lymburner

471 Main Street, 2nd Floor, Lewiston, ME 04240

电话：207-783-5091；传真：207-783-5096

电子邮箱：mtp@igc.apc.org

http://www.gulfwar.org/resource_center/radioactive.html

贫 铀

MISSION Project

Carol Picou

Layfayette, LA 70509-2574, 92574 号信箱

电话：318-234-1971

National Association of Radiation Survivors

Desert Storm Coordinator, Coy Overstreet

Weaverville, CA 96093-2815, 2815 号信箱

电话：800-798-5102；传真：916-623-2027

电子邮箱：falling229@aol.com

电子邮箱：nars1@tcoe.trinity.k12.ca.us

The National Gulf War Resource Center, Inc.

1224 M Street, NW, Washington, DC 20005

电话：202-628-2700 ext. 162；传真：202-628-6997

电子邮箱：charles@gulfwar.org

http://www.gulfwar.org/resource_center/

National Association of Atomic Veterans

Pat Broudy

35492 Periwinkle Dr., Monarch Beach, CA 92629

电话：714-661-0172

National Association of Black Veterans

Tom Wynn Jr.

Milwaukee, WI 53211, 11432 号信箱，

电话：800-842-4597；传真：414-342-0840

Nolachuckey River Task Force

John Paul Hasko

Jonesboro, TN 37659-0944, 944 号信箱，

电话：423-753-9511

NGO Committee on Disarmament

Roger Smith

777 United Nations Plaza, Rm. 3B, New York, NY 10017

电话：212-687-5340; 传真：212-687-1643

电子邮箱：disarmtimes@igc.apc.org

Nuclear Information Resources Services

1424 16th St., NW, #404, Washington, DC 20036

电话：202-328-0002；传真：202-462-2183

电子邮箱：nirsnet@igc.apc.org

http://www.nirs.org/

Patriots for Peace

Chris Larson

Shalimar, FL 32579, 1092 号信箱

电话：904-651-0392

People Video Network

39 West 14th Street, Room 206, New York, NY 10011

电话：212-633-6646；传真：212-633-2889

电子邮箱：pvnnyc@peoplesvideo.org

http://www.peoplesvideo.org/

Physicians for Social Responsibility

1101 14th Street, NW Suite 700, Washington, DC 20005

电话：202-898-0150；传真：202-898-0172

电子邮箱：psrnatl@igc.apc.org

Portsmouth/Piketon Residents for Environmental Safety & Security

Vina K. Colley

3706 McDermott Pond Creek, McDermott, OH 45652-8932

电话：614-259-4688；传真：614-259-3912

Rural Alliance for Military Accountability

Grace Bukowski

Reno, NV 89506, 60036 号信箱

电话及传真：702-677-7001

电子邮箱：rama@accutek.com

著作：*Uranium Battlefields Home and Abroad: Depleted Uranium use by the U. S. Department of Defense*, March 1993, 20 美元

Save Ward Valley/Opposition to Radioactive Waste Dump

107 F St., Needles, CA 92363

电话：619-326-6267；传真：619-326-6268

电子邮箱：savewardvalley@bbs.rippers.com

Save Ward Valley 下属的 Colorado River Tribes:

Fort Mojave Indian Tribe, Steve Lopez, 电话：619-326-2468

Cocopah Tribe, Pauline Allen, 520-627-2102

Chemehuevi Indian Tribe, Levi Esquerra, 电话：619-858-4219

Quechan Indian Tribe, Michael Jackson, 电话：619-572-0213

Colorado River Indian Tribes, David Harper, 电话：520-669-1391

Seventh Generation Fund

Chris Peters/Tina Oras

Arcata, CA 95518, 4569 号信箱

电话：707-825-7640；传真：707-825-7639

Shundahai Network/Corbin Harney, Executive Director

5007 Elmhurst, Las Vegas, NV 89108

电话：702-647-3095；传真：702-647-9385

电子邮箱：shundahi@intermind.net

http://macronet.org/macronet/shunda

西肖肖尼人（Newe, Western Shoshone）建立的废核组织

精神领袖是：Corbin Harney

Southwest Indigenous Uranium Forum

Anna Rondon

Gallup, NM 87301, 5058 号信箱

电话：505-778-5834

Swords to Plowshares

Dan Fahey*

995 Market, 3rd Floor, San Francisco, CA 94103

电话：415-247-8777；传真：415-227-0848

* 国家海湾战争资源中心（National Gulf War Resource Cener, Inc.）
董事会成员。

The War & Peace Foundation

32 Union Square East, New York, NY 10003

电话：212-777-4210；传真：212-777-2552

电子邮箱：warpeace@interport.net

http://www.interport.net/ ~ warpeace

WESPAC (Westchester Peace Action Coalition, Inc.)

255 Grove Street, Box 488, White Plains, NY 10607

电话：914-682-0488；传真：914-682-9499

Women for Mutual Security

c/o Lenora Foerstel

5110 West Penfield Rd., Columbia, MD 21045

电话：410-730-7483；传真：410-964-9248

Women Strike for Peace

Edith Villastrigo

110 Maryland Ave., NE, Washington, DC 20002

电话：202-543-2660；传真：202-544-1187

国际组织

Canadian Pugwash Group

Maj.-Gen. (Ret.) Leonard V. Johnson, Chairperson

RR 2 Westport, ON K0G 1X0 Canada

电话：613-273-3000；传真：613-273-4269

电子邮箱：general@rideau.net

Coalition to Oppose the Arms Trade (COAT)

489 Metcalfe Street, Ottawa ON K1S 3N7 Canada

电话：613-231-3076；传真：613-231-2614

电子邮箱：ad207@freenet.carleton.ca

International Bureau for Children's Rights

Jean-Guy Desgagne, Secretary General

85, de Martigny Ouest St., Jerome QC J7Y 3R8 Canada

LAKA Foundation

Kotelhulsplein 43, 1054 RD, Amsterdam, Netherlands

电话：+31-20-6168-294；传真：+31-20-6892-179

电子邮箱：laka@laka.antenna.nl

Nuclear Free Futere Award, c/o Petra Kelly Foundation

Claus Bigert

Ismaninger Str. 17, 81675 Munich, Germany

电话：011-49-84-41900490；011-49-84-41900491

Ontario Public Interest Research Group (OPIRG)

1 Trent Lane, University of Guelph, Guelph ON NIG 2W1

Canda

电话：519-824-2091，519-824-4120 ext.（分机号码：）2129; 传真：519-824-8990

电子邮箱：opirg@uoguelph.ca

Probe International

225 Brunswick Avenue, Toronto ON M5S 2M6 Canada

电话：416-964-9223; 传真：416-964-8239

电子邮箱：eprobe@web.net

Radio for Peace International

Santa Ana, Costa Rica, Central America, 88 号信箱

电话：+516-249-1821; 传真：O+506-249-1095

电子邮箱：rfpicr@sol.racsa.co.cr

http://www.rfpi.org

在美国的地址：Portland, OR 97294, 20728 号邮箱，和平国际广播电台（RFPI）

电话：503-252-3639; 传真：503-255-5216

Saskatchewan Eco-Network Energy Working Group

中转地址：Saskatoon, SK S7K4R4, Canada, 7724 号信箱

电话：306-934-3030

电子邮箱：icuc@web.net

Science for Peace University College

University of Toronto, Toronto, ON M5S 1A1 Canada

电话：416-978-3606

电子邮箱：peter.shepherd@utoronto.ca

Voice of Women

736 Bathurst Street, Toronto, ON M5S 2R4 Canada

电话：416-537-9343 传真：416-531-6214

World Information Service on Energy Uranium Project

1040 LC Amsterdam, Netherlands, 59636 号信箱

电话：+31-20-612-6368-；传真：+31-20-689-2179

电子邮箱：wiseamster@antenna.nl

http://antenna.nl/ ～ wise/address.html

Yellow Cross-Austria

Prof. Dr. Siegwart-Horst Guenther

AHRIMAN-Verlag GmbH

Stuebeweg 60, D79108 Freiburg, Germany

著作：*Uranium Projectiles: Severely Maimed Soldiers, Deformed Babies, Dying Children*, 1996

　　清单列出了我们在项目开展中所接触的一些关注贫铀武器、含铀废物或是核武器的组织。它说明有各种各样的组织都致力于解决环境、和平、正义、反核，以及退伍军人的相关问题。其他想要被列入我们的网站或是本书重印版的组织，可以联系国际行动中心（IAC）的贫铀教育项目组（Depleted Uranium Education Project）。

译名对照表

英文	中文
11th Armored Cavalry Regiment	第十一装甲骑兵团
144th Army National Guard Service and Supply Company	美国陆军国民警卫队第 144 服务与补给连
A-10 aircraft	A-10 攻击机
Abandoned Mines Land Office	废弃矿区土地办公室
Aberdeen, Maryland	马里兰州阿伯丁
Abolition 2000	"2000 年废除"
Abrams tank	艾布拉姆斯坦克
acid rain	酸雨
Acoma Pueblo	阿科马普韦布洛
aerosols	气溶胶
Agent Orange	橙剂
airborne particles	悬浮颗粒
Albany, NY	纽约州奥尔巴尼
Amarillo, Texas	得克萨斯州阿马里洛
Amiria bomb shelter	阿米里亚的防空洞

续　表

英文	中文
Ammash, Dr. Huda	胡达·阿玛什博士
anthrax	炭疽
Apache	阿帕奇
aplastic anemia	再生障碍性贫血
Appalachia	阿巴拉契亚
Arizona	亚利桑那
Arkin, William M	威廉·M. 阿金
armor	装甲
armor-piercing	穿甲
armored vehicles	装甲车辆
Arms Control Research Center (ARC)	军备控制研究中心
Army Armament, Munitions, and Chemical Command	美国陆军军械、弹药和化学司令部
Army Environment Policy Institute (AEPI)	美国陆军环境政策研究所
Army Surgeon General	美国陆军军医署
Associated Universities, Inc.	联合大学公司
Atomic Energy Commission	原子能委员会
Atomic Veterans	原子老兵
Austrian Yellow Cross International	奥地利国际黄十字组织
Axelrod, Patricia	帕特里夏·阿克塞尔罗德
Baghdad, Iraq	伊拉克巴格达

英文	中文
Baghdad University	巴格达大学
Basra, Iraq	伊拉克巴士拉
Bedouins	贝都因人
Bikini Islands	比基尼群岛
Boctor, Dr. Beatrice	碧翠丝·柏克特医生
Bond, The	报纸《邦德》
Botulinum Pentavalent	五价肉毒杆菌
Bravo	氢弹"喝彩"
Bridges to Baghdad	社团"巴格达之桥"
British Atomic Energy Authority	英国原子能管理局
British Challenger tank	英国挑战者坦克
Brookhaven National Laboratory	布鲁克海文国家实验室
Broudy, Pat	帕特·布劳迪
Brown, Cooper	库珀·布朗
Brown, Jesse	杰西·布朗
Bukowski, Grace	格蕾丝·布科夫斯基
bura bura disease	布拉布拉病
Burlakova, Dr. E. B.	E. B. 布拉科娃博士
Bush, George	乔治·布什
Butler, Gen. Smedley	史沫特莱·巴特勒少将
Caldicott, Dr. Helen	海伦·卡尔迪科特博士
Callender, Dr. Thomas	托马斯·卡伦德医生

英文	中文
Canberra Commission on the Elimination of Nuclear Weapons	堪培拉消除核武器委员会
carnotite	钒钾铀矿
Carroll, Adm. Eugene	海军上将尤金·卡罗尔
Carson, Rachel	蕾切尔·卡森
Castle series	城堡系列核试验
Chazov, Dr. Yezgueni	叶甫盖尼·查佐夫医生
Chernobyl	切尔诺贝利
chronic fatigue	慢性疲劳
Churchrock, New Mexico	新墨西哥教堂岩
Citizen Alert	"公民警报"
Clark, Sgt. Daryll	达里尔·克拉克中士
Clark, Ramsey	拉姆齐·克拉克
Clinton, William	威廉·克林顿
CNN	美国有线电视新闻网
Coalition of Whites and Natives Concerned	"白人和土著关切联盟"
Coffin, William Sloane	威廉·斯隆·科芬
Colonie, New York	纽约州科隆尼
Commission on Human Rights, United Nations	联合国人权委员会
Committee to Bridge the Gap	"弥合缺口委员会"

英文	中文
Compoj, Bella	贝拉·康伯伊
Compton effect	康普顿效应
Concord, Massachusetts	马萨诸塞州康科德
congenital deformities	先天畸形
crop diseases	农作物病害
cruise missiles	巡航导弹
Declaration of St. Petersburg	《圣彼得堡宣言》
deformed red blood cells	变形红细胞
Dene	甸尼人
Department of Defense	国防部
Deutch, John	约翰·多伊奇
Dietz, Leonard	伦纳德·迪茨
Division of Occupational Health	职业健康部门
Doha, Kuwait	科威特多哈军营
DU cladding	贫铀覆盖层
DU penetrator	贫铀穿甲弹
dust particles	尘埃
Einstein, Albert	艾伯特·爱因斯坦
Eisenbud, Merrill	梅里尔·艾森巴德
Ekeus, Rolf	罗尔夫·埃克乌斯

英文	中文
encephalopathy	脑病
Enewetak	埃尼威托克岛
Exocet	飞鱼导弹
Fahey, Dan	丹·费伊
Fat Man	原子弹"胖子"
fetal deformities	胎儿畸形
Fire This Time, The	《此次的战火》
Flanders, Laura	劳拉·弗兰德斯
flight-control counterweights	飞行控制配重物
Food and Agricultural Organization (FAO)	联合国粮农组织
Fort Hood, Texas	得克萨斯州胡德堡基地
Fort Wingate	温格特堡
Gallup, New Mexico	新墨西哥州盖洛普
gastrointestinal tract	消化道
General Assembly, United Nations	联合国大会
genetic defects	遗传缺陷
Geneva Conventions	《日内瓦公约》
genocide	种族灭绝
Gofman, Dr. John	约翰·戈夫曼博士
Grants mineral belt	格兰特矿带
Greenpeace	绿色和平组织

贫 铀

英文	中文
Guenther, Dr. Siegwart	西格沃特－霍斯特·冈瑟博士
Gulf War Syndrome	海湾战争综合征
Haass, Richard	理查德·哈斯
Hague Conventions	《海牙公约》
half life	半衰期
Hammonton, New Jersey	新泽西州哈蒙顿
Hanford, Washington	华盛顿州汉福德
Hickman, Dr. David	大卫·希克曼博士
highway of death	死亡之路
Horner. Gen. Charles A.	空军上将查尔斯·A. 霍纳
Hughes Aircraft	休斯飞机公司
Idaho	爱达荷州
immune system	免疫系统
immunodeficiencies	免疫缺陷
Indigenous Anti-Nuclear Summit	土著反核峰会
infectious diseases	传染病
Institute of Medicine	医学研究所
International Action Center	国际行动中心
International Association of Lawyers Against Nuclear Arms	国际律师反对核武器协会
International Atomic Energy Agency (IAEA)	国际原子能机构

英文	中文
International Commission on Radiation Protection	国际辐射防护委员会
International Institute of Concern for Public Health	国际公共健康问题研究中心
international law	国际法
International Peace Bureau	国际和平局
International Physicians for the Prevention of Nuclear War	国际防止核战争医师协会
Iodine 131	碘 131
Ionization	电离
ionizing radiation	电离辐射
Iraqi Ministry of Health	伊拉克卫生部
Jackpile Mine	杰克派尔铀矿
Johnson, Dr. Carl	卡尔·约翰逊博士
Kazakhstan	哈萨克斯坦
Kelly, Gen. Tom	汤姆·凯利将军
Khalil, Amir	阿米尔·哈利勒
Knolls Atomic Power Laboratory (KAPL)	诺尔斯原子能实验室
Kuwait	科威特
kwashiorkor	夸希奥科病
Kyshtym, Russia	俄罗斯克什特姆
Laguna people	拉古纳人

英文	中文
LAKA Foundation	LAKA 基金会
laser weapons	激光武器
laws of warfare	战争法
leishmaniases	利什曼病
Lieber Code	利伯法典
Long Island	长岛
Look, Allan	艾伦·卢克
Los Alamos	洛斯阿拉莫斯
low-level radiation	低水平辐射
Lown, Dr. Bernard	伯纳德·劳恩医生
M1	M1 坦克
M1A1	M1A1 坦克
M60	M60 坦克
Madison, Indiana	印第安纳州麦迪逊
Makhijani, Dr. Arjun	阿琼·梅基耶尼博士
malignant	恶性
malta fever	波状热
Manhattan Project	曼哈顿计划
marasmus	消瘦症
Marcelli, Fabio	法比奥·马尔切利
Marshall Islanders	马绍尔群岛岛民
Martens Clause	马顿斯条款

英文	中文
McGehee, Fielding	菲尔丁·麦吉
Mdewankanton Dakota	灵湖村的达科塔人
Mescalero Apache Nation	梅斯卡莱罗的阿帕奇部落
Mesler, Bill	比尔·梅斯勒
Metis	梅蒂斯人
militarism	军国主义
Military Toxics Project (MTP)	军事有毒物质项目
military-industrial complex	军工复合体
Miller, Rep. George (Cal.)	加州民主党众议员乔治·米勒
MISSION Project	任务项目：美国已然暴露的军事问题
Mississippi	密西西比州
monocytes	单核细胞
Morgan, Kart Z.	卡特·Z.摩根
Mosul, Iraq	伊拉克摩苏尔
mutations	突变
National Academy of Sciences	美国国家科学院
National Cancer Institute	美国国家癌症研究所
National Ignition Facility	国家点火装置
National Lead	国家铅业公司
National Security Council	国家安全委员会
Native Americans	印第安人
Natural Resources Defense Council	自然资源保护委员会

英文	中文
Navajo	纳瓦霍人
National Broadcasting Corp., (NBC)	美国国家广播公司
neoplasms	肿瘤
nephrotoxicity	肾毒性
Nevada nuclear tests and site	内华达核试验场
New England Journal of Medicine	《新英格兰医学杂志》
Nobel Peace Prize	诺贝尔和平奖
Non-Aligned Movement	不结盟运动
Nonproliferation of Nuclear Weapons Treaty	《不扩散核武器条约》
nuclear power	核能
Nuclear Regulatory Commission	美国核管理委员会
nuclear testing	核试验
Nuclear Weapons Convention	《核武器公约》
nuclear winter	核冬天
Nugent, Dr. Randolph	伦道夫·纽金特博士
Nuremberg Charter of 1945	1945年《纽伦堡宪章》
O'Leary, Hazel	海泽·奥利里
Oak Ridge Associated Universities (ORAU)	橡树岭联合大学
Oak Ridge National Laboratory	橡树岭国家实验室
One in Nine Breast Cancer Survivors Coalition	九分之一乳腺癌幸存者联盟

英文	中文
Oppenheimer, J. Robert	J. 罗伯特·奥本海默
Palley, Claire	克莱尔·帕利
Papandreou, Margarita	玛格丽塔·帕潘德里欧
Parker, Karen	凯伦·帕克
Pauling, Linus	莱纳斯·鲍林
Peace Palace	和平宫
Physicians for Social Responsibility (PSR)	社会责任医师协会
pitchblende ore	沥青铀矿矿石
Portsmouth, Ohio	俄亥俄州朴次茅斯
Powell, Gen. Colin	科林·鲍威尔将军
Presidential Advisory Committee on Gulf War Veterans (PAC)	海湾战争参战老兵总统咨询委员会
Progressive Alliance for Community Empowerment	社区营造进步联盟
protactinium	镤
Protection of Minorities	保护少数族裔
Public Health Service	公共卫生服务
Pueblo	普韦布洛
pyridostigmine	吡斯的明
Radiation Effects Research Foundation	辐射效应研究基金
Radiation Exposure Compensation Act	辐射照射补偿法

贫　铀

续　表

英文	中文
Radiation Internal Dose Information Center	辐射内部剂量信息中心
radioactive hot spot	放射性热点
radioactive iodine	放射性碘
radionuclides	放射性核素
radon	氡
Ramberg, Bennett	班尼特·拉姆伯格
respirable size	可吸入粒度
respiratory problems	呼吸系统疾病
Rifkind, Malcolm	马尔科姆·里夫金德
Rocky Flats Plant, Colorado	科罗拉多州洛基弗拉茨兵工厂
Rongelap Atoll	朗格拉普环礁
Rumaila, Iraq	伊拉克鲁迈拉油田
Rural Alliance for Military Accountability	农村军事责任联盟
Sakharov, Andrei	安德烈·萨哈罗夫
Schwarzkopf, Gen. Norman	诺曼·施瓦茨科普夫将军
Schweitzer, Albert	艾伯特·施韦策
Science Applications International Corporation	科学应用国际公司
Sheet, Mohammad	穆罕默德·希特
Shelton, Dr. Stephen	斯蒂芬·谢尔顿博士

358

英文	中文
Shiprock, New Mexico	新墨西哥州希普罗克
short-term memory	短期记忆
silver bullet	银弹
Simpson, Dr. Les	莱斯·辛普森博士
Special Commission on Iraq	伊拉克问题特别委员会
Spector, Leonard	伦纳德·斯佩克特
Star Wars (Strategic Defense Initiative)	星球大战（战略防御计划）
START	《削减战略核武器条约》
Steel, Sir David	大卫·斯蒂尔爵士
sterility	不育
Sternglass, E. J.	E. J. 斯特恩格拉斯
stillbirths	死产
Stokes' law	斯托克斯定律
strontium-90	锶-90
Suffolk County	萨福克县
T-72	T-72 坦克
Teller, Edward	爱德华·特勒
Tennessee	田纳西州
Three Mile Island, Pennsylvania	宾夕法尼亚州的三里岛
thyroid	甲状腺
Tomahawk	战斧
Toohey, Dr. Richard	理查德·图希

贫 铀

续 表

英文	中文
toxic gases	毒气
transuranics	超铀元素
Tribunal for the Former Yugoslavia	前南斯拉夫问题法庭
Trinity, New Mexico	新墨西哥州崔尼提
tritium	氚
Tuwaitha Nuclear Research Center	图瓦萨核研究中心
typhoid	伤寒
U. S. Army Manual	美国陆军手册
U. S. Bureau of Mines	美国矿务局
U. S. North American Aerospace Defense Command	北美防空司令部
U-235, uranium 235	铀-235
U-238, uranium 238	铀-238
UN Center ol Human Rights	联合国人权中心
UN Sanctions Committee	联合国制裁委员会
Union Mines Devetopment Corporation	联合矿业开发公司
United Kingdom Atomic Energy Authority	英国原子能管理局
United Nations	联合国
University of California	美国加利福尼亚大学
uranium dioxide	二氧化铀
uranium dust	铀尘埃

续　表

英文	中文
uranium oxide	氧化铀
Uranium Resources Incorporated	铀资源公司
urinalysis	验尿
Utah	美国犹他州
Utirik Atoll	乌蒂里克环礁
VA	老兵
vaccinations	疫苗
Vanadium	钒
Veterans of Foreign Wars	海外战争老兵协会
Voelz, Dr. George	乔治·弗尔茨博士
Weeramantry, Christopher	克里斯托弗·韦拉曼特里
Weinberger, Caspar	卡斯帕·温伯格
Weissbrodt, David	戴维·魏斯布罗德
Westinghouse	西屋公司
Williams, Peter	彼得·威廉姆斯
Women for Mutual Security	"为了共同安全的女性"
Women's Strike for Peace	"为和平而奋斗的女性"
World Court	国际法庭
World Health Organization	世界卫生组织
yellowcake	黄饼
Zifferero, Maurizio	毛里齐奥·齐费雷罗
zoster	带状疱疹

守望思想　　逐光启航

LUMINAIRE
光启

贫铀

国际行动中心贫铀教育项目组 编

贾　珺 译

责任编辑　肖　峰
封面设计　翁　一

出版: 上海光启书局有限公司
地址: 上海市闵行区号景路 159 弄 C 座 2 楼 201 室　201101
发行: 上海人民出版社发行中心
印刷: 上海新华印刷有限公司
制版: 南京展望文化发展有限公司

开本: 890mm×1240mm　　1/32
印张: 12.25　字数: 260,000　插页: 2
2023 年 3 月第 1 版　　2023 年 3 月第 1 次印刷
定价: 88.00 元
ISBN: 978-7-5452-1974-6 / R·1

图书在版编目 (CIP) 数据

贫铀 / 国际行动中心贫铀教育项目组编; 贾珺译
. —上海: 光启书局, 2023
书名原文: Metal of Dishonor: Depleted Uranium,
How the Pentagon Radiates Soldiers and Civilians
with DU Weapons
ISBN 978-7-5452-1974-6

Ⅰ. ①贫…　Ⅱ. ①国…②贾…　Ⅲ. ①特种武器—影
响—健康—文集②特种武器—环境影响—文集　Ⅳ.
① R827.1-53 ② X591-53

中国国家版本馆 CIP 数据核字 (2023) 第 030036 号

本书如有印装错误, 请致电本社更换 021-53202430